POURQUOI LA MÉDECINE EST TOMBÉE MALADE ?

ANATOMIE D'UN MODÈLE QUI A VIDÉ LA SANTÉ DE SA SUBSTANCE ET COMMENCE À SE RÉINVENTER

J. FRANCO

Health Shift

TABLE DES MATIÈRES

Contact : contato@healthshift.com.br

www.porqueamedicinaadoeceu.com.br

LETTRE AU LECTEUR

Ce livre naît d'une inquiétude profonde, d'un malaise persistant quant à la façon dont le soin est pratiqué aujourd'hui, face à l'immense potentiel technologique et aux connaissances dont nous disposons. Le système de santé s'est transformé en un géant fragmenté, où nous sommes trop souvent amenés à observer des organes isolés plutôt que des systèmes complexes. La santé est, par nature, un casse-tête transdisciplinaire et dense. Pourtant, nous nous obstinons à traiter chaque pièce séparément, comme si l'être humain n'était qu'un assemblage de parties déconnectées. La question qui m'a animé — et qui a donné naissance à cet ouvrage — est plus complexe qu'il n'y paraît : pourquoi tout semble-t-il évoluer, sauf l'expérience du soin de santé ?

Mon histoire n'est pas celle d'un médecin, et ce décalage m'a offert un regard essentiellement extérieur, systémique et pragmatique. Je viens du monde de la communication, du marketing, de la technologie, de l'innovation et de l'étude du comportement. Je suis publicitaire et communicant diplômé de l'USP, titulaire d'un MBA en Internet des Objets (IoT) de Polytechnique-USP et d'un troisième cycle en Marketing Stratégique à l'Insper. J'ai passé près de deux décennies immergé dans le numérique — j'ai débuté dans le mobile avant même l'arrivée du premier iPhone au Brésil —, à concevoir des produits, comprendre des flux et lancer des solutions, jusqu'à ce que mon esprit réclame la prochaine frontière : l'IoT. J'ai intégré la première promotion du premier MBA du pays et je m'y suis plongé sérieusement. De là est né un travail de recherche sur la manière de bâtir des solutions de santé, dans un contexte IoT, ayant une chance réelle de fonctionner durablement dans la vie des gens. La question était directe : comment créer des solutions de *santé* qui s'inscrivent véritablement dans le quotidien ?

À partir de là, j'ai mûri une hypothèse technique : une plateforme transversale et prédictive, architecturée par des algorithmes capables de corréler d'innombrables facteurs de vie — habitudes, émotions, contexte — qui influencent (avec des poids, des directions et des intersections différents) la santé, en reconnaissant que tout dialogue avec tout pour former un ensemble extrêmement complexe. Les émotions altèrent les habitudes ; les habitudes modulent la chimie ; la chimie ajuste l'humeur ; l'humeur affecte l'adhésion ; et l'adhésion change le résultat clinique. Il ne s'agit pas d'une causalité simpliste, mais d'une lecture de vecteurs qui s'influencent mutuellement : un terrain de jeu idéal pour une intelligence artificielle réellement puissante et bienveillante. J'ai toujours eu une tendance naturelle à repérer des modèles, et ils étaient partout autour de moi : des gens qui tombent malades dans les moments de répit, mon père qui ne tombait malade que pendant les vacances, la gastrite de l'employé qui flambe avec le stress, la dépression qui hante ceux qui s'alimentent mal. La vie opère par forces multiples, et le projet est devenu plus complexe à mesure que je prototypais des raisonnements et organisais un écosystème qui ne se "ferme" jamais : c'est une architecture en évolution.

Sur ce parcours, j'ai envisagé de construire avec de grands partenaires technologiques ou de partir de zéro avec quiconque accepterait l'aventure — et j'ai noté de manière obsessionnelle les vecteurs de santé et leurs interactions. Parallèlement, la vie m'a apporté une leçon brutale. En plus d'avoir été patient à certains moments, j'ai accompagné de près la maladie et l'hospitalisation de ma mère. Voir l'hôpital de l'intérieur, jour après jour, réorganise les priorités. Ce que je percevais déjà est devenu limpide : il ne s'agit pas de placer la technologie au centre du jeu. Les équipements existent, les systèmes existent, les protocoles existent — et pourtant, tant de choses fonctionnent à l'encontre de ce qui soutient la vitalité de celui qui est soigné et de celui qui soigne. Cela m'a apporté la clarté nécessaire pour nommer un malaise ancien : il y a une violence silencieuse dans les éléments qui devraient promouvoir la guérison et la santé.

De l'extérieur, le constat était criant : les maladies chroniques ne cessent de croître, la souffrance psychique, l'obésité et le diabète augmentent. De l'intérieur, des professionnels épuisés, des infirmiers et des médecins en burnout, noyés sous la bureaucratie et des objectifs qui prennent l'écoute en otage. Il fallait faire deux pas en arrière avant d'avancer. Ce livre naît de ce geste : "Pourquoi la médecine est-elle tombée malade ?" est ce pas de recul qui prépare les suivants, en se concentrant sur les fondements et les opportunités majeures, les cas concrets et les technologies émergentes qui agissent sur ces plaies.

Il est inacceptable que "Se soigner" soit synonyme de "réparer ce qui est déjà brisé". La médecine qui ne fait que corriger — aussi nécessaire soit-elle — échoue par inertie, par omission et, surtout, par manque de vision systémique. D'un côté, le mécanisme nie la complexité des interactions entre le corps, les émotions, l'environnement, les habitudes et le mode de vie ; de l'autre, il existe déjà des voies offrant un meilleur rapport entre science, expérience et valeur délivrée. Soigner une vie exige de reconnaître que la prévention est un fondement : elle agit sur le terrain avant l'effondrement et doit être intégrée à une narration faite de lien, de sens et de mesure de ce qui compte vraiment.

Ce n'est donc pas un livre sur une spécialité médicale. C'est un livre traitant de tout ce qui affecte la santé et sur la manière de réorganiser le soin de façon rationnelle et efficace, pour inverser la dangereuse tendance à la maladie. Mon expérience vise à appeler à une transformation avec indépendance intellectuelle, clarté et absence de compromis institutionnels qui limiteraient la vision. Mon engagement est de mettre sur la table les "éléphants" que le secteur de la santé préfère encore éviter — et, en même temps, d'offrir une carte concrète pour repositionner les priorités.

Pour changer la donne, il faut affronter deux obstacles qui freinent l'action. Le premier est la difficulté d'investir dans l'invisible : quand la prévention fonctionne, "rien ne se passe", et l'absence de problème est rarement valorisée. Le second est la structure du système, avec ses dynamiques protocolaires et ses métriques d'urgence, conçue pour l'aigu — et non pour soutenir la santé sur la durée. La transformation se produit justement dans le vide entre l'absence de symptômes et la quête de sens.

Il n'y a pas "rien" dans la prévention ; il y a de la construction — et lorsqu'elle échoue, la facture arrive tardivement et elle est salée.

Ce projet prend alors une forme concrète. D'abord, comprendre avec rigueur pourquoi nous sommes tombés malades en tant que système. Ensuite, composer un nouveau pacte de soin : des environnements qui aident à guérir, des routines qui soutiennent, des pratiques qui respectent la singularité, une technologie qui aide à penser, des indicateurs qui reflètent la puissance vitale, des structures qui favorisent l'adhésion, des modèles de rémunération qui récompensent le résultat et des équipes multiprofessionnelles qui ont voix au chapitre. À partir de là, la méthode et la technologie cessent d'être des promesses pour devenir des outils.

Ce chemin est transdisciplinaire par nécessité. Je convoque la sociologie pour lire le contexte et le lien ; la neuroscience et la chimie pour comprendre les rouages biochimiques de l'émotion ; la psychologie pour déchiffrer le sens, la motivation et l'adhésion ; le produit, le design de services et le développement de plateformes pour transformer des idées en flux qui fonctionnent ; des solutions numériques lorsqu'elles font une différence clinique et opérationnelle ; des outils d'IA comme support à l'écoute, au raisonnement et à l'orchestration du soin. J'intègre également des savoirs issus de la pratique quotidienne sur des bases concrètes, comme l'architecture et la neuro-architecture, la biophilie, la nutrition, le mouvement et la force comme indicateurs de capacité fonctionnelle, la respiration et la variabilité de la fréquence cardiaque, le sommeil comme technologie du corps, les liens et l'appartenance, la musique et le silence, les rituels qui structurent la routine, l'ergonomie émotionnelle des espaces et l'éducation à la prise de décision clinique par le patient lui-même — outre l'usage judicieux de pratiques régulant l'axe neuro-immuno-endocrinien.

Ceci est un instrument de travail intellectuel et pratique — pour les médecins, infirmiers, psychologues, gestionnaires, étudiants, développeurs et pour quiconque vit dans son propre corps les zones grises que l'examen ne décrit pas. Vous y trouverez une critique méthodique et force de proposition sur l'état actuel du soin et une voie possible. L'objectif demeure le même depuis ce MBA en IoT : construire des systèmes et des services qui voient l'individu dans son entièreté, corrèlent les données avec le contexte, donnent la priorité aux habitudes, aux émotions et aux environnements, et utilisent l'IA et les capteurs comme amplificateurs de l'écoute — et non comme ses substituts.

Si vous êtes arrivé jusqu'ici, c'est que vous cherchez aussi quelque chose de plus. Peut-être avez-vous vu un patient "normal" aux examens mais qui allait mal dans sa vie ; peut-être êtes-vous, vous qui soignez, fatigué de remplir des checklists et vous sentez-vous éloigné de la vocation qui vous a mené ici. Ce livre naît de ce parcours et est une invitation à reconstruire, ensemble, l'ingénierie du soin — avec rigueur là où elle manque, avec un langage commun là où tout s'est fragmenté et avec une pratique qui réduit la distance entre savoir et faire, grâce à un usage éthique et intelligent de la technologie.

On se retrouve entre les lignes.

J. Franco.

INTRODUCTION

D'abord, qu'est-ce que la *santé*?

La plupart des gens hésitent avant de répondre. Et même parmi les professionnels de santé, les PDG de *healthtechs*, les gestionnaires, les médecins, ce que l'on entend est presque toujours vague, défensif, ou simplement erroné.

La santé que nous pratiquons aujourd'hui est une abstraction statistique, une donnée qui reste dans les clous, un examen qui revient "normal", mais le problème est que l'absence d'un symptôme n'a jamais été garante de vitalité. Nous vivons aujourd'hui un terrible paradoxe : plus les capteurs, les algorithmes et les protocoles se multiplient, plus les maladies chroniques progressent, plus l'anxiété se propage et plus le burnout s'institutionnalise comme symptôme de notre époque.

La technologie s'est sophistiquée. Le soin, pas vraiment. Nous continuons à traiter la maladie quand elle a déjà gagné, à surveiller des risques que nous ne comprenons pas, en réagissant au symptôme comme s'il était dénué de contexte, d'histoire, de cause et de langage.

Ce livre naît de l'urgence de démanteler ce modèle — non pour attaquer la médecine, mais pour la reconstruire en son centre et autour d'elle. C'est une invitation à repenser ce qu'est la santé, ce qu'est soigner, ce qu'est prévenir, ce qu'est guérir — et ce que cela n'a jamais été.

Vous verrez pourquoi la médecine numérique échoue même lorsqu'elle est bien intentionnée, vous comprendrez comment les émotions, les habitudes, l'environnement, les algorithmes et la biochimie ne forment qu'un seul système, vous reconnaîtrez comment la fragmentation entre professionnels, entre disciplines et entre vérités détruit la puissance du soin et n'a plus de sens pour l'efficacité de ce qui est proposé dans le secteur de la santé. Et vous accéderez à des propositions réelles, tangibles et innovantes qui redessinent la santé comme un système intelligent de soutien à la vie.

Car l'avenir de la santé sera transversal, émotionnel, continu, régénératif. Et il exige un nouveau pacte — entre ceux qui soignent, ceux qui sont soignés, ceux qui conçoivent les systèmes et ceux qui vivent à l'intérieur.

Ce livre traite de ce qui se produit lorsque le soin retrouve son sens, avec la technologie certes, mais avant tout avec une nouvelle logique. Et de tout ce qui est déjà mis en œuvre pour rendre cela possible.

CAPÍTULO 1
L'ABSENCE DE SYMPTÔMES N'EST PAS LA SANTÉ

L'ORIGINE DE LA SANTÉ COMME ABSENCE DE MALADIE

De l'Antiquité à nos jours, la santé est demeurée un concept fuyant et mal compris. La simplification qui réduit la santé à la simple absence de symptômes physiques vient de loin ; elle s'est construite tout au long de l'histoire médicale occidentale et a fini par s'imposer comme un paradigme silencieux, institutionnellement renforcé. Cette définition ignore toute la complexité qui enveloppe l'expérience de vivre véritablement en bonne santé. Il s'agit d'une erreur conceptuelle aux racines profondes, remontant aux fondements philosophiques et scientifiques de la médecine elle-même, d'Hippocrate et Galien jusqu'au développement des pratiques médicales modernes et des spécialisations cliniques.

Au fil des siècles, la médecine s'est organisée autour du corps malade, et non du corps sain. Le serment d'Hippocrate montrait déjà une orientation davantage tournée vers la guérison de l'infirmité que vers le maintien ou la potentialisation de la santé dans son sens intégral. Les premières écoles de médecine occidentales, fondées sous l'influence gréco-romaine, ont mis l'accent sur les symptômes comme point focal du diagnostic et du traitement. La santé était donc identifiée comme l'opposé direct de la maladie, un concept défini par la négation et la réaction. Ce paradigme s'est profondément enraciné, transformant la médecine en une pratique qui ne se concentre ni sur la prévention, ni sur la régénération.

Au XVIIe siècle, la division entre le corps et l'esprit proposée par René Descartes a encore renforcé cette façon de penser. Le corps est devenu une machine composée de pièces susceptibles de tomber en panne et, le cas échéant, nécessitant réparation. Ce modèle fragmenté a fini par étouffer la compréhension plus large de la santé que des cultures comme l'Ayurveda et la Médecine Traditionnelle Chinoise préservaient jusqu'à aujourd'hui : une santé vue comme un équilibre entre le corps, les émotions, l'environnement et les relations.

La Révolution Industrielle a approfondi cette logique mécaniste en instaurant dans la pratique médicale l'obsession de la productivité et de l'efficacité : les médecins ont été formés presque exclusivement à l'identification et à l'élimination rapide des symptômes, laissant peu de place aux variables émotionnelles, sociales et environnementales, tandis que les institutions de santé se sont mises à être guidées par l'absence de maladie. Cela a façonné les hôpitaux, les cabinets et les universités selon une logique corrective et d'urgence. Dès lors, toute manifestation physique ou émotionnelle hors de la normalité a commencé à être interprétée immédiatement comme une maladie ou une pré-maladie, et rarement comme un signe potentiellement sain ou adaptatif face à quelque chose nécessitant une analyse.

Au XXe siècle, avec l'industrialisation accélérée et l'essor des grandes industries pharmaceutiques, l'absence de symptômes a gagné encore plus de force en tant que critère de santé, devenant partie intégrante du modèle commercial dominant. Un modèle basé sur la médicalisation constante et l'usage routinier d'interventions pharmacologiques s'est consolidé, transformant des symptômes — souvent naturels et passagers — en conditions cliniques médicamentables. L'avènement des examens de laboratoire et d'imagerie, malgré des avancées technologiques immenses et extrêmement pertinentes, a fini par renforcer davantage ce paradigme symptomatique, où de petites altérations corporelles sont traitées par des médicaments, créant une population plus jeune de plus en plus médicamentée, mais rarement pleine de sa puissance de santé.

Cette simplification a également trouvé un terrain fertile dans les logiques de ce qu'on appelle le capitalisme tardif (à partir des années

1970), qui a apporté à la santé une logique de marché et de performance, créant une industrie milliardaire focalisée exclusivement sur les traitements continus des maladies, vendant une sensation de bien-être encapsulée dans des médicaments et des procédures souvent inutiles. La santé a cessé d'être un état intrinsèque pour devenir un produit, dépendant de l'élimination de symptômes mesurables lors d'examens cliniques de routine peu connectés entre eux.

Pourtant, dès le milieu du XXe siècle, des critiques vigoureuses de ce paradigme réductionniste ont commencé à émerger. En 1946, l'Organisation Mondiale de la Santé (OMS) a présenté une définition de la santé novatrice pour l'époque, bien que fréquemment ignorée dans la pratique clinique quotidienne : « La santé est un état de complet bien-être physique, mental et social, et ne consiste pas seulement en une absence de maladie ou d'infirmité ». Malgré cela, la réalité du secteur de la santé a rarement suivi cette vision élargie. Le système est resté prisonnier d'une opération clinique basée sur l'élimination symptomatique, loin de l'intégralité proposée par l'OMS il y a près d'un siècle.

Parallèlement, d'importants théoriciens du XXe siècle, comme Aaron Antonovsky, ont proposé des alternatives conceptuelles sur la santé, tel que le modèle salutogénique. Contrairement au paradigme pathogénique prédominant, le modèle salutogénique met l'accent sur l'origine et le développement de la santé. Il suggère que les gens sont naturellement enclins à se sentir bien, pourvu que leur environnement, leurs émotions et leurs relations soient positifs. Antonovsky croyait que la médecine devait se concentrer sur la recherche et la promotion de ces facteurs de santé, au lieu de se focaliser uniquement sur la guérison des maladies.

Plus récemment, au tournant du XXIe siècle, la psychologie positive a approfondi cette critique. Les travaux de Martin Seligman (Théorie du Bonheur Authentique) et de Mihaly Csikszentmihalyi (Théorie du Flow) ont ouvert un nouveau chapitre dans la discussion sur la santé positive. Elle nous invite à voir la santé au-delà de la simple absence de maladies et souligne l'importance de prospérer et d'atteindre de hauts niveaux de bien-être émotionnel, physique et social, tant individuellement que collectivement. De nombreuses personnes classées comme « saines » par la médecine traditionnelle vivaient, en pratique, avec des niveaux très bas de sens, de connexion et de vitalité. Ce champ de recherche a aidé à mettre en lumière ce que beaucoup ont toujours intuité, mais que peu d'institutions reconnaissaient : la véritable santé commence là où les examens ne portent pas ; elle est mouvement, adaptation, expression continue de la vie.

Mais cette vision limitée a façonné tout un écosystème de « soins » qui traite l'individu superficiellement, réagissant à ce qui est visible, perceptible, mesurable. Dans ce modèle prédominant, les symptômes sont vus comme des adversaires à éliminer rapidement, plutôt que d'être reconnus comme des signaux importants révélant le contexte interne et externe dans lequel un individu évolue. Cette approche restreint la compréhension du corps humain et vide également la santé de sa signification la plus profonde : la puissance vitale de l'être humain.

LA MÉDECINE FONDÉE SUR LES SYMPTÔMES ET L'ÉVIDEMENT DE LA PUISSANCE VITALE

Dans son œuvre classique *Le Normal et le Pathologique*, le philosophe et médecin Georges Canguilhem alertait déjà sur les dangers de cette simplification, suggérant que les symptômes ne devraient pas être traités comme des signes isolés, mais comme des manifestations complexes et adaptatives du corps humain en réponse aux adversités de l'environnement. Pour Canguilhem, un individu peut être considéré comme réellement sain lorsqu'il parvient à s'adapter et à répondre aux changements constants, internes et externes, avec vigueur, efficacité et équilibre émotionnel, d'une manière différente d'une vision mécaniste de l'adaptation. Il propose une vision qui inverse le paradigme traditionnel : la santé n'est pas l'absence de souffrance ou de pathologie, mais la présence d'une capacité d'adaptation créative et résiliente. Ici, une observation s'impose : il est important de différencier le concept présenté de l'idée que toute adaptation favorise la santé. Ce que l'auteur avance, c'est que nous avons une capacité innée à nous adapter aux défis que la vie présente, comme une sorte de négociation continue du corps avec l'environnement qui va causer des altérations physiologiques, et cela est un signe de santé. Mais ce à quoi nous devons être attentifs, c'est que dans un environnement aux conditions chroniquement adverses, cette adaptation, si elle n'est pas bien comprise, peut conduire l'individu à s'exposer à une « adaptabilité toxique », qui lui permet de survivre, mais à un coût élevé et qui défavorise sa santé.

La science commence à soutenir fortement cette perspective. Des études récentes en neurobiologie et en psychosomatique ont révélé, de manière robuste, que le corps humain génère souvent des symptômes comme des réponses adaptatives et nécessaires à des contextes de vie difficiles ou à des changements environnementaux significatifs. Par exemple, une réponse inflammatoire modérée, fréquemment traitée par la médecine traditionnelle comme un symptôme à supprimer rapidement par des médicaments, est souvent une stratégie biologique saine et adaptative pour guérir et protéger le corps de dommages plus importants, et elle nécessite d'être investiguée. Divers chercheurs, comme le neuroscientifique Antonio Damasio, auteur du célèbre livre *L'Erreur de Descartes*, montrent avec clarté que séparer les symptômes physiques des contextes émotionnels et sociaux est scientifiquement incorrect et cliniquement imprécis.

La médecine conventionnelle s'appuie encore sur le traitement de symptômes isolés, sans considérer la complexité systémique de la santé humaine. Cela devient particulièrement évident dans les maladies chroniques modernes comme l'hypertension, le diabète de type 2, le syndrome métabolique et diverses conditions auto-immunes. Dans ces cas, l'approche traditionnelle se concentre sur la réduction de niveaux biométriques comme le glucose, le cholestérol ou la pression artérielle, traitant ces chiffres comme s'ils étaient les seuls indicateurs de santé ou de maladie. Mais ces données ne sont que les pointes visibles d'un iceberg profond, qui inclut le mode de vie, le stress, l'isolement et le manque de sens.

L'un des exemples les plus explicites de cet évidement de sens est la médicalisation généralisée des émotions, particulièrement de l'anxiété et de la tristesse, qui nécessitent souvent une réponse et une réaction au niveau de l'environnement et des conditions de vie. Au cours des dernières décennies, l'expansion des diagnostics psychiatriques a conduit à un scénario où des millions de personnes sont traitées pour des émotions qui, en réalité, font partie de la vie ou sont même essentielles. Des médicaments psychiatriques sont prescrits à grande échelle, souvent comme l'unique solution, sans considérer le contexte de vie, les relations interpersonnelles, la signification émotionnelle des symptômes ou la nécessité de changements plus profonds dans le mode de vie. En 2018, une étude publiée dans la prestigieuse revue médicale *The Lancet* a lancé une alerte sur ce qu'elle a décrit comme « l'épidémie silencieuse de la médicalisation de la vie ». L'étude a clairement souligné les dangers de ce modèle, qui se concentre excessivement sur des symptômes isolés, et les dommages potentiels que cela entraîne pour la santé collective aujourd'hui.

Imaginez un scénario où les symptômes sont comme les pièces d'un puzzle inachevé — chacune révélant un aspect de notre santé. Lorsque nous traitons ces symptômes comme des obstacles à éliminer rapidement, sans en investiguer les racines, nous semons une méfiance silencieuse en nous. Il semble que notre corps soit toujours attaqué, incapable de guérir ou de s'adapter seul. Cette approche nous mène à une dépendance continue aux traitements médicaux, qui masquent souvent les véritables émotions ou questions existentielles à l'origine des symptômes. Dans cette dynamique dominante, notre capacité innée à nous régénérer et à nous adapter au monde devient invisible et même discréditée par la médecine elle-même, qui devrait être son alliée.

Des recherches récentes menées par des institutions comme la Harvard Medical School et Stanford ont apporté des preuves accablantes de ce phénomène. Dans une étude menée par l'équipe du professeur Bruce McEwen, il devient évident que l'exposition constante à l'idée de maladie et de fragilité intensifie la vulnérabilité physiologique et émotionnelle des patients. Cela déclenche des états de stress chronique qui, de manière surprenante, augmentent le risque de développer des maladies. Curieusement, le modèle médical traditionnel, focalisé sur le traitement des symptômes, peut, en réalité, diminuer la santé intégrale des personnes.

Cette critique ne prétend pas invalider l'importance du traitement médical conventionnel dans les cas de symptômes graves ou urgents. Au contraire : ce qui est proposé est un élargissement de la vision. Les symptômes doivent être compris comme des signaux de déséquilibres plus larges, qui demandent écoute et reconnexion. La médecine du XXIe siècle ne peut plus opérer selon la logique simple et superficielle de l'élimination rapide de symptômes visibles ; elle doit assumer le rôle d'interprète consciente de ces signaux, en les traitant dans leurs causes les plus profondes et intégratives, et en rendant au patient le rôle principal sur sa vie.

Les études en neurosciences cognitives et en sciences de la complexité, comme celles de Francisco Varela et Humberto Maturana sur la cognition incarnée (*embodied cognition*), ont également offert des outils importants pour reconnecter santé et puissance vitale. Ils défendent l'idée que la santé ne peut être mesurée par le silence des symptômes, mais par la capacité d'auto-organisation face au flux de la vie. Et qu'aucun examen, aussi moderne soit-il, n'est capable de capter seul cette dimension.

LES CONSÉQUENCES D'UN MODÈLE RÉDUCTIONNISTE

L'adoption du modèle le plus fragmenté de la médecine a des répercussions pratiques qui atteignent profondément tout le système de la santé et compromettent le soin offert. En réduisant la santé à l'élimination de symptômes détectables ou à la correction ponctuelle de déviations cliniques, on a créé un système qui privilégie les procédures standardisées, au détriment d'une véritable promotion de la santé intégrale. Cette inversion des priorités engendre des coûts immenses pour la société.

L'une des conséquences les plus visibles de ce paradigme est l'intense médicalisation de la vie quotidienne. Des situations qui pourraient être prises en charge par des changements simples de mode de vie, une écoute qualifiée ou un soutien psychosocial adéquat finissent par être traitées essentiellement avec des médicaments prescrits de manière indiscriminée. De nombreuses prescriptions médicales dans le monde occidental pourraient être remplacées par des interventions non pharmacologiques, avec des résultats supérieurs et moins d'effets secondaires. Mais le système fragmenté et l'immédiateté génèrent une culture médicale qui valorise davantage la vitesse du soulagement des symptômes que la résolution véritable des causes.

Un autre impact profond de ce modèle est l'augmentation exponentielle des interventions médicales inutiles. Le phénomène connu sous le nom de *overdiagnosis* (surdiagnostic), décrit en détail par la médecin et chercheuse australienne Alexandra Barratt, expose comment l'obsession du diagnostic précoce et de l'intervention immédiate peut causer plus de tort que de bien. Des examens comme les mammographies annuelles chez les jeunes femmes, le PSA dans les populations à faible risque ou l'usage indiscriminé de scanners et d'IRM pour des douleurs lombaires courantes alimentent un cycle de diagnostics erronés, de traitements agressifs et de séquelles évitables. Et, cerise sur le gâteau, peu de choses sont structurées pour influencer réellement la cause de ce qu'ils trouvent.

Ces interventions excessives exercent une pression dangereuse sur des systèmes de santé déjà surchargés. Des données publiées par le *Journal of American Medical Association* indiquent que jusqu'à 25 % des dépenses de santé aux États-Unis sont liées à des procédures ou traitements considérés comme inutiles ou superflus. Au Brésil, selon l'Institut d'Études de Santé Complémentaire, environ 15 % des coûts dans la santé privée sont associés à des gaspillages, incluant des procédures inutiles. Nous parlons de milliards de dollars investis chaque année dans des approches erronées, tandis que des initiatives de prévention intégrale, basées sur une alimentation saine, l'activité physique, le soutien émotionnel et des pratiques communautaires efficaces, demeurent sous-financées et négligées.

Lorsque des indicateurs quantitatifs immédiats sont priorisés, comme la réduction temporaire de symptômes ou le nombre de procédures réalisées, de nombreux gestionnaires cessent d'investir dans des transformations plus structurelles, telles que l'éducation à la santé, les villes saines, l'infrastructure sociale et les changements culturels. Le résultat est un cercle vicieux où les populations les plus vulnérables restent prisonnières de traitements épisodiques et de retours fréquents aux urgences, sans accès aux ressources qui pourraient promouvoir une santé durable.

Et cela ne s'arrête pas là. Cette vision fragmentée contribue également à l'augmentation alarmante des maladies chroniques. Le modèle biomédical traditionnel, qui priorise les réponses aiguës et immédiates, échoue systématiquement à gérer la complexité de ces conditions, qui exigent un accompagnement continu, une personnalisation, une éducation du patient et un changement profond des habitudes. Ce n'est pas un hasard si des maladies comme le diabète, l'obésité, l'hypertension et les troubles émotionnels sont devenues des épidémies mondiales. Le fait de ne pas avoir une approche véritablement intégratrice et préventive a permis à ces problèmes de se multiplier silencieusement, révélant un scénario où des milliards de personnes vivent avec des conditions qui auraient pu être évitées ou atténuées. « Se soigner », curieusement, n'inclut pas un regard incisif sur ce qui affecte la santé.

En négligeant le contexte plus large de la vie des gens, cette approche médicale a affaibli le lien entre professionnels de santé et patients. La logique de productivité, les protocoles rigides et la culture du temps chronométré ont déshumanisé le soin clinique. Des études de la Harvard Medical School indiquent que les médecins expriment fréquemment frustration et usure professionnelle en raison de la pression à la productivité et de la réduction du temps consacré à l'écoute et à la compréhension du patient dans sa globalité. Cette perte nuit également au professionnel lui-même, créant un environnement qui génère une frustration chronique et peut conduire à des erreurs médicales et diminuer l'efficacité globale des traitements.

Ce scénario contribue à une déconnexion de plus en plus grande des individus avec leur propre corps et renforce l'idée que la santé doit être administrée exclusivement par des spécialistes, amenant les gens à perdre confiance en leur capacité à reconnaître les signes, interpréter les sensations et prendre des décisions conscientes concernant leur bien-être.

Cette aliénation de son propre corps est préoccupante, car elle éloigne l'individu d'une participation active à sa santé et résulte en une dépendance continue aux services médicaux, même pour des questions triviales. En reconnaissant cette impasse, nous ouvrons la voie à un nouveau regard plus pragmatique, plus lucide et plus humain sur ce que signifie, en fait, promouvoir la santé, soutenir le soin et régénérer des vies. C'est ce regard que nous commencerons à construire, pas à pas, tout au long de cet ouvrage.

FOCUS THÉMATIQUE : LES CONSÉQUENCES DE LA MÉDECINE RÉDUCTIONNISTE

Impact Économique

- Dépenses élevées en procédures évitables
- Surcharge des systèmes publics

- Sous-financement des actions préventives

Impact Social

- Médicalisation excessive de la vie quotidienne
- Affaiblissement des liens communautaires
- Augmentation des inégalités de santé

Impact Individuel

- Aliénation des individus par rapport à leur propre corps
- Dépendance continue aux services médicaux
- Perte d'autonomie sur les décisions personnelles

CAPÍTULO 2
LA MÉDECINE COMME RÉPONSE À LA MORT

C'est un constat frappant : la médecine moderne (ainsi que toute la logique qui régit la dynamique du secteur de la santé) n'est pas née de l'amour de la vie. Elle est née de la peur de la mort. C'est dans ce choc, simple et dérangeant, que réside la racine de la plus profonde des contradictions médicales occidentales : l'effort herculéen pour prolonger des vies, couplé à l'acceptation tacite que le fait qu'elles ne se traduisent pas nécessairement par des vies bien vécues reste hors du champ d'action.

Historiquement, la médecine a marché main dans la main avec l'ombre persistante de la mort. De ses origines dans l'Antiquité classique, en passant par les couloirs insalubres des hôpitaux médiévaux, jusqu'aux salles aseptisées des cliniques modernes, elle a évolué essentiellement comme une réponse à la menace immédiate de la mort, et non pas réellement comme un chemin vers la promotion active de la santé intégrale. Bien que la médecine occidentale actuelle aime se présenter comme « fondée sur des preuves » et engagée envers le « bien-être », son histoire révèle une tout autre réalité : sa motivation centrale a toujours été, et reste dans une certaine mesure, de combattre l'inévitable.

Hippocrate, considéré comme le « père de la médecine », a vécu à une époque marquée par des épidémies dévastatrices et une pénurie de médecins. Le célèbre Serment d'Hippocrate, bien qu'il contienne le noble principe de « ne pas nuire », révèle implicitement une préoccupation majeure pour la mort imminente plutôt que pour l'épanouissement complet de la santé. Dans la Grèce antique, la valeur du médecin se mesurait à sa capacité à intervenir au seuil entre la vie et la mort.

Cette approche d'urgence s'est intensifiée durant le Moyen Âge européen, une période où la mort était pratiquement omniprésente. Des épidémies comme la Peste Noire, qui a décimé un tiers de la population européenne au XIVe siècle, ont transformé la médecine en un acte désespéré. Les médecins, souvent confondus avec des guérisseurs ou des prêtres, agissaient à l'ombre constante de la mort, et la frontière entre le soin clinique et le réconfort spirituel était ténue. Les guérisons étaient rares. La peur, constante. L'hôpital médiéval symbolise cette médecine réactive : conçu pour accueillir les mourants et offrir une mort moins solitaire. Le mot « hôpital » vient du latin *hospitium* — hospitalité, abri. Ce que l'on promettait, c'était un soulagement minimal face à la souffrance inévitable.

Même la Renaissance, avec son obsession pour la connaissance et l'anatomie, n'a pas rompu cette logique. André Vésale, père de l'anatomie moderne, a révolutionné l'étude du corps avec son œuvre *De Humani Corporis Fabrica* (1543). La dissection anatomique était vue comme un moyen de comprendre les maladies installées, et la médecine restait soumise à la logique de la mort, désormais avec plus d'instruments et de précision.

Des philosophes des sciences et des historiens de la médecine, comme Michel Foucault dans son ouvrage séminal *Naissance de la clinique* (1963), renforcent cette vision. Selon Foucault, le regard médical traditionnel est né de la mort et pour la mort, avec des pratiques cliniques qui perçoivent le patient comme un objet à sauver, avant même d'être compris intégralement comme un être humain.

Des recherches révèlent que ce n'est que récemment que des concepts tels que la prévention, la qualité de vie et la santé intégrale ont commencé à intégrer les directives officielles. Néanmoins, ces domaines restent sous-financés et jouissent d'un statut inférieur par rapport aux spécialités qui dominent le paysage médical.

L'intention ici est de comprendre avec clarté l'obsession structurelle de la pratique : la survie immédiate. Reconnaître cette origine nous permet de comprendre ses limites historiques, pour ensuite les dépasser.

Admettre que la médecine est née comme la fille de la mort est la première étape pour repenser son objectif pratique et son périmètre, et pour évoluer avec moins de friction face à tout ce que la technologie va offrir et face aux nouvelles « spécialités » horizontales, qui connectent les nombreuses parties définissant la santé d'un individu.

LA MÉDECINE D'URGENCE ET LA TRADITION DE LA RÉACTION

La médecine d'urgence est une tradition historique qui a défini, pendant des siècles, la manière même dont nous pensons la santé et comprenons le rôle du médecin. Sa logique réactive, bien qu'efficace dans des contextes de crise, a laissé des marques profondes sur la relation médecin-patient et sur la compréhension limitée de ce que signifie, en fait, être en bonne santé.

L'urgence comme noyau de la pratique médicale ne s'est pas établie par hasard. L'héritage historique des grandes épidémies et de la vulnérabilité humaine face aux maladies imprévisibles a créé le terrain idéal pour que la médecine adopte, presque par inertie, un modèle centré sur l'intervention urgente. Des épidémies comme le choléra, la variole et la grippe espagnole, toutes dévastatrices, ont été des forces propulsives de l'institutionnalisation d'une médecine tournée vers le combat immédiat, bien plus que vers la promotion d'une santé durable ou la prévention active.

Un moment décisif de cette trajectoire s'est produit au XIXe siècle, lorsque les hôpitaux ont commencé à être reconnus comme des centres légitimes de réponse aux crises sanitaires. Avant cela, ils étaient vus avec méfiance, associés à la mort et non à la guérison. Le tournant a eu lieu avec la consolidation des théories microbiologiques de Louis Pasteur et Robert Koch, qui ont redéfini la médecine en identifiant les germes comme agents causaux des maladies.

La découverte de ces agents pathogènes a impulsé des pratiques d'hygiène et renforcé la médecine en tant qu'activité essentiellement réactive et corrective. La logique était la suivante : si nous connaissons l'ennemi, nous pouvons l'éliminer. C'était la naissance de la guerre médicale contre les menaces invisibles, et l'urgence devenait le nouveau champ de bataille. La médecine a collectionné ses premières grandes victoires scientifiques avec le contrôle des épidémies et la chute de la mortalité infectieuse, sédimentant de plus en plus son rôle de réponse à la menace.

Ces victoires, qui ont signifié un immense progrès, ont généré un effet secondaire : la valorisation disproportionnée de l'intervention urgente et le dédain pour les approches préventives et intégratives. L'historien Charles Rosenberg, dans *The Care of Strangers* (1987), décrit comment l'hôpital est devenu le symbole ultime de cette mentalité réactive, répondant à l'aigu, au dramatique, reléguant la prévention à un rôle secondaire.

Un autre jalon historique décisif dans le renforcement de cette logique d'urgence s'est produit durant la Première et la Seconde Guerre mondiale, périodes où la médecine de guerre a défini de nouveaux standards d'efficacité clinique et a renforcé, encore plus vigoureusement, la mentalité d'urgence. Des techniques chirurgicales qui sauvent aujourd'hui des millions de vies ont trouvé leur origine sur les champs de bataille, où la priorité n'était pas la santé à long terme, mais la survie immédiate. Les médicaments analgésiques et anesthésiques, les transfusions et les méthodes de stérilisation rapide sont tous des exemples clairs de la manière dont la médecine militaire a consolidé le paradigme réactif dans la pratique clinique mondiale.

Des chercheurs comme Roger Cooter, dans la publication *Medicine and Modern Warfare* (1999), démontrent que cet héritage militaire façonne encore profondément la formation médicale contemporaine. L'entraînement des professionnels privilégie les scénarios de tension maximale, les interventions rapides et les réactions en temps réel, consolidant une culture médicale qui mesure le succès par l'efficacité face à l'effondrement imminent.

Même en temps de paix, la culture médicale a continué d'absorber cette logique d'urgence sans grande remise en question. Dans l'après-guerre, avec l'ascension du modèle biomédical américain et européen, les services d'urgence hospitaliers sont devenus le visage le plus visible de la médecine pour le grand public. Les séries TV, les films et les livres ont popularisé et romancé l'image du médecin héroïque agissant toujours sous une pression extrême, sauvant des vies à la dernière seconde, avec une idée fixe selon laquelle médecine et urgence sont presque synonymes.

Cet héroïsme de l'urgence a eu des effets profonds sur l'identité professionnelle médicale. Beaucoup choisissent cette profession, attirés par l'adrénaline et le prestige qu'elle offre. Ce biais renforce une résistance culturelle envers des modèles plus lents, préventifs et relationnels, précisément parce qu'ils n'offrent pas la même récompense immédiate.

Dans ce scénario, la médecine préventive ou intégrative est souvent perçue comme secondaire. Moins urgente, moins excitante et moins valorisée. Même avec des politiques publiques tentant d'inverser ce tableau par les Soins de santé primaires et des campagnes éducatives, elles affrontent le poids d'une tradition historique qui glorifie la réaction rapide et marginalise la construction effective de la santé.

Le coût économique de cette tradition est bien documenté. Des rapports de l'OMS montrent que les systèmes hospitalo-centrés consomment une part disproportionnée des ressources de santé, tandis que les actions à base communautaire, la prévention et la promotion restent chroniquement sous-financées. L'ironie est, d'une certaine manière, tragique : la médecine d'urgence finit par créer des populations plus fragiles et dépendantes de l'urgence.

Eric Topol, dans *Deep Medicine* (2019), dénonce ce cycle. Selon lui, la médecine réactive, historiquement consolidée, est inefficace face aux défis contemporains tels que les maladies chroniques, qui n'exigent pas l'urgence, mais la continuité, l'écoute et la personnalisation. Topol alerte sur le fait que si la médecine ne dépasse pas cet héritage, les systèmes de santé courent à l'effondrement. Cette critique est partagée par des entités comme l'OCDE, qui défend une migration urgente vers des modèles plus durables : préventifs, intégratifs et centrés sur la santé.

La pandémie de COVID-19 a mis en lumière cette limite de façon brutale. Même avec la réponse rapide dans la production de vaccins, la logique réactive s'est montrée défaillante dans la prévention de la crise. Des systèmes surchargés par des décennies de négligence préventive se sont effondrés face à une demande qui exigeait précisément ce qui n'avait jamais été priorisé : l'anticipation.

Reconnaître cet héritage est indispensable. L'histoire de la médecine d'urgence est un avertissement vivant sur les risques de continuer à opérer au sein d'un modèle qui sauve dans le chaos, mais ne construit pas la santé. Et c'est cette transition, critique et urgente, qui doit être menée avec lucidité, courage et profondeur. Nous sommes ici pour cela.

ENCADRÉ THÉMATIQUE : 10 PROMESSES SÉDUISANTES QUI ÉCHOUENT DANS LE SOIN

✦ **« Vos examens sont normaux, donc tout va bien » Pourquoi est-ce insuffisant ?** Les fourchettes de référence sont des statistiques populationnelles, non des garanties fonctionnelles. Des personnes avec des « examens normaux » peuvent être à haut risque.

✦ **« Les symptômes doivent être éliminés le plus rapidement possible » Pourquoi est-ce insuffisant ?** Les symptômes sont des réponses adaptatives du corps, et signalent souvent des processus de régulation. Les éliminer sans écoute peut être contre-productif.

✦ **« Plus d'examens signifient plus de sécurité » Pourquoi est-ce insuffisant ?** L'excès d'examens augmente le risque de faux positifs, de traitements inutiles et d'anxiété clinique.

✦ **« Les maladies chroniques sont inévitables avec l'âge » Pourquoi est-ce insuffisant ?** De nombreuses maladies dites « naturelles » sont hautement évitables grâce à des approches intégrées dès le plus jeune âge.

✦ **« Les médicaments sont toujours le traitement le plus efficace » Pourquoi est-ce insuffisant ?** Pour une série de tableaux légers ou modérés, les interventions comportementales et psychosociales ont une efficacité égale ou supérieure, sans effets secondaires.

✦ **« La science médicale est neutre et fondée sur des preuves » Pourquoi est-ce insuffisant ?** Les politiques publiques, le financement privé, les intérêts de l'industrie et les biais culturels façonnent ce qui est recherché, divulgué et appliqué.

✦ **« Plus il y a de spécialisation, meilleur est le soin » Pourquoi est-ce insuffisant ?** La fragmentation entre spécialistes sans vision intégrative augmente les erreurs de diagnostic et l'insécurité thérapeutique.

✦ **« La médecine moderne prend soin de la santé » Pourquoi est-ce insuffisant ?** La structure du système est orientée vers la réponse à la maladie, non vers le soutien de la santé. La promotion de la santé reste marginale.

✦ **« La technologie garantit des diagnostics plus précis » Pourquoi est-ce insuffisant ?** Sans interprétation contextuelle, la technologie génère du bruit. Les données isolées ne signifient pas intelligence clinique.

DU XXE SIÈCLE AU CULTE DE L'INTERVENTION

Le XXe siècle a élevé cette logique à un nouveau niveau, avec des procédures de plus en plus invasives et un usage intensif de technologies sophistiquées. La médecine a cessé d'être une réponse aux maladies pour intégrer une quête quasi obsessionnelle du contrôle de la vie. Curieusement, cette avancée a fini par éloigner la médecine de l'essence même de la vie, la maintenant prisonnière d'une bataille constante et quasi exclusive contre la mort.

La découverte des antibiotiques, en particulier de la pénicilline par Alexander Fleming en 1928 et sa popularisation durant la Seconde Guerre mondiale, a marqué symboliquement le début de cette nouvelle ère de la médecine technologique et interventionniste. Pour la première fois, les médecins disposaient d'outils capables de vaincre des infections bactériennes autrefois fatales. C'était le premier indice que la médecine pouvait exercer un pouvoir concret sur la mort, ce qui a élevé le prestige de la profession et solidifié la logique de l'intervention comme symbole de succès.

Le sentiment de triomphe sur la nature, si caractéristique de la science occidentale moderne, a impulsé une course technologique qui a façonné les décennies suivantes. Dans la seconde moitié du XXe siècle, les hôpitaux ont commencé à ressembler à des laboratoires de haute complexité, mais de plus en plus éloignés du soin humanisé. Scanners, IRM, ventilateurs mécaniques et machines d'hémodialyse sont devenus les icônes de la médecine moderne, renforçant le paradigme selon lequel le succès clinique dépend de la technologie et non de l'écoute, du lien ou de l'intégralité.

La médecine moderne a laissé de côté l'expérience du patient, la remplaçant par l'objectivité clinique de l'observation technique, créant ainsi une nouvelle forme de pouvoir médical : un pouvoir exercé par la technologie, qui réduit l'humain à la condition de corps observable, mesurable et corrigible.

Les médecins formés tout au long du XXe siècle ont appris à faire confiance prioritairement aux dispositifs et aux procédures — bien plus qu'à l'écoute clinique ou à la relation interpersonnelle. La sociologue médicale Renée Fox, dans *Experiment Perilous* (1998), montre comment cette confiance excessive en la technique a généré une distanciation émotionnelle institutionnalisée : les médecins se sentent plus en sécurité en interagissant avec des examens et des protocoles instrumentaux qu'avec des personnes.

Et l'ascension de l'industrie pharmaceutique moderne dans les décennies d'après-guerre a aggravé ce processus. Corticoïdes, analgésiques puissants, antidépresseurs et autres drogues efficaces ont initié l'ère de la médicalisation généralisée, où presque tout inconfort a trouvé une solution pharmacologique. Le sociologue Peter Conrad, dans *The Medicalization of Society* (2007), alerte sur les risques de cette logique : des problèmes sociaux, affectifs et existentiels sont traités comme des troubles cliniques exigeant des solutions rapides. Un exemple évident est l'expansion de l'usage des anxiolytiques et des antidépresseurs. Initialement vus comme révolutionnaires, ces médicaments ont accéléré la consolidation d'une culture clinique basée sur des réponses chimiques, au lieu de dialogues thérapeutiques, de réflexion et d'action sur la cause profonde et la connaissance de soi. Selon des études du *JAMA Psychiatry* (2019), plus de 20 % des Américains utilisent régulièrement des psychotropes.

La cardiologie, autre grand représentant du paradigme interventionniste, illustre également cette logique. Les chirurgies cardiaques et les stents ont révolutionné le traitement des maladies coronariennes, mais ont promu une confiance excessive dans la solution technique immédiate. Selon l'American Heart Association (2022), les taux de récidive demeurent élevés, car l'approche invasive, bien qu'efficace à court terme, ignore les causes structurelles : alimentation, sédentarité, stress chronique. Et une recommandation faite au patient du type « vous devez mieux manger » ne signifie pas inclure le sujet de manière structurée ou efficace, soyons clairs. Cette conduite s'apparente davantage à une déresponsabilisation et à un transfert total de responsabilité vers le patient : s'il n'améliore pas son alimentation, il aura été prévenu.

Ce modèle a connu un tel succès institutionnel et économique qu'il est devenu pratiquement incontestable. Dans *Overtreated* (2007), Shannon Brownlee expose la pratique récurrente de procédures inutiles, réalisées par motivation financière et parce que la culture médicale est conditionnée à intervenir, même quand elle ne le devrait pas. Le résultat est une augmentation des coûts, une augmentation des risques et des milliers de patients exposés à des interventions agressives sans nécessité claire.

Un autre point critique de cette culture est l'idéal de « survie à tout prix », surtout dans les unités de soins intensifs. La médecine moderne s'oriente fréquemment vers la prolongation artificielle de la vie, sans considérer la qualité, le désir ou la dignité du patient. Atul Gawande, dans *Nous sommes tous mortels* (2014), dénonce ce modèle comme une médecine qui offre « plus de traitement », mais offre rarement le meilleur traitement. La volonté du patient disparaît sous le poids de la machine clinique.

Pour ceux qui seraient tentés de tirer des conclusions hâtives, il est important de souligner : la technologie n'est pas le problème. Le problème est le culte, l'idolâtrie sans critique d'un modèle qui exclut des approches plus humaines, plus relationnelles et, surtout, plus efficaces.

LA MÉDICALISATION DE L'EXISTENCE : QUAND VIVRE EST DEVENU SYNONYME DE NE PAS MOURIR

En entrant dans les dernières décennies du XXe siècle, le modèle de la médecine technologique et interventionniste a atteint un point d'inflexion, transcendant l'espace clinique et hospitalier pour s'infiltrer profondément dans le quotidien des gens. C'est dans ce contexte qu'a émergé un phénomène puissant et complexe : la médicalisation de l'existence.

Le terme « médicalisation » a été inventé par le sociologue Ivan Illich dans son classique *Némésis médicale* (1975), où il a décrit, de manière pionnière, comment des problèmes sociaux, comportementaux et émotionnels ont été redéfinis comme des maladies et, par conséquent, sujets à l'intervention médicale. Ce processus a transformé l'expérience de vie elle-même en quelque chose devant être continuellement surveillé et corrigé par des spécialistes, et a créé une dépendance sociale généralisée envers des solutions médicales rapides.

L'impact de cette médicalisation a altéré la façon dont la santé elle-même a commencé à être comprise. Au lieu d'être vue comme une puissance intégrale de bien-être, elle a été liée à l'absence de risques cliniques ou de déviations physiologiques identifiables. Le sociologue britannique Nikolas Rose, dans *The Politics of Life Itself* (2007), montre comment la médecine contemporaine a cessé de traiter des maladies visibles pour rechercher activement des anomalies invisibles à travers des examens, des dépistages génétiques et des marqueurs biométriques de plus en plus raffinés.

L'explosion du diagnostic précoce du cancer de la prostate via l'examen PSA est l'un de ces cas. Bien qu'initialement vue comme une révolution préventive, des études à long terme – comme celles publiées par le *New England Journal of Medicine* (2012) – ont démontré que le dépistage excessif a généré une grande quantité de traitements inutiles, avec des effets secondaires graves (comme l'impuissance ou l'incontinence urinaire), sans augmentation significative de l'espérance de vie des patients. Ainsi, une intervention médicale qui prétendait améliorer la qualité de vie l'a fréquemment détériorée.

Avec la troisième édition du DSM (DSM-III), dans les années 1980, les critères diagnostiques se sont radicalement élargis, entraînant une explosion des diagnostics psychiatriques. Tristesse, deuil, timidité, inquiétude, émotions humaines communes, ont commencé à être médicalisées. Le psychiatre Allen Frances, responsable du DSM-IV, est devenu l'un des plus grands critiques de cette expansion. Dans *Saving Normal* (2013), il alerte sur le fait que transformer la vie en pathologie promeut une culture maladive, et non une culture de la santé.

Et l'impact a également été économique, social et culturel. Le marché pharmaceutique a cru de façon exponentielle. Des données d'IMS Health (aujourd'hui IQVIA) montrent que le marché mondial des antidépresseurs et anxiolytiques a pratiquement doublé entre 2000 et 2020. L'effet secondaire de cette logique est dangereux : plus la vie quotidienne est vue comme un dysfonctionnement clinique, plus l'autonomie de l'individu s'affaiblit.

Comme l'Organisation Mondiale de la Santé (OMS) l'a réitéré dans son rapport historique « Combler le fossé en une génération » (2008), les interventions médicales directes, bien qu'essentielles dans certains contextes, expliquent une petite partie de la variation de la santé populationnelle. La grande majorité des facteurs qui déterminent la santé se situe hors de portée de la médecine clinique, résidant dans les conditions de vie, le travail, le revenu, les relations sociales et l'accès à des environnements sains.

Ce tableau place la médecine contemporaine face à un carrefour conceptuel et éthique : continuer à traiter des symptômes avec des réponses « techniques » ou reconnaître enfin que la santé est un phénomène bien plus profond, systémique et relationnel. La philosophe médicale Rita Charon, pionnière de la médecine narrative, défend l'idée que les médecins doivent réapprendre à écouter les histoires. Pour elle, la santé est le résultat de vies ayant du sens, du lien et de la présence.

L'avenir de la médecine dépend du courage d'abandonner des habitudes intellectuelles obsolètes et de reconnaître que vivre pleinement n'est pas la même chose que ne pas mourir. Et que le vrai soin ne commence pas par des examens, mais par l'écoute, la présence et la compréhension de tout ce qui rend la vie digne d'être vécue.

DE LA SURVIE À LA MÉDECINE DE LA VIE PLEINE : UN NOUVEAU PARADIGME ÉMERGENT

La critique percutante formulée par Georges Canguilhem, dans *Le Normal et le Pathologique*, reste absolument actuelle : une médecine qui se limite à combattre la mort ne sera jamais suffisante pour définir ce qu'est bien vivre. Basé sur un modèle réactif et pathologique, le système de *santé* n'a jamais pu répondre pleinement à la complexité de la vie saine. Encore moins créer les conditions pour que les personnes prospèrent physiquement, mentalement et émotionnellement. Transiter vers un autre paradigme exige donc une redéfinition profonde de ce que signifie réellement la santé.

Au cours des dernières décennies, de nouvelles approches ont commencé à rompre avec la logique réductionniste et proposent des visions plus larges et intégratives de la pratique médicale. La médecine fonctionnelle, en particulier, cherche les causes des maladies et intègre des facteurs génétiques, environnementaux, comportementaux et émotionnels — en contraste avec le modèle biomédical, qui traite les symptômes de manière isolée, et plus en phase avec ce que l'on sait du fonctionnement du corps.

Selon l'Institute for Functional Medicine, fondé par le médecin

Jeffrey Bland dans les années 1990, la santé pleine est un état d'équilibre dynamique — une « homéostasie élargie » — où l'esprit, le corps, l'environnement et les relations sont en harmonie. Cette vision est renforcée par les recherches d'Elizabeth Blackburn, prix Nobel de médecine, qui a démontré dans *L'Effet Télomère* (2017) comment les facteurs émotionnels et sociaux impactent directement la santé cellulaire, le vieillissement et la longévité.

Dans la pratique clinique, ce nouveau paradigme s'est déjà manifesté concrètement. Des programmes publics et des initiatives institutionnelles adoptent des stratégies élargies, avec des équipes multidisciplinaires composées de psychologues, nutritionnistes, ergothérapeutes, assistants sociaux et éducateurs physiques accompagnant le patient tout au long de son parcours. Au Brésil, le Réseau de Soins Psychosociaux intègre différents niveaux de soin pour offrir une prise en charge plus humanisée et centrée sur les besoins des personnes en souffrance psychique et faisant un usage préjudiciable de substances.

Et l'impact de ces approches est déjà mesurable. Des rapports de l'American Psychological Association indiquent que les patients traités selon des modèles biopsychosociaux ou intégratifs ont une meilleure adhésion aux traitements, moins d'hospitalisations et plus de satisfaction. Parallèlement, des études de la Cleveland Clinic — référence mondiale en médecine intégrative — pointent vers des réductions expressives des coûts de santé, accompagnées de gains en bien-être et qualité de vie.

Mais pour que ces expériences cessent d'être l'exception et deviennent la norme, il est indispensable de reconfigurer le lieu où le savoir médical naît et se multiplie : la salle de classe. Il n'est pas possible de parler de changement structurel sans une réforme profonde de l'éducation médicale. La formation traditionnelle enseigne à diagnostiquer et intervenir avec précision technique, mais peu ou rien sur la promotion de la santé, la prévention, ou l'écoute profonde du patient dans son contexte de vie. Des écoles innovantes comme la Harvard Medical School et le Mayo Clinic College of Medicine intègrent déjà des disciplines comme « Communication Clinique », « Médecine Narrative », « Santé et Société » et « Prévention Intégrée », pour préparer des médecins avec plus de sensibilité, de contexte et de vision systémique.

Ce renouveau pédagogique exige également un changement

profond dans la relation médecin-patient elle-même. Le patient doit cesser d'être un objet de décision pour devenir un partenaire actif dans la construction de sa santé. Cela requiert du temps, une écoute empathique et une attention au contexte de vie de chaque individu, des choses que le modèle traditionnel n'a pas été conçu pour offrir — pas plus que bon nombre des solutions de santé offertes aujourd'hui aux professionnels de santé.

De nombreuses études renforcent cette nécessité : une recherche publiée dans le *British Medical Journal* a démontré que des consultations plus longues sont associées à de meilleurs résultats cliniques et une plus grande satisfaction du patient. Le *Journal of General Internal Medicine* souligne également que l'usage de l'écoute empathique réduit significativement le besoin d'interventions invasives. Une revue systématique dans *Patient Education and Counseling* a montré que l'implication active du patient dans les soins de santé améliore l'adhésion au traitement et les résultats cliniques.

Au Brésil, une étude de l'Université de São Paulo a montré que la relation médecin-patient basée sur une communication efficace est directement liée à l'amélioration des indicateurs de santé dans les centres de soins primaires. Une recherche en Afrique du Sud a indiqué que des interventions focalisées sur l'écoute active dans des cliniques communautaires ont contribué à la réduction des réadmissions hospitalières et à un meilleur contrôle des maladies chroniques. Les données ne manquent pas.

Nous sommes donc face à un appel décisif. La médecine peut et doit aller au-delà de la simple survie biologique, et se tourner vers la culture pleine de la vie humaine. C'est ainsi que le professionnel de demain pourra retrouver son sens originel : soigner, pas seulement corriger ; promouvoir la vie, pas seulement éviter la mort. Le chemin est complexe, mais profondément nécessaire — et possible.

CHRONOLOGIE : L'ÉVOLUTION DE LA MÉDECINE COMME MODÈLE RÉACTIF

✦ Grèce Antique

Jalon historique : Serment d'Hippocrate

Focus médical : Soulagement de la douleur et endiguement de la mort

Curiosité : Bien qu'Hippocrate proposât l'observation clinique, la médecine était orientée vers l'évitement de l'effondrement physique imminent.

✦ Rome Antique (Ier–IIIe siècle)

Jalon historique : Galien systématise le savoir médical sur la base des humeurs

Focus médical : Correction des déséquilibres visibles

Curiosité : L'accent était mis sur l'intervention sur les signes aigus, spécialement les fièvres et les saignements.

✦ Moyen Âge (Ve–XVe siècle)

Jalon historique : Les hôpitaux comme abris pour les mourants

Focus médical : Atténuation de la mort, non promotion de la santé

Curiosité : Le mot « hôpital » vient de *hospitium* : abri. Les médecins agissaient aussi comme figures spirituelles.

✦ Renaissance (XVe–XVIe siècle)

Jalon historique : Vésale inaugure la dissection anatomique moderne

Focus médical : Connaître le corps mort pour traiter le vivant

Curiosité : La médecine avançait sur des cadavres. La vie était comprise à partir de l'anatomie de la mort.

✦ XVIIe Siècle

Jalon historique : Descartes propose la séparation entre l'esprit et le corps

Focus médical : Corps comme machine cassable

Curiosité : Émergence du paradigme mécaniste : maladies comme défaillances de pièces.

✦ XIXe Siècle

Jalon historique : Pasteur et Koch fondent la microbiologie

Focus médical : Élimination de l'agent agresseur (germes)

Curiosité : La médecine s'arme contre des « ennemis invisibles ». Focus sur l'infection et la mort subite.

✦ Guerres Mondiales (1914–1945)

Jalon historique : Consolidation de la médecine de guerre

Focus médical : Survie immédiate, chirurgie de campagne

Curiosité : Les soins intensifs et les protocoles d'urgence dérivent de la logique guerrière de sauver sous pression extrême.

✦ Après-guerre / Années 1950–70

Jalon historique : Explosion de l'industrie pharmaceutique

Focus médical : Suppression rapide des symptômes

Curiosité : Anxiolytiques, antibiotiques et analgésiques inaugurent l'ère du « résoudre sans comprendre ».

✦ Décennie 1980

Jalon historique : Popularisation des check-ups et de la médecine fondée sur des preuves

Focus médical : Détection précoce et élimination statistique du risque

Curiosité : La médecine commence à mesurer avant de sentir — mais ignore encore les contextes de vie.

✦ Tournant du XXIe Siècle

Jalon historique : Émergence de la médecine technologique et interventionniste

Focus médical : Prolonger la vie à tout prix

Curiosité : Ventilateurs, transplantations, dialyse, stents — prolongement de la vie avec une vision fragmentée.

✦ Actualité (2020–)

Jalon historique : Crise de sens dans la profession médicale ; burnout et excès de médicalisation ; ascension de l'IA

Focus médical : Tentative d'intégration et de reconnexion

Curiosité : L'OMS, Harvard, la Cleveland Clinic et d'autres institutions reconnaissent les limites du modèle exclusivement réactif.

CAPÍTULO 3
LE COÛT DU RAISONNEMENT MÉCANISTE

Le coût clinique du regard morcelé est difficile à mesurer. Les protocoles basés sur les spécialisations fonctionnent comme des rails : une fois le parcours entamé dans une certaine direction, tout symptôme ne correspondant pas aux critères de ce segment a tendance à être écarté ou ignoré. Le raisonnement médical, au lieu d'être guidé par l'intelligence systémique de la complexité humaine, se met à suivre des listes de contrôle (*checklists*) de symptômes isolés, valables pour des problèmes simples. Les modèles entre les systèmes — précisément ceux qui révèlent les déséquilibres profonds — deviennent invisibles. Un patient présentant simultanément des symptômes gastro-intestinaux, dermatologiques et cognitifs sera difficilement reconnu comme quelqu'un souffrant d'un syndrome inflammatoire systémique. Dans la pratique, il sera très probablement orienté vers trois spécialistes distincts, chacun confiné dans son silo. Il faut le dire : cela prolonge la souffrance et diminue l'efficacité du diagnostic et du traitement.

Plus le soin est spécialisé, plus l'assistance devient myope. Le système de santé a été conçu pour récompenser la spécialisation et punir, d'une certaine manière, la tentative d'intégration. Les médecins généralistes, cliniciens et intégrateurs sont sous-payés, sous-valorisés et souvent perçus comme « moins techniques » que les super-spécialistes.

Une étude publiée dans le *Journal of General Internal Medicine*

(2019) a révélé qu'environ 12 millions de personnes par an aux États-Unis sont victimes d'erreurs de diagnostic évitables, et que la fragmentation entre spécialistes est l'un des principaux facteurs impliqués. L'étude montre que lorsqu'un patient est vu par trois spécialités distinctes ou plus, le risque d'erreur ou d'omission diagnostique double pratiquement. Ce qui se produit, c'est que personne n'est responsable de l'ensemble, et ce simple fait place le patient dans une situation vulnérable et le prestataire de services (quel qu'il soit) dans une position confortable et inefficace.

Cette absence de vision clinique intégrée se manifeste dans ce qu'on appelle les iatrogénies de coordination, des dommages causés non par une erreur technique, mais par la désarticulation entre plusieurs spécialistes. La situation est la suivante : chacun fait de son mieux, ce qu'il a appris à faire, et peut se défendre pleinement de toute accusation, car il a fait exactement ce qui est attendu et protocolé.

Cette logique impose des limites au raisonnement même du médecin. Formé dans des compartiments, le professionnel apprend dès le début à écarter les variables « externes » à sa spécialité. Un cardiologue peut maîtriser l'électrocardiogramme, mais ne pas se sentir autorisé à considérer l'anxiété qui accélère le cœur. La spécialisation, qui devrait être un approfondissement vertueux, se transforme en un terrain miné, où penser de manière intégrative est découragé, voire parfois délégitimé.

Plus grave encore est le fait que cette fragmentation clinique dissout la responsabilité des résultats complexes. Lorsque quelque chose tourne mal dans le traitement d'un patient aux symptômes multiples sans diagnostic clair, il est courant d'entendre l'expression « ce n'est pas de mon ressort ». Le patient se retrouve alors orphelin d'un regard responsable. Aucun professionnel n'est formé pour assumer le tout, et le tout, par conséquent, se perd.

Les maladies chroniques systémiques rendent cette faille visible. Les personnes atteintes de lupus, de fibromyalgie, de syndrome métabolique, de maladies auto-immunes ou neurodégénératives vivent un calvaire clinique. Elles sont suivies par de nombreux spécialistes, reçoivent des diagnostics contradictoires et sont souvent culpabilisées pour l'absence d'amélioration. Ce qui est malade, dans ce scénario, ce n'est pas seulement le corps, c'est le modèle qui tente de le traiter.

La fragmentation affecte également le lien médecin-patient lui-même. Quand chaque consultation est une île, il reste peu d'espace pour la construction de la confiance ou la compréhension des sens plus profonds de la maladie. Le patient ne sent pas que quelqu'un accompagne son parcours ; il sent qu'il est « évalué », « surveillé », « orienté », mais pas accueilli.

Pour les patients aux expressions cliniques « atypiques » (qui ne rentrent pas dans les manuels), cette fragmentation peut être dévastatrice. Ce sont ceux qui tombent malades « hors norme », avec des symptômes qui défient les classifications usuelles. Et c'est exactement dans ces cas que l'écoute systémique est la plus nécessaire. Même dans des contextes où la spécialisation est absolument indispensable, le manque d'intégration compromet le post-opératoire, la rééducation, l'adhésion et le soin prolongé. L'intégration contextualise la spécialité et cela est aussi de la technique. Nous pouvons dire que c'est également une spécialité : celle de l'intégration et de la connexion des vecteurs. Le point est que cette spécialité n'existe pas encore et, avec la dissémination de l'intelligence artificielle, de l'Internet des Objets, de la production de données par capteurs et de nouveaux examens qui voient de nouveaux biomarqueurs, des tests génétiques avancés, et de la grande révolution que nous sommes sur le point de vivre, elle sera indispensable.

Nous sommes habitués à penser en oppositions : « soit ceci, soit cela ». Mais, particulièrement ici, il faut rompre avec cette logique binaire. La réponse réside souvent dans la combinaison bien architecturée entre différentes visions. Et cela exige une disposition à écouter l'autre, et une architecture pensée pour cela. Nous y arriverons.

QUAND LE PROTOCOLE L'EMPORTE SUR L'INTELLIGENCE CLINIQUE

Le progrès technique de la médecine au cours des dernières décennies est indéniable — nous avons développé des protocoles cliniques précis, des biomarqueurs sophistiqués et des algorithmes de décision diagnostique qui surpassent, en vitesse et en précision, une grande partie du jugement humain. Mais cette précision, lorsqu'elle est déconnectée d'une vision systémique et de l'intelligence clinique relationnelle, se transforme en mirage. La médecine basée exclusivement sur des algorithmes et des décisions cloisonnées génère un faux sentiment de contrôle, et masque la complexité du corps humain et ses modes de maladie.

De nombreux professionnels sont aujourd'hui formés davantage comme des « applicateurs de directives » (*guidelines*) que comme des cliniciens pensants. Une étude publiée dans le *Journal of Evaluation in Clinical Practice* (Greenhalgh et al., 2014) alerte sur un remplacement croissant du raisonnement clinique par l'exécution automatique de directives. Le risque est clair : le protocole devient une fin en soi, au lieu d'être un instrument adaptable à la singularité de chaque cas. C'est visible pour quiconque doit accompagner un proche malade à l'hôpital et observe les dynamiques de l'environnement. La pratique médicale, dans ce scénario, commence à opérer sur une chaîne de montage avec des points de contrôle quasi robotiques. L'impact est dévastateur lorsque les symptômes n'obéissent pas aux catégories rigides des manuels. Et avec la multiplication de l'intelligence artificielle qui automatise les tâches, le risque est d'automatiser l'inefficace, de simplement accélérer le diagnostic fragmenté.

Et, avec la multiplication des cours de médecine ces dernières années, où beaucoup ne possèdent même pas d'espaces ou d'hôpitaux adéquats pour les apprentissages pratiques et l'expérience, ce facteur gagne des nuances épidémiques et plus préoccupantes, où les futurs professionnels seront formés non pas avec plus de compréhension du tout et des dynamiques corporelles complexes, mais avec moins.

Cas classique : un patient arrive aux urgences avec une fatigue intense, de l'insomnie, une perte de poids et des douleurs musculaires diffuses. Au triage, il passe par un généraliste qui écarte les causes infectieuses ; il est orienté vers le rhumatologue, qui ne trouve pas de critères pour la fibromyalgie ; il suit vers le psychiatre, qui prescrit un antidépresseur, tandis que l'endocrinologue note que les examens sont « normaux ». Le patient sort avec quatre tampons, une étiquette et aucune compréhension intégrée. Et, surtout, il reste malade.

Ce phénomène est le syndrome de la normalité fragmentée — un ensemble de résultats « normaux » dans chaque organe isolé qui n'expliquent pas le problème général du patient. Le terme a été inventé dans des articles récents de médecine intégrative, et illustre l'illusion générée par le focus exclusif sur des données décontextualisées.

Il est important de comprendre que ce syndrome persiste aussi pour des raisons financières : les systèmes de rémunération à l'acte, encore prédominants même dans les pays dotés d'un système public de santé, incitent à la fragmentation. Plus il y a d'étapes techniques et de spécialités sollicitées, plus le système rémunère. Penser le corps comme un système vivant, avec des manifestations émergeant de l'interaction entre organes, esprit et environnement, devient contre-intuitif et économiquement désincité. Une étude menée par la Mayo Clinic (Tai-Seale et al., 2017) a révélé qu'en moyenne, les médecins interrompent les patients après 11 secondes de parole libre. Dans un tel environnement, l'idée que le médecin soit un intégrateur d'informations, et non seulement un validateur de signes, est étouffée dès le début de la carrière.

Une situation clinique véridique aide à illustrer. Un homme de 52 ans, avec un historique d'hypertension légère, a commencé à présenter des céphalées fréquentes, une fatigue inexplicable et des épisodes sporadiques de fourmillements. Il a été vu par des cardiologues, des neurologues et des endocrinologues. Tous les examens étaient « normaux ». Après quatre mois, et grâce à l'insistance d'un gériatre qui valorisait encore l'écoute élargie, on est parvenu au diagnostic d'intoxication chronique au mercure, causée par un complément contaminé importé.

L'erreur de la précision isolée impacte également la santé mentale des professionnels eux-mêmes. Quand le jugement clinique est supprimé, il reste la frustration d'être témoin de la souffrance du patient sans avoir de place pour lui dans les protocoles. Beaucoup de médecins rapportent se sentir de simples bureaucrates de la santé tapant des codes, appuyant sur des boutons. Cela aide à expliquer les taux élevés de burnout : selon l'American Medical Association (2022), plus de 60 % des médecins signalent un épuisement émotionnel associé au travail. Au Brésil, une étude de l'Association Médicale de São Paulo (2021) indique qu'environ 57 % des médecins de l'État présentent des symptômes de burnout — attribués, en grande partie, à la rigidité protocolaire et à l'absence d'autonomie pour des décisions cliniques personnalisées.

La Théorie des Systèmes Complexes Adaptatifs (Holland, 1995) offre une lentille alternative. En elle, les propriétés émergentes résident dans les relations entre les parties. Appliquée à la clinique, cette idée transforme tout : le symptôme le plus pertinent n'est pas toujours dans l'organe le plus affecté, mais dans le modèle d'interaction entre les sous-systèmes. Le patient n'est pas un poumon avec de l'asthme, un estomac avec une gastrite ou un esprit avec de l'anxiété. Il est un champ dynamique où ces dimensions interagissent.

FOCUS THÉMATIQUE : 7 SYMPTÔMES SILENCIEUX DE LA FRAGMENTATION CLINIQUE

✦ **Des examens tous normaux, un patient épuisé**

Ce que cela semble être : Un soulagement : « Tout va bien. »

Ce que cela révèle vraiment : Cécité face aux syndromes systémiques, états inflammatoires chroniques et déséquilibres fonctionnels qui n'apparaissent pas dans des examens compartimentés.

✦ **Symptômes qui « ne rentrent pas dans les cases »**

Ce que cela semble être : Doute sur le patient : « Ça doit être psychologique. »

Ce que cela révèle vraiment : Incapacité du système à reconnaître les manifestations transversales et les schémas complexes entre spécialités.

✦ **Valse constante de spécialistes sans diagnostic fermé**

Ce que cela semble être : Diligence médicale.

Ce que cela révèle vraiment : Désengagement collectif : chaque professionnel traite une partie et personne ne s'occupe du tout.

✦ **Prescription basée uniquement sur un algorithme de conduite**

Ce que cela semble être : Preuve basée sur des directives (*guidelines*).

Ce que cela révèle vraiment : Absence de raisonnement clinique contextualisé. Le protocole devient une sentence, non une orientation.

✦ **Applications et plateformes qui ne surveillent qu'un seul organe**

Ce que cela semble être : Innovation technologique.

Ce que cela révèle vraiment : Digitalisation de la fragmentation : la technologie réplique la logique réductionniste du système traditionnel.

✦ **Frustration médicale sans explication claire**

Ce que cela semble être : Stress de la profession.

Ce que cela révèle vraiment : Souffrance éthique de ne pas pouvoir aider des patients qui « ne rentrent pas dans le protocole ».

✦ **Dossiers médicaux avec excès de données et absence de récits**

Ce que cela semble être : Richesse d'information.

Ce que cela révèle vraiment : Perte de la biographie du patient : des données décontextualisées qui informent beaucoup et comprennent peu.

LE PATIENT OTAGE D'UN SYSTÈME DÉCONNECTÉ

C'est le point où la fragmentation mécanique devient la plus cruelle : lorsqu'elle cesse d'être une limite définie par le raisonnement clinique et se transforme en souffrance directe pour celui qui cherche du soin.

Il est courant d'entendre des patients raconter qu'en cherchant de l'aide pour des douleurs diffuses, une fatigue constante ou des inconforts que « personne ne parvient à expliquer », ils sont orientés d'un spécialiste à un autre, dans une sorte de pèlerinage sans destination. Le rhumatologue regarde le sang. L'orthopédiste, le genou. L'endocrinologue, les hormones. Le psychiatre, les symptômes. Et, au final, personne ne regarde le patient. La multiplicité des avis ne s'additionne pas vers une vérité plus riche — elle se dissipe. Le patient se sent abandonné, non par manque d'attention, mais par excès de segmentation de celle-ci.

Cette expérience corrode le lien, qui devrait être la base de tout processus thérapeutique. Le patient sent qu'il est écouté comme un ensemble de signes cliniques décousus. Quand il raconte son histoire, il est interrompu. Quand il tente d'articuler des symptômes, il est coupé par des questions objectives. Quand il mentionne des émotions ou un contexte de vie, il est redirigé vers l'ordre du jour de l'examen. Le soin vire à l'inquisition « technique ».

La manière dont nous parlons du corps dans le quotidien clinique révèle avec clarté le paradigme qui le soutient. « Mauvais genou », « colonne cassée », « tension en désordre », « pancréas qui ne fonctionne pas » — des expressions apparemment inoffensives, mais qui renforcent l'idée que nous sommes la somme de parties, et qu'une partie défectueuse peut être traitée comme un composant industriel. Le problème est que cela conditionne le patient à se percevoir aussi ainsi : une machine avec des défauts. Ce type de langage a des effets profonds. Le patient internalise le diagnostic comme une identité (« je suis hypertendu », « je suis dépressif », « je suis diabétique »), non comme quelqu'un en processus, mais comme quelqu'un figé dans une étiquette.

Cela limite sa capacité d'autosoins, sa marge de transformation et son rôle d'acteur principal. Le langage façonne l'expérience de soi.

Cette fragmentation s'étend à la manière dont nous utilisons la technologie. Les applications de suivi de santé, par exemple, reproduisent fréquemment cette logique compartimentée : une application pour la tension, une autre pour la glycémie, une autre pour le sommeil, une autre pour les pas. Au lieu de promouvoir l'intégration, la technologie renforce la vision en silos. Au patient revient la tâche impossible de coudre ces données ensemble et de comprendre comment elles se connectent. Il n'a ni les outils, ni le temps, ni l'orientation. La promesse d'autonomie vire à la surcharge.

Il est important de préciser que ces erreurs ne sont pas des exceptions, mais des symptômes d'un système qui a été conçu pour fonctionner ainsi. Les dossiers médicaux électroniques ne sont pas intégrés, les données ne se parlent pas, les spécialités sont isolées par des murs. Et les protocoles, au lieu d'ouvrir des possibilités, rétrécissent l'écoute. Le résultat que beaucoup vivent à la fin de cette équation gênante est un soin qui devient une somme d'actes bureaucratiques.

Le vécu du patient est aussi traversé par une sensation subtile, mais profonde : celle que « personne n'est vraiment aux commandes ». Quand un symptôme s'aggrave, il ne sait pas vers qui se tourner. Quand un examen est altéré, le spécialiste dit : « ça, c'est pour un autre médecin ». La fragmentation génère un vide de responsabilité. Et cela détruit la sécurité clinique, qu'on le veuille ou non. Le problème surgit quand la spécialisation vire à l'isolement, quand le savoir profond sur une partie empêche la reconnaissance du tout. C'est le syndrome de la loupe : plus on se focalise sur un détail, moins on voit l'ensemble. Et l'on croit que ce détail est le tout.

Cette prise de recul (*zoom-out*) vers le véritable tout, cependant, exige plus que de la bonne volonté : elle exige une structure. Le système actuel n'offre pas de temps, de soutien ou d'incitations pour un soin systémique et, pour cette raison, cet ouvrage ne propose pas seulement une innovation par la technologie, mais une innovation dans la mentalité et dans la proposition de valeur des services en santé, avec une reconfiguration des fondements qui soutiennent un écosystème en train de s'effondrer. Et ce sont les chiffres, les recherches, les études qui le disent. Non pas que ce ne soit pas un phénomène clairement observable, mais pour avoir la notion du sérieux et de la sévérité de la question, nous apportons d'innombrables preuves de diverses parties du monde qui rendent cela clair.

LA MYOPIE DES DONNÉES DÉCONNECTÉES : QUAND L'INFORMATION DEVIENT DU BRUIT

Examens, panels, biomarqueurs et algorithmes livrent aujourd'hui une avalanche de chiffres cliniques, mais on a peu évolué dans la capacité de donner du sens à ces données de manière intégrée. Il ne s'agit pas d'absence d'information, mais de sa désorganisation et de l'isolement entre des parties qui devraient dialoguer. Chaque morceau du corps gagne un rapport détaillé et, pourtant, le patient demeure mal compris.

Chaque spécialité génère son propre bloc de données : la cardiologie avec ses électros et troponines, l'endocrinologie avec la cascade hormonale, la pneumologie avec les scores de fonction respiratoire. Le soin de santé, avec tout son éclat technique, se noie dans des données qui ne se parlent pas et ne génèrent pas d'intelligence, et est notablement plus en retard que divers autres secteurs.

Ce phénomène a été décrit par Van der Lei (1991), dès les débuts de l'informatisation clinique, comme « data-rich but information-poor » — quand il y a une abondance de données, mais peu de sens clinique. Plus de trente ans plus tard, l'alerte reste valide. Ce qui a changé, c'est l'échelle. Si avant l'excès venait des examens, aujourd'hui il a été amplifié par des algorithmes prédictifs, des *wearables*, des plateformes de surveillance et des intelligences artificielles qui opèrent sans contexte. Sans une méta-intelligence qui intègre les données dans une lecture systémique, le risque est qu'elles oscillent entre encombrement et bruit.

Imaginez un patient avec des douleurs peu spécifiques, une fatigue chronique, un sommeil irrégulier, mais avec des examens de laboratoire tous « dans la fourchette ». Dans de nombreux contextes cliniques, ce patient est écarté comme quelqu'un « sans maladie objective ». Mais des analyses plus intégrées — comme celles faites par des équipes de médecine fonctionnelle ou d'approche systémique — montrent des modèles interrelationnels entre l'axe HHA (hypothalamo-hypophyso-surrénalien), l'inflammation silencieuse et le microbiote, qui sont invisibles dans la lecture isolée des données. La faille, donc, n'est pas dans les données, mais dans ce que l'on décide de voir et dans l'absence de lecture intégrée entre elles.

Bien que les algorithmes détectent des modèles avec une précision statistique, ils échouent souvent lorsqu'ils sont exposés à la complexité, où des variables interagissent de manière non linéaire. Sans un modèle qui intègre physiologie, contexte et expérience, les données cessent de générer de la connaissance et produisent une illusion de précision, ce qui limite le véritable potentiel de la technologie. Imaginez un patient atteint de diabète de type 2, d'hypertension et de trouble anxieux léger. Chaque spécialité prescrit son intervention : un remède pour le contrôle glycémique, un autre pour la pression artérielle, un troisième pour l'humeur. Les données sur l'adhésion, les effets indésirables et la réponse au traitement sont collectées dans des systèmes différents, par des professionnels qui ne se parlent pas.

Cette logique de silos crée inévitablement des lacunes de soin. L'usage d'un bêtabloquant peut altérer la variabilité de la fréquence cardiaque, et être interprété comme une amélioration par un *wearable* sans que le contexte pharmacologique soit considéré. Ou bien : une légère augmentation du cortisol matinal peut être ignorée en endocrinologie, mais indicative d'un stress chronique en psychiatrie s'il y avait un pont entre les savoirs. Cette cécité contextuelle est l'une des faces les plus létales du raisonnement clinique fragmenté.

La médecine fondée sur des preuves, bien que révolutionnaire, a fini par être colonisée par la même fragmentation. De nombreux essais cliniques excluent les patients avec des comorbidités, produisant des preuves qui ne valent que pour des corps théoriques. Quand ces protocoles sont appliqués sur des corps réels, l'applicabilité s'effondre. La preuve isolée ne résiste pas lorsqu'elle est appliquée à un système interdépendant. Combien de médecins interrogent sur l'historique émotionnel, les événements traumatiques, les habitudes de sommeil, les environnements de travail, les liens affectifs ? Combien de logiciels de gestion hospitalière ont un champ pour cela ? L'information essentielle n'est pas quantifiable, mais elle structure la signification de tout ce qui se quantifie.

Une enquête de l'Institute for Healthcare Improvement (2021) a indiqué que plus de 60 % des erreurs cliniques graves surviennent à cause de failles de communication entre domaines. L'effondrement de la lecture clinique ne vient pas du manque de connaissance, mais du manque de cohésion entre les savoirs. Le corps humain ne souffre pas par secteurs, il souffre en réseau. L'analyse de systèmes de dossiers médicaux intégrés montre que les outils n'aident pas dans ce processus. Dans une étude réalisée par le Mayo Clinic Center for Innovation, on a observé que les médecins passent jusqu'à 49 % de leur temps de consultation à chercher et remplir des données dispersées dans de multiples écrans et onglets. Il n'y a pas une « vision du patient comme système » — il y a une mosaïque clinique chaotique, qui dépend de l'effort cognitif du professionnel pour assembler le puzzle.

La fragmentation des données et de la lecture clinique doit, alors, être traitée comme un problème d'architecture structurelle. La clinique moderne doit se rapprocher des sciences de la complexité, qui comprennent les systèmes vivants non comme des structures fixes, mais comme des réseaux adaptatifs répondant à de multiples stimuli, en interaction constante avec l'environnement. En ce sens, le médecin cesse d'être un « réparateur de dommages localisés » pour devenir un lecteur de modèles, quelqu'un capable de voir le corps comme un champ de forces en mouvement. L'intelligence artificielle est là pour nous aider à construire ce pont, mais nous devons reculer de deux pas si nous voulons bâtir des solutions de santé ayant un impact pertinent à grande échelle.

Ce changement exige un nouveau type d'alphabétisation : l'alphabétisation clinique systémique. Entraîner le regard à détecter des anomalies et reconnaître des relations. Le défi n'est déjà plus seulement de diagnostiquer le rein, le foie ou la thyroïde — c'est de comprendre comment la souffrance émotionnelle d'une patiente, sommée à un sommeil précaire et à une alimentation inflammatoire, compose un tableau de douleur chronique qu'aucun examen ne capture.

FOCUS THÉMATIQUE : 7 QUESTIONS CLÉS POUR ÉVALUER SI VOTRE PRATIQUE CLINIQUE OU TECHNOLOGIE ÉCOUTE VRAIMENT

✦ **1. Le patient peut-il raconter son histoire avec ses propres mots avant d'être interrompu ?** Pourquoi est-ce important ? La narration spontanée révèle des modèles qui n'apparaissent pas dans les questions fermées. Comment évaluer ? Moyenne de temps jusqu'à l'interruption (benchmark : idéal > 30s), présence de champs ouverts, liberté dans l'interface.

✦ **2. Votre solution collecte-t-elle du contexte ou seulement des événements ?** Pourquoi est-ce important ? Les données décontextualisées mènent à des interprétations cliniques superficielles. Comment évaluer ? Analyse de la structure du dossier médical, capacité à stocker la trajectoire et pas seulement les symptômes.

✦ **3. L'écoute de la subjectivité est-elle systématisée ou improvisée ?** Pourquoi est-ce important ? La subjectivité est une donnée complexe, pas du bruit. Elle a besoin de structure et de méthode pour être valorisée. Comment évaluer ? Présence de protocoles structurés d'écoute active, empathie clinique entraînée, cadres d'anamnèse narrative.

✦ **4. Y a-t-il enregistrement et analyse du langage émotionnel du patient ?** Pourquoi est-ce important ? Les sentiments façonnent les symptômes et l'adhésion. Ignorer le langage émotionnel est une erreur clinique. Comment évaluer ? Usage de NLP (Traitement du Langage Naturel), *voice biomarkers* ou espace pour récits émotionnels dans le dossier.

✦ **5. La technologie offre-t-elle des insights intégratifs ou seulement des listes de symptômes ?** Pourquoi est-ce important ? L'intelligence clinique réside dans les relations entre les données, pas dans la somme des données. Comment évaluer ? Capacité de l'IA ou du tableau de bord à corréler les modèles narratifs avec la physiologie.

✦ **6. L'interface accueille-t-elle la nuance ou impose-t-elle la rigidité ?** Pourquoi est-ce important ? Les systèmes structurés de manière simpliste forcent des réductions inefficaces. Comment évaluer ? Évaluation de l'expérience utilisateur (UX) et accessibilité durant le parcours du patient dans les interfaces, pour le langage naturel, boîtes de texte intelligentes, recommandations basées sur le comportement et les informations disponibles.

✦ **7. Le patient sent-il qu'il a été écouté ?** Pourquoi est-ce important ? Le vécu du patient est aussi important que la donnée objective. Comment évaluer ? Application de questionnaires post-consultation, NPS de l'écoute, analyse qualitative du feedback du patient.

Ces questions peuvent être utilisées dans des ateliers de révision de systèmes numériques, des réunions de design de services de santé ou des processus de validation de *healthtechs* centrées sur le patient.

LE MURMURE DU CORPS COMME INTELLIGENCE CLINIQUE PRÉ-LABORATOIRE

Aujourd'hui, une simple prise de sang peut révéler des dizaines de paramètres biochimiques en quelques heures. Une résonance magnétique du corps entier peut être faite en quelques minutes, et des algorithmes d'intelligence artificielle identifient déjà des modèles cachés dans les images avec une précision surprenante (et s'améliorant chaque jour). Mais cette précision, bien que très précieuse, a apporté avec elle un effet secondaire peu débattu : le déclassement de l'écoute clinique comme outil primaire de diagnostic. Au nom de l'objectivité, de nombreux médecins ont appris à se méfier du symptôme qui n'apparaît pas dans le compte-rendu, comme si le corps ne parlait qu'à travers des examens super spécifiques.

Le patient arrive avec un inconfort, une fatigue persistante, une sensation corporelle que « quelque chose ne va pas ». Le corps chuchote, mais le système exige qu'il crie pour être entendu. Et cela représente une rupture dangereuse avec la tradition clinique qui a toujours valorisé le regard, le toucher, le temps et l'écoute comme instruments de diagnostic de très haute précision.

Le concept même de « pré-maladie » est fréquemment rejeté par des professionnels qui ne considèrent comme légitimes que les altérations mesurables et cliniquement établies. Mais la littérature sur la médecine fonctionnelle, la médecine du mode de vie et même sur la psychosomatique a montré qu'il existe un intervalle pertinent — physiologiquement et thérapeutiquement — entre l'état de santé optimal et le diagnostic fermé. C'est dans cet intervalle que de nombreux processus pathologiques commencent à s'installer, sans encore altérer les marqueurs de laboratoire classiques et où des interventions précoces peuvent changer le cours de l'histoire clinique. Alors, plus les patients exigeront une vision plus effective, plus les professionnels devront se mobiliser pour générer de la valeur pour le patient.

L'anamnèse détaillée, lorsqu'elle est bien menée, reste l'un des outils les plus puissants de la médecine — et aujourd'hui seulement disponible pour ceux qui peuvent payer cher un professionnel et un traitement différencié. Une étude de l'Université de São Paulo (USP) en 2020 a démontré que 78 % des diagnostics peuvent être posés sur la base d'une bonne histoire clinique, soulignant l'importance de cette pratique dans le contexte de la santé brésilienne. Des études plus récentes confirment : une recherche publiée dans l'*African Journal of Primary Health Care & Family Medicine* en 2023 a révélé que 82 % des diagnostics dans des environnements de soins primaires ont été trouvés sur la base d'une anamnèse minutieuse, avant même la réalisation d'examens complémentaires. Une autre étude, de 2024, divulguée dans l'*Asia Pacific Journal of Public Health*, a démontré que les médecins qui appliquent des techniques avancées d'écoute active et de raisonnement clinique intégratif ont augmenté la précision diagnostique dans les cas complexes.

Il est fréquent que des femmes présentant des symptômes tels que perte de libido, gain de poids inexpliqué, irrégularités menstruelles et altérations de l'humeur voient ceux-ci attribués à des facteurs émotionnels ou au vieillissement attendu, alors qu'en réalité ils peuvent être liés à des déséquilibres subtils d'œstrogène, de progestérone ou de thyroïde non détectables par les métriques traditionnelles. L'endocrinologie fonctionnelle a déjà développé divers modèles pour comprendre ces tableaux, mais rencontre encore une résistance dans les contextes cliniques conventionnels.

Même dans des contextes plus aigus, l'écoute pré-laboratoire fait la différence. Des patients ayant subi un infarctus aigu du myocarde peuvent rapporter des symptômes « atypiques » des jours avant l'événement (douleur légère au bras, fatigue inhabituelle, anxiété soudaine) qui ne deviennent intelligibles qu'après l'issue grave. Le corps signale, mais le regard clinique doit être entraîné pour déchiffrer ces signaux.

En médecine chinoise, le pouls, la langue, la coloration de la peau et l'éclat des yeux ont toujours été considérés comme des marqueurs cliniques légitimes. Et, même si beaucoup de ces critères n'ont pas de traduction directe dans les examens de laboratoire, ils ne peuvent être écartés comme de la pseudo-science. Des recherches en physiologie et neurosciences ont retrouvé une validité dans ces signes comme indicateurs de l'état autonome, inflammatoire et neuroendocrinien de l'organisme. La synergie entre médecine ancestrale et science contemporaine, lorsqu'elle est faite avec discernement, est une sophistication du soin.

Il faut sauver la sensibilité du raisonnement clinique, aplatie par les protocoles et par une « course » déclarée qui sert de réponse pour ne pas regarder les opportunités et les crises. Les nouvelles technologies peuvent être des alliées si elles sont conçues pour élargir l'écoute et il existe déjà des modèles prometteurs : le projet Ellipsis Health, aux États-Unis, a développé des algorithmes qui détectent des signes précoces de souffrance mentale sur la base de l'analyse de la parole naturelle lors de consultations à distance. Le système transcrit et interprète pauses, hésitations, intonations et vocabulaire émotionnel. Il a déjà été testé dans des cliniques de soins primaires et a montré une précision supérieure à 80 % dans le dépistage de dépressions légères qui passeraient inaperçues avec les échelles traditionnelles.

Taliaz, une *healthtech* israélienne, croise des données génétiques, des modèles auto-rapportés et l'historique clinique numérique pour proposer des traitements personnalisés en santé mentale. Au lieu de l'essai-erreur, très courant dans la prescription d'antidépresseurs, l'algorithme suggère des interventions ajustées à la physiologie individuelle. L'examen de laboratoire est présent, mais contextualisé.

Au Brésil, un groupe de médecins de la Santa Casa de Misericórdia, à São Paulo, a développé des algorithmes capables d'identifier, à travers un court temps de voix du patient (quelques secondes suffisent pour une bonne précision), des signes de dépression et d'anxiété. La solution est naissante, et en discutant personnellement avec l'un des créateurs, il est apparu clairement à quel point la précision et le potentiel des modèles sont pris au sérieux ; un article détaillé publié dans *Scire Salutis* montre en détail les résultats prometteurs.

En Allemagne, Ada Health est utilisé par les patients comme outil d'auto-évaluation symptomatique avec le soutien de l'IA. Utilisé dans des contextes cliniques supervisés, il s'est montré utile dans l'identification précoce de modèles ambigus méritant une attention clinique. En donnant un langage aux inconforts avant même qu'ils ne deviennent des diagnostics, des plateformes comme celle-ci deviennent des alliées dans le domaine de la détection fonctionnelle, qui est, par essence, pré-laboratoire.

Ces projets révèlent que l'écoute clinique pré-laboratoire est un vecteur d'innovation. Et elle doit être potentialisée par les technologies émergentes. Des outils comme les biocapteurs de variabilité cardiaque (VFC), les glucomètres continus et les applications de suivi des symptômes sont déjà utilisés par des cliniciens pour détecter des modèles de dysfonctionnement, d'inflammation silencieuse et d'altérations du rythme circadien, tous prédicteurs cliniques précédant les altérations de laboratoire. Plus que d'identifier des anomalies, ce nouveau modèle clinique propose de traquer la cohérence physiologique.

Mais cette écoute exige une révolution dans le concept de donnée clinique. Des signes comme le sommeil fragmenté, la fatigue au réveil, la variation d'appétit, les sueurs nocturnes, l'irritabilité inexplicable ou les fluctuations d'humeur sont pertinents, ce sont du code. Le code d'un corps qui ne s'est pas encore effondré, mais qui n'est déjà plus en équilibre. Et la clinique régénérative commence exactement là : dans l'angle mort de la clinique traditionnelle.

RECONSTRUIRE LA VISION SYSTÉMIQUE DU SOIN

La bonne nouvelle est que, malgré le tableau critique, la transformation a déjà commencé. Hôpitaux, startups, centres de recherche et certains cursus de médecine commencent à redessiner le regard sur le corps et sur le soin. La vision mécaniste, bien qu'encore hégémonique, rencontre déjà une résistance dans des pratiques qui cherchent à reconnecter le raisonnement clinique avec la complexité de l'organisme humain. Ce n'est plus une utopie de parler de tournées interdisciplinaires basées sur des modèles systémiques — il y a des hôpitaux qui les réalisent. Ce n'est plus non plus de la fiction que l'idée d'une intelligence artificielle agissant comme copilote de la décision clinique en temps réel, pour élargir le champ de vision du médecin et réduire les cécités causées par la segmentation.

Un cas intéressant est celui du Mount Sinai Health System, à New York, où des chercheurs utilisent des modèles d'IA prédictive pour analyser de multiples signes cliniques en parallèle — des examens de laboratoire aux modèles comportementaux enregistrés dans le dossier — et générer des alertes croisant les spécialités. Le but est de révéler des connexions cachées entre des symptômes apparemment déconnectés. La technologie, ici, agit comme une couturière et reconfigure le raisonnement médical lui-même.

L'université Stanford Medicine a implanté des protocoles pilotes où des équipes multidisciplinaires évaluent conjointement des patients avec des symptômes complexes et persistants — spécialement dans les cas de maladies auto-immunes, de COVID long ou de syndromes multisystémiques. Le focus n'est pas « d'orienter », mais de composer un regard intégré sur le système-patient. Le résultat : diagnostics plus précis, moins d'iatrogénies et une plus grande adhésion thérapeutique. Cette logique ne tient que lorsque le modèle abandonne l'organigramme fragmenté et agit comme un organisme clinique coordonné. Ici, les algorithmes ne pointent pas une réponse unique, mais élargissent le raisonnement clinique et aident les médecins à construire du sens.

Dans ce scénario, nous voyons l'évolution d'outils au potentiel disruptif encore plus grand : l'IA conversationnelle clinique. Contrairement aux modèles focalisés sur la prédiction ou l'automatisation, cette IA interagit avec le médecin ou le patient en langage naturel, comprenant le contexte, croisant les sources et suggérant des hypothèses intégrées. Google Health teste des modèles de ce type, entraînés non seulement avec des données biométriques, mais avec des interactions réelles entre médecins et patients pour comprendre comment le raisonnement clinique se forme et comment il peut être élargi avec une intelligence assistée, et non remplacé par un protocole fixe. Récemment, ils ont avancé dans le développement de Med-PaLM, un modèle de langage spécifiquement tourné vers des applications dans le domaine de la santé. Med-PaLM a été entraîné sur une grande variété de scénarios cliniques, incluant des notes de dossiers électroniques et des cas d'usage réels, dans le but d'améliorer la précision et la pertinence des réponses dans des contextes médicaux. Google Health a noué des partenariats stratégiques avec des institutions de santé renommées pour perfectionner le modèle avec le retour direct de professionnels du secteur, pour augmenter la précision des informations ainsi que la capacité à fournir des explications compréhensibles et contextualisées pour les médecins et les patients.

Ces modèles conversationnels se sont montrés efficaces dans la construction de résumés cliniques intelligents, où l'IA synthétise l'historique d'un patient aux multiples comorbidités. Mais plus que des résumés, ces IA commencent déjà à agir comme des facilitateurs d'empathie clinique, suggérant des questions plus larges, alertant sur des symptômes qui échappent à la spécialité du médecin en question et traduisant même la souffrance du patient en langage accessible à l'équipe de santé.

Le projet Clinical AI Companion, mis en œuvre au Japon en partenariat avec des universités et des entreprises de technologie médicale, agit comme un assistant clinique continu, qui accompagne le patient dans son parcours à travers différentes spécialités, maintenant un historique intégré, détectant des modèles systémiques et alertant sur des ruptures dans la cohérence clinique entre diagnostics distincts. La fonction n'est pas de juger le professionnel, mais de coordonner le récit du patient sur de multiples aspects qu'un spécialiste seul ne peut réaliser.

Au Brésil, des initiatives comme celle de Pardini Tech, branche numérique du groupe Hermes Pardini, commencent à mettre en œuvre des plateformes d'intelligence intégrative réunissant données de laboratoire, historiques cliniques et données comportementales du patient dans des tableaux de bord accessibles par différents professionnels. La solution montre déjà une réduction des examens redondants, des diagnostics plus rapides et une meilleure perception de qualité de la part des patients.

La fragmentation, qui fut utile pour construire le savoir médical, est devenue aujourd'hui une limite dangereuse. Et la seule issue n'est pas d'abandonner la science, mais de la faire évoluer : d'une science de la séparation vers une science de l'articulation. Comme le disait Edgar Morin, « ce n'est pas le savoir qui nous manque, c'est l'art d'organiser le savoir ».

Il est admirable de voir à quel point nous avons avancé grâce à la spécialisation. Mais maintenant, avec tant de connaissances accumulées, de technologies disponibles et de compréhension systémique du corps, nous avons la chance de faire un bond jamais vu dans l'histoire de la médecine. L'IA conversationnelle peut devenir la nouvelle loupe clinique qui agrandit le patient en tant que récit, en tant que système, en tant que présence. C'est cette loupe qui peut révéler ce qui auparavant glissait entre les doigts de la spécialisation.

Un corps peut être divisé en parties pour être étudié, mais il ne peut être guéri que lorsqu'il redevient entier.

CAPÍTULO 4
LA NÉGLIGENCE DE CE QUI N'EST PAS DANS L'EXAMEN

LE SYMPTÔME ÉCARTÉ PARCE QU'IL NE RENTRE PAS DANS L'EXAMEN

Le modèle biomédical dominant s'est consolidé sur une prémisse qui imprègne toute la pratique clinique : celle selon laquelle la valeur d'une donnée est directement associée à sa capacité à être mesurée objectivement. En d'autres termes, n'est cliniquement valide que ce qui peut être enregistré dans un examen, scanné par imagerie ou réduit à un chiffre. Cette logique est l'héritage direct de la médecine positiviste, qui recherchait la distanciation de la subjectivité pour se rapprocher de l'idéal scientifique de neutralité. Mais cette tentative d'être plus précis et quantifiable a fini par produire l'extrême inverse : l'élimination de l'expérience vécue comme donnée clinique.

Le récit du patient, qui devrait être le point de départ de l'investigation, est fréquemment traité comme du bruit. Cela n'appauvrit pas seulement le soin, mais compromet son efficacité. Des conditions partagent un même stigmate : elles sont souvent inclassables dans les examens conventionnels.

Dans un article fondamental publié dans le *Journal of Evaluation in Clinical Practice*, la chercheuse Trisha Greenhalgh alerte sur la « colonisation de la clinique par la métrologie », où la médecine se rend à une dictature des preuves excluant tout ce qui ne peut être mis en tableau. Selon Greenhalgh, cela limite l'intelligence clinique et conduit à un « désinvestissement progressif de l'écoute », avec des conséquences directes sur la précision diagnostique.

Cet effacement expose également une hiérarchie voilée des savoirs. La connaissance technique du professionnel est systématiquement placée au-dessus de l'expérience incarnée du patient. Émerge alors une asymétrie perverse : le patient doit convaincre le médecin qu'il est vraiment malade ou qu'il sait quelque chose de pertinent sur lui-même. C'est ce qu'Annemarie Mol, dans sa théorie du « corps multiple », appelle la médecine de l'autorité, où le corps qui sent est réduit au silence par le corps qui est mesuré. Curieusement, cette même pratique qui méprise le subjectif est capable de traiter des données biométriques marginales avec une extrême rigueur. Une légère augmentation du cholestérol peut mener à des années de traitement par statines, tandis que des années de douleur sans cause apparente sont traitées avec indifférence. Le corps numérique gagne la préséance sur le corps vécu. Nous avons oublié, à un moment donné, les limites historiques de nos outils de mesure et avons décidé que tout ce qui n'est pas mesurable est moins pertinent.

Le silence imposé à l'expérience affecte directement les résultats cliniques. Des études montrent que les patients qui se sentent écoutés et compris adhèrent davantage au traitement et obtiennent de meilleurs résultats thérapeutiques. Ce qui est en jeu ici, c'est l'efficacité clinique, et un système de santé qui écarte la subjectivité est un système moins précis, moins réactif et plus enclin à l'erreur.

Dans les maladies chroniques, cette exclusion devient encore plus grave. Puisqu'il s'agit de conditions modulées par l'histoire de vie, les émotions et les facteurs de stress environnementaux (thèmes que nous approfondirons plus loin), les traiter comme des entités purement biomédicales est une erreur structurelle. Ce n'est pas un hasard si tant d'entre elles restent classées comme « sans cause définie » ou « sans guérison ».

Plus récemment, des chercheurs ont proposé le concept d'une subjectivité opérationnalisée : l'effort d'inclure de manière systématique l'expérience dans les modèles d'évaluation clinique. Cela inclut tout, depuis les entretiens motivationnels jusqu'aux outils numériques de collecte de données, en passant par des échelles qui contextualisent la douleur.

La médecine des systèmes complexes pointe dans la même direction : la subjectivité est une composante inséparable de la dynamique physiologique. Un système vivant, adaptatif et auto-organisé, comme le corps humain, ne peut être compris si les récits sont dissociés de ses manifestations.

L'EXTINCTION DE L'ANAMNÈSE SIGNIFICATIVE

L'anamnèse a toujours été l'un des piliers les plus nobles de l'acte clinique. Écouter l'histoire du patient avec attention et temps était un geste central de la pratique médicale, tel un rituel d'accueil et de validation. Aujourd'hui, cet espace a été corrodé. Il s'est transformé en un interrogatoire chronométré, dominé par des questions fermées, le remplissage de protocoles électroniques et le contrôle du temps. Au lieu de narration et d'écoute, nous avons une check-list, une collecte pressée de données et un scénario rigide qui interrompt le patient avant même que son histoire n'émerge.

En rompant le fil narratif du patient, le professionnel perd des pistes fondamentales, des détails qui n'apparaissent pas dans les examens, mais qui résident dans la façon dont l'histoire est racontée, dans les pauses, les silences, les connexions entre des événements apparemment déconnectés. Le phénomène des *missed diagnoses* (diagnostics manqués) a crû au cours des dernières décennies, et une part significative est associée à la défaillance de l'écoute clinique initiale (Graber, 2005 ; Schiff, 2009). Ce sont des diagnostics perdus non par manque d'examens ou de technologie, mais par absence de temps, d'attention et d'ouverture à la complexité du patient.

L'écoute est un instrument de précision diagnostique. La médecine narrative a démontré que les patients qui ont de l'espace pour raconter leur histoire sont mieux compris, mieux traités et plus enclins à adhérer aux traitements. Il ne s'agit pas d'une « médecine alternative », mais d'une forme élargie de rationalité clinique. L'écoute est un processus précieux de collecte de données complexes : de nature subjective, contextuelle, symbolique. Lorsqu'elle est remplacée par des protocoles de «

questions standardisées », comme les systèmes qui automatisent les triages avec des formulaires superficiels, la perte d'information clinique est inévitable.

Cependant, diverses expériences repositionnent l'écoute au centre du soin. Les consultations narratives structurées, adoptées dans des centres comme le Columbia University Medical Center, où les médecins sont formés à écouter des histoires entières avant d'intervenir. Dans un autre domaine, émergent des journaux numériques intégrés au dossier médical, permettant au patient d'enregistrer son vécu entre les consultations (sentiments, événements, perceptions) pour que le professionnel incorpore cette dimension. Selon des études menées dans des contextes de soins primaires intégratifs, ces outils sont associés à une plus grande adhésion au soin et à un taux moindre de réadmissions.

Dans l'univers des technologies émergentes, l'usage de l'intelligence artificielle appliquée à l'écoute clinique contextualisée commence à gagner du terrain. Des plateformes comme Suki, qui utilise la reconnaissance vocale et l'IA pour enregistrer l'anamnèse de manière conversationnelle, ou la Nuance Dragon Ambient eXperience, qui automatise la documentation de la consultation sur la base d'une écoute passive et continue, cherchent à rendre au médecin la liberté d'écouter pendant que la machine écrit. Il est encore tôt pour évaluer les impacts réels majeurs, mais ce que l'on perçoit déjà, c'est que l'IA conversationnelle clinique, lorsqu'elle est bien calibrée, peut fonctionner comme une « secrétaire invisible », rendant au professionnel la pleine attention. Certaines solutions technologiques tentent même d'élargir l'écoute. Kintsugi Health a développé un système d'analyse vocale basé sur le *machine learning*, capable de détecter des signes précoces de souffrance psychique comme la dépression et l'anxiété grâce à des modèles subtils dans la voix. La proposition n'est pas de remplacer l'oreille humaine, mais d'offrir une couche complémentaire de perception, qui peut ou non être validée cliniquement, mais qui élargit le champ de l'attention.

Dans des expériences comme celle du Beth Israel Deaconess Medical Center, les patients rapportent un plus grand respect, un lien plus fort et une plus grande disposition à poursuivre le traitement avec le même professionnel. Dans un monde de plus en plus connecté, il est difficile de justifier que le dossier médical ne soit pas encore, par défaut, consulté, commenté et ajusté par le patient lui-même.

Mais le point le plus sensible est peut-être celui-ci : l'anamnèse ne concerne pas seulement le passé clinique, elle concerne le présent relationnel de la consultation. Quand le médecin écoute vraiment, le patient sent qu'il compte. Quand il est interrompu, l'espace devient technique, froid et déshumanisé. Cela affecte la disposition même du patient à révéler symptômes, peurs, inconforts. Et une fois de plus, nous devons évoquer la formation médicale comme un vecteur : la plupart des facultés enseignent peu (ou rien) sur la narration. Savoir entendre, interpréter et intégrer des histoires personnelles n'est pas considéré comme une compétence centrale, bien qu'elle détermine la qualité de la pratique clinique. Dans de nombreuses écoles, le temps consacré à la lecture d'images dépasse celui consacré à l'écoute humaine. Ce n'est pas une coïncidence, c'est un choix structurel.

Plus grave encore est le moment où les institutions renforcent le blocage de l'écoute. Consultations de huit minutes, dossiers qui n'acceptent que des codes, objectifs de productivité mesurés en nombre de consultations. Dans cet environnement, écouter le patient est presque un acte de désobéissance. Le professionnel qui tente d'écouter avec calme se voit pénalisé pour retarder le flux, compromettre l'agenda ou sortir du protocole. Écouter est devenu, paradoxalement, un acte de désobéissance, alors que c'est justement l'écoute qui peut nous sauver. Dans un monde saturé de données, ce qui manque, c'est le sens. Et la seule chose que la machine ne comprend pas encore pleinement, c'est la signification humaine de ce qui nous traverse. Bien écouter est, aujourd'hui, un geste contre-culturel — et, peut-être, le plus puissant qu'un professionnel de santé puisse offrir.

Quand l'IA assume la bureaucratie, il reste de la place pour la rencontre. Quand les algorithmes organisent les données sans étouffer le sujet, nous avons plus de précision, pas moins ; et quand le dossier médical permet la nuance et la narration, il se transforme en un miroir clinique plus fidèle. Et quand le médecin réapprend à entendre, il diagnostique mieux et reconstruit la confiance. La médecine du futur a besoin d'écouter le passé, et le passé réside dans la voix de celui qui souffre.

FOCUS THÉMATIQUE : DE LA CLINIQUE QUI RÉDUIT AU SILENCE À LA CLINIQUE QUI ÉCOUTE - CONTRASTES DU HEALTHCARE

✦ Écoute du patient

- Modèle classique : Réduite aux plaintes objectives et temps chronométré
- Modèle intégratif : Inclut langage corporel, pauses, ambivalences, récits

✦ Dossier médical

- Modèle classique : Enregistrement de données, codes et découvertes objectives
- Modèle intégratif : Enregistrement aussi des perceptions, contexte, liens et histoire

✦ Validation des symptômes

- Modèle classique : Seulement s'ils sont quantifiables ou visibles aux examens
- Modèle intégratif : Même les manifestations subjectives sont considérées comme cliniques

✦ Diagnostic

- Modèle classique : Focus sur ce qui peut être nommé, codifié, traité
- Modèle intégratif : Focus sur la construction d'un sens partagé sur la maladie

✦ Intervention

- Modèle classique : Protocolaire, basée sur des directives (*guideline*)
- Modèle intégratif : Ajustable, basée sur la biographie et le moment de vie

✦ Temps clinique

• Modèle classique : Linéaire, productif, orienté vers l'efficacité
• Modèle intégratif : Circulaire, orienté vers l'écoute, la construction et la confiance

✦ Rôle du patient

• Modèle classique : Objet passif qui rapporte des symptômes
• Modèle intégratif : Sujet actif qui interprète, propose et décide avec le professionnel

✦ Conception de la guérison

• Modèle classique : Disparition des symptômes ou de la dysfonction
• Modèle intégratif : Récupération de sens, capacité fonctionnelle et vitalité

✦ Source d'erreur clinique

• Modèle classique : Défaillance de protocole ou donnée omise
• Modèle intégratif : Manque d'écoute sur le contexte ou déni de l'expérience

LA MÉDECINE QUI DOUTE DE CE QUI NE RENTRE PAS DANS L'EXAMEN

Les dossiers enregistrent « cas de douleur lombaire chronique », « patient au profil dépressif », « symptômes gastro-intestinaux sans cause définie » — chaque fragment documenté de manière isolée. Dans l'ensemble, ce qui émerge est une mosaïque décousue. Le sujet est fragmenté linguistiquement et cliniquement, et le langage contribue à maintenir la scission. Le médecin qui lit le dossier voit une série de superpositions. Le fait est que les patients suivis par de multiples spécialistes ont un risque accru de prescriptions conflictuelles. L'absence d'une vision au long cours (longitudinale) et intégrative du soin multiplie le risque d'interactions médicamenteuses, de diagnostics divergents et d'usage inadéquat des ressources. La fragmentation est une menace pour la sécurité du patient et pour les systèmes de santé.

Les patients atteints de maladies chroniques sans marqueur biologique clair affrontent non seulement la douleur physique, mais aussi le scepticisme clinique. L'absence de coordination entre médecins conduit les patients à abandonner les plans de soin par saturation cognitive et émotionnelle. Quand chaque spécialiste propose des chemins qui se contredisent, le patient est jeté dans un labyrinthe, devant choisir qui croire, et à qui désobéir. Ce qui manque, comme le souligne la professeure Danielle Ofri dans *What Patients Say, What Doctors Hear*, c'est une écologie du soin : une organisation du savoir clinique qui traverse les disciplines sans rompre le fil du récit humain.

Cet effilochage s'aggrave lorsque la structure même de la consultation force le patient à répéter, à chaque rendez-vous, le même récit. « Je vous ai déjà raconté ça ? », « Vous avez vu mes examens précédents ? », « Mon autre médecin ne vous a pas parlé ? » sont des questions qui se répètent dans les cliniques avec une fréquence presque comique, si elles n'étaient pas tragiques. Cette fatigue narrative, la sensation de devoir se réexpliquer tout le temps, est, en soi, un type de violence.

En contrepartie, il existe des expériences concrètes montrant le potentiel clinique de l'écoute intégrée. Une étude menée au Cleveland Clinic Center for Functional Medicine a comparé des patients atteints de maladies chroniques suivis par des équipes interdisciplinaires avec des patients suivis par des cliniciens généralistes. Les résultats ont montré des améliorations constantes des marqueurs inflammatoires, de l'adhésion médicamenteuse et une réduction des récits de souffrance émotionnelle. Le facteur différentiant ? Temps de consultation élargi, écoute partagée et anamnèse construite en collaboration.

D'autres initiatives gagnent en force dans des cliniques adoptant le modèle de la *Narrative-Based Medicine*, comme la Penny Brohn UK et le Program in Narrative Medicine de la Columbia University. Le patient est invité à raconter son histoire avant même la première prise de tension, et le corps est vu dans sa dimension comportementale, émotionnelle et systémique. La technologie, au lieu de fragmenter, est utilisée pour cartographier les relations entre symptômes, événements de vie et contextes existentiels, avec l'usage d'outils visuels, d'IA d'assistance et de banques de données narratives. Ils ne sont pas alternatifs, ils sont évolutifs. Dans un monde où les maladies chroniques et les tableaux multifactoriels sont la règle, continuer à traiter des parties isolées est une manière lente — et chère — d'échouer.

FOCUS THÉMATIQUE : LES 3 NIVEAUX DE L'ÉCOUTE

1. **Écoute Descriptive — données brutes**
    - Capture de variables objectives et récit brut du patient.
    - **Caractéristiques :** Input sans interprétation, questions fermées, absence de contexte.
    - **Exemples et applications :** Applications enregistrant la douleur sur une échelle de 1 à 10, fréquence cardiaque, glycémie ponctuelle.
2. **Écoute Contextuelle — données relationnelles**
    - Connexion entre la donnée et l'histoire de vie. L'écoute considère le « pourquoi » et le « avec qui ».
    - **Caractéristiques :** Interface avec champs narratifs, IA reconnaissant des modèles au fil du temps, dossier longitudinal.
    - **Exemples et applications :** Journaux numériques, anamnèse intelligente avec NLP (Traitement du Langage Naturel), systèmes avec ligne du temps symptomatique.
3. **Écoute Intégrative — données porteuses de sens**
    - L'écoute est utilisée pour générer une compréhension clinique complexe et orienter la décision.
    - **Caractéristiques :** Interprétation active, usage d'IA générative pour synthèse personnalisée, aide à la décision centrée sur le sujet.
    - **Exemples et applications :** Outils comme Ada Health (avec interprétation narrative + symptôme), solutions avec IA suggérant des hypothèses intégrées (Gyant, HealthOS).

DE NOMBREUSES SOLUTIONS AFFIRMENT ÉCOUTER, MAIS RESTENT RESTREINTES AU NIVEAU 1, OÙ LA DONNÉE EST COLLECTÉE, MAIS NON COMPRISE. LA VÉRITABLE RÉVOLUTION NUMÉRIQUE DANS LA SANTÉ COMMENCE AU SAUT VERS LE NIVEAU 3 — OÙ L'ÉCOUTE DEVIENT UNE TECHNOLOGIE CLINIQUE DE PRÉCISION ET UNE PUISSANCE RELATIONNELLE.

L'ESTHÉTIQUE DE L'INNOVATION SANS FONCTION CLINIQUE

La transition de la médecine traditionnelle vers la médecine numérique a apporté des avancées exponentielles en précision, portée et efficacité. Mais, en même temps que nous gagnions des capteurs, des algorithmes et des plateformes, nous avons perdu — ou, pire, négligé — le sujet qui tombe malade. L'erreur fondamentale de nombreuses *healthtechs* actuelles ne réside pas dans la technologie elle-même, mais dans la prémisse qui les soutient : elles traitent le patient comme une donnée, et non comme un sujet. Au nom de l'automatisation, de la scalabilité et de la standardisation, et encore avec une vision simpliste de ce que signifie promouvoir la santé, de nombreux systèmes de santé numérique ne font que répliquer la logique fragmentée de la biomédecine traditionnelle.

Les applications de suivi de santé devenues populaires ces dernières années offrent un traçage du sommeil, des battements cardiaques, des pas, de l'humeur et même de l'apport calorique — mais, dans la plupart des cas, sans aucune intégration entre ces dimensions. L'utilisateur est bombardé de graphiques, mais y trouve rarement du sens. Comme l'affirme Deborah Lupton, théoricienne de la sociologie numérique de la santé, nous vivons une « datafication du corps » sans sémantique, sans signification : des données sont collectées, mais leur interprétation est très limitée. Le corps devient un tableau de bord, mais ne gagne pas d'interprétation contextuelle. Le résultat est une illusion d'autosoins assez superficielle et fragile, fondée sur des métriques décontextualisées.

Cette logique affecte non seulement le moment de la prise en charge, mais toute l'analyse clinique. Les systèmes d'aide à la décision médicale, de plus en plus utilisés, se basent sur des bases de données massives, mais généralement appauvries en contexte. Au Royaume-Uni, des algorithmes utilisés par le système de santé publique pour le triage du risque cardiovasculaire priorisaient les variables démographiques et les examens de laboratoire, mais ne considéraient pas des facteurs comme l'historique familial informel, les conditions émotionnelles chroniques ou les expériences préalables d'utilisation du système de santé — tous fondamentaux pour comprendre le véritable risque. Le résultat a été un biais systématique dans le conseil préventif, portant un préjudice disproportionné aux minorités ethniques et aux patients ayant une culture médicale moindre.

Des projets comme celui de l'entreprise Ellipsis Health, qui utilise l'IA (NLP) pour identifier des marqueurs de dépression et d'anxiété à partir du ton et du rythme de la voix, montrent qu'il est possible de créer des systèmes qui comprennent et interprètent avec une précision impressionnante.

Les patients qui ne se reconnaissent pas dans les données présentées tendent à se méfier des recommandations. Une étude publiée dans le *Journal of the American Medical Informatics Association* (2022) a montré que les patients sentant que leurs dispositifs ne « captent pas la vérité » sur leur expérience rapportent une moindre adhésion au traitement, même quand les données physiologiques sont correctes. Ce qui est en jeu ici n'est pas la précision des chiffres, mais la sensation de présence et de reconnaissance. Vos données de sommeil ou de glycémie ne disent pas tout de votre angoisse, de votre peur, de votre biographie.

Mais il y a des voies prometteuses. Des startups comme Wysa (Inde/Royaume-Uni), qui utilisent l'IA conversationnelle pour une écoute empathique en santé mentale, redessinent le soin numérique. Ces systèmes analysent le langage, l'émotion et le modèle de récit, et génèrent également des *insights* qualitatifs. Aux États-Unis, Cityblock Health adopte des dossiers médicaux permettant au patient d'enregistrer ce qui compte le plus dans son soin, même si cela ne rentre dans aucun champ traditionnel. Au Brésil, des hôpitaux comme le Sírio-Libanês ont initié des expériences avec un triage sensible au contexte, incluant des aspects subjectifs dès le début.

La question n'est déjà plus « que pouvons-nous mesurer ? », mais bien « que devons-nous comprendre ? ». Cela exige un nouveau paradigme : qui reconnaisse les données subjectives comme partie de la vérité clinique. Qui traite l'écoute comme une technologie. Et qui mette l'intelligence artificielle au service du sens — et non de l'automatisation vide.

LE RETOUR DE L'ÉCOUTE COMME TECHNOLOGIE DE PRÉCISION

Pendant longtemps, écouter a été considéré comme un acte d'empathie. Et ça l'est. Mais c'est aussi — et peut-être plus que jamais — un acte de précision clinique. L'écoute est l'une des technologies les plus négligées de l'arsenal clinique d'aujourd'hui.

Et elle doit être conçue, entraînée, raffinée comme une compétence structurée. Au lieu de suivre des scénarios rigides de questions, le professionnel apprend à identifier des archétypes narratifs, des lacunes, des habitudes — des indices qui n'apparaissent pas dans les examens, mais en disent long sur l'état de santé. Un patient décrivant la douleur comme « être pris dans un piège » ou « porter une chaîne invisible » peut révéler, au-delà de l'inconfort physique, une expérience psychique marquée par l'impuissance, la peur ou le retrait émotionnel chronique. Ces indices narratifs aident le clinicien à formuler des hypothèses plus complexes, plus humaines et plus pertinentes.

Et ce type d'écoute peut être systématisé. À Harvard, l'École de Médecine inclut déjà des disciplines de médecine narrative et d'écoute active dans le cursus. À Toronto, des projets pilotes avec des consultations étendues ont montré une réduction significative de la prescription d'examens inutiles et une augmentation de l'adhésion thérapeutique. Au Brésil, l'Hôpital des Cliniques de l'USP teste un outil d'écoute structurée médiée par IA générative, dans lequel le patient raconte son parcours et le système suggère des résumés cliniques basés sur des modèles linguistiques et corrélationnels.

Et c'est ici que la technologie peut devenir son catalyseur. Les nouvelles générations d'intelligence artificielle conversationnelle, basées sur des *transformers* et des grands modèles de langage (LLMs), permettent de collecter et d'interpréter des informations avec une profondeur contextuelle. Lorsqu'ils sont bien conçus, ces outils «

écoutent » le patient et aident le médecin à mieux écouter. Ils systématisent ce qui est dit, pointent les incohérences, révèlent des pistes symptomatiques auparavant inatteignables, sans réduire la complexité du récit à la rigidité d'un formulaire binaire. Le projet de *voice biomarkers* du MIT détecte des symptômes dépressifs et des signes de déclin cognitif à partir de variations subtiles dans la voix du patient. Kintsugi intègre l'écoute émotionnelle basée sur l'IA aux systèmes de télémédecine, et génère des alertes de souffrance cachée non verbalisée.

Mais la prudence s'impose. Automatiser l'écoute sans discernement peut générer une illusion d'écoute. Le design de ces technologies doit naître de l'engagement envers l'élargissement de l'humain. Le médecin ne peut être spectateur passif de ce que l'IA a entendu. Il doit être l'interprète final de l'histoire du patient, tandis que la technologie pave le lien. Mieux écouter exige de meilleurs outils, mais aussi une écoute disposée, entraînée et éthiquement impliquée.

Plus qu'écouter, il faut savoir quoi faire de ce que l'on écoute. Cela passe par la formation. Des cours de design clinique, d'analyse de discours, d'anthropologie médicale et même de littérature devraient composer la base d'un professionnel qui traite avec des gens. Comme le dit Trisha Greenhalgh, « tout médecin est un herméneute — son travail est d'interpréter, pas seulement de mesurer ». En transformant cette habileté en compétence technique, nous rompons avec la dichotomie entre science et sensibilité. Elles sont inséparables quand nous traitons un corps, une vie.

Réintégrer le sujet, c'est aussi prévenir les erreurs. Ne pas écouter les symptômes qui sortent de l'attendu, ne pas considérer le contexte social, ignorer l'histoire préalable du patient : tout cela contribue à des issues tragiques, qui auraient pu être traitées précocement si l'historique du patient avait été considéré.

Et à mesure que la santé numérique se dissémine, l'écoute sera de plus en plus distribuée : chatbots, apps, capteurs, assistants IA, rapports vocaux, formulaires en ligne. Le véritable défi sera de coudre ces paroles en une unique narration cohérente. C'est ici que l'IA peut opérer comme curatrice de sens — connectant des fragments, organisant des modèles, révélant des absences. Mais cela ne gagne en puissance que s'il y a un professionnel préparé à gérer cette densité narrative.

Enfin, sauver l'écoute exige un changement culturel. Bien écouter demande du travail. Cela exige du temps, de l'attention, de la présence, une ouverture au non-savoir. Et cela exige aussi une structure : des flux qui permettent d'écouter, des temps protégés pour cela, des modèles de rémunération valorisant la qualité du lien.

FOCUS THÉMATIQUE : 2 CHEMINS POUR LA SANTÉ NUMÉRIQUE - CE QUI SÉPARE LA SURVEILLANCE DE LA COMPRÉHENSION

✦ Données prises en compte

✘ Modèle prédominant : Surveillance de données physiologiques objectives (fréquence cardiaque, sommeil, pas, glycémie, etc.)

✓ Solutions intégratives émergentes : Intégration de données objectives et subjectives basées sur l'histoire de vie, le contexte et les modèles narratifs du patient

✦ Épistémologie sous-jacente

✘ Modèle prédominant : Positivisme technocratique — ce qui ne peut être mesuré n'existe pas

✓ Solutions intégratives émergentes : Épistémologie complexe — valorise la singularité et la narration comme données cliniques

✦ Technologie de base

✘ Modèle prédominant : Apps et dispositifs *wearables* focalisés sur la biométrie isolée

✓ Solutions intégratives émergentes : Plateformes avec IA générative, NLP et *voice biomarkers* pour interpréter le récit humain

✦ Design de l'interface

✘ Modèle prédominant : Formularisation extrême : choix multiples, champs rigides, absence de narration libre

✓ Solutions intégratives émergentes : Champs ouverts structurés, langage naturel avec intelligence sémantique

✦ Rôle du patient

✗ Modèle prédominant : Fournisseur de données physiologiques

✓ Solutions intégratives émergentes : Co-auteur du raisonnement clinique : ses récits orientent hypothèses et stratégies thérapeutiques

✦ Rôle du professionnel

✗ Modèle prédominant : Exécutant de protocoles basés sur des données isolées ou peu connectées

✓ Solutions intégratives émergentes : Interprète clinico-communicationnel qui croise données objectives et subjectives pour générer une compréhension systémique

✦ Captation de la souffrance

✗ Modèle prédominant : Très faible — ce qui n'a pas de marqueur n'est pas priorisé

✓ Solutions intégratives émergentes : Élevée — reconnaît la douleur, la souffrance multifactorielle, ex : analyse de la voix en santé mentale (MIT)

✦ Attention à la complexité

✗ Modèle prédominant : Réduction du patient à des variables isolées

✓ Solutions intégratives émergentes : Reconnaissance de la santé comme système adaptatif complexe et relationnel

✦ Intégration émotionnelle

✗ Modèle prédominant : Inexistante — émotion ignorée comme donnée clinique

✓ Solutions intégratives émergentes : En expansion — IA intégrant humeur, émotion, métaphores de langage

✦ Coût de mise en œuvre

✘ Modèle prédominant : Initialement plus bas, avec coût caché élevé par erreurs et abandon

✓ Solutions intégratives émergentes : Exige un investissement initial plus important, mais augmente l'adhésion et la durabilité du soin

CAPÍTULO 5
LA MALADIE COMME MODÈLE D'AFFAIRES

LA MALADIE COMME PRODUIT : UNE LOGIQUE DÉGUISÉE EN SOIN

L'écosystème qui s'est formé autour du système de santé a transformé la maladie en matière première d'un marché en expansion. C'est un constat documenté par des rapports économiques, des études de santé publique et des enquêtes journalistiques. Les coûts de santé ont explosé au cours des dernières décennies, même dans des pays dotés de technologies hautement spécialisées et avancées, sans que les indicateurs de bien-être des populations n'aient suivi cette courbe. Ce décalage révèle un engrenage qui tourne pour maintenir le patient à l'intérieur du système.

Procédures, hospitalisations, examens et prescriptions sont, aujourd'hui, les piliers qui soutiennent le chiffre d'affaires hospitalier et pharmaceutique. Cela ne signifie pas que les médecins ou les gestionnaires soient motivés par une cupidité délibérée — beaucoup sont victimes ou prisonniers de cette même logique. Mais l'architecture du modèle actuel a été conçue pour récompenser la réparation ponctuelle. En termes de marché, le patient en bonne santé ne génère pas de revenus.

Le modèle du paiement à l'acte (*fee-for-service*), prédominant dans une grande partie du monde, illustre clairement cette logique. Dans ce système, le professionnel ou l'institution est rémunéré pour la procédure réalisée, et non pour le résultat obtenu. Chaque consultation, examen ou intervention devient une ligne de revenus, peu importe si le patient va vraiment mieux. Cela transforme le soin en une chaîne de production fragmentée et potentiellement inflationniste. Une étude publiée dans le *Journal of Health Economics* (2022) a confirmé que les cliniques opérant selon ce modèle réalisent, en moyenne, plus d'interventions par patient, sans gain proportionnel sur les résultats cliniques. Ah, et oui, cela comporte aussi un conflit d'intérêts : pour l'institution qui fournit des services de « santé », plus le patient fait d'examens, mieux c'est. Qu'est-ce qui protège le patient des examens et procédures inutiles ? Ou du choix d'un médicament au détriment d'un autre plus efficace pour son cas en raison de commissions de laboratoire ? L'éthique individuelle ? Le patient, aujourd'hui, est non seulement vulnérable et sans protection, mais la dynamique même de ce marché favorise et stimule ces actions.

L'industrie pharmaceutique opère en parallèle selon une autre logique : celle du *blockbuster*. Les médicaments qui génèrent des milliards par an sont priorisés au détriment de solutions non pharmacologiques, même lorsque celles-ci se montrent plus efficaces à long terme. Une enquête a révélé que les médicaments pour le cholestérol, le diabète de type 2 et la dépression légère continuent d'être largement prescrits, malgré les preuves de la supériorité, dans divers contextes, d'interventions basées sur le mode de vie, le soutien psychosocial ou la nutrition fonctionnelle. La maladie chronique cesse d'être une adversité pour devenir un actif financier stable. Ici, nous ne critiquons pas le capitalisme, cela n'aurait pas de sens. Mais ce que nous soulignons, c'est que le marché de la « santé » possède une particularité que d'autres marchés n'ont pas : il traite directement avec des vies. C'est aussi simple que cela. Cela signifie que toute décision doit, en théorie, passer par un filtre éthique aussi rigoureux que celui des examens de laboratoire, par exemple. Une institution ou un professionnel qui se propose d'agir pour la santé et prend des décisions qui, sciemment, défavorisent la santé, ou qui possèdent des alternatives plus efficientes et dans l'intérêt du patient, doit être largement débattu, voire combattu.

Au Brésil, une étude de la Fiocruz (2021) renforce ce tableau. L'enquête a démontré que, bien que des programmes de promotion de la santé — comme l'activité physique encadrée ou des ateliers d'alimentation — aient un impact prouvé sur les maladies chroniques, ils reçoivent une fraction infime de l'investissement dirigé vers la médication de ces mêmes conditions. L'inversion des priorités révèle un système qui reconnaît la valeur clinique de la prévention, mais ne la rémunère pas. Par conséquent, la maladie récurrente est plus rentable que son interruption.

La logique est brutale, mais transparente. En 2018, un rapport d'une grande banque envoyé aux investisseurs a fait scandale en affirmant, sans détour, que les thérapies géniques curatives pourraient être « problématiques pour le modèle économique », précisément parce qu'elles éliminent le besoin de traitements continus. La phrase est choquante, mais elle clarifie notre point : ce qui est en jeu, c'est la durabilité financière d'une industrie qui dépend de la continuité de la maladie pour maintenir son engrenage et pouvoir rémunérer ses cadres et actionnaires. Il n'y a pas de problème à gagner de l'argent. Il y a un problème à gagner de l'argent avec des décisions qui vont tuer, rendre malade ou maintenir les gens malades. Et cela, cher lecteur, est plus normalisé et négligé que nous ne le réalisons.

L'hôpital, qui devrait être le sanctuaire de la guérison et du soin, est souvent l'épicentre de cette logique productiviste et négligente. La durée de séjour, le nombre d'examens par patient et la fréquence des nouvelles consultations deviennent des métriques de performance institutionnelle. Des rapports de l'Institute for Healthcare Improvement indiquent que jusqu'à 30 % des procédures dans les hôpitaux américains sont considérées comme inutiles ou d'une valeur clinique douteuse. Dans un système qui récompense celui qui en fait le plus, les résultats passent inévitablement au second plan.

Des conditions naturelles, comme la tristesse passagère, le vieillissement, l'agitation infantile, les variations métaboliques ou les carences en nutriments de base, sont reconditionnées en diagnostics avec une CIM (Classification Internationale des Maladies), un nom, un code, un protocole et un traitement. Cela signifie questionner la transformation de chaque nuance de la vie en pathologie avec ordonnance, alors même que l'on ne traite pas la pathologie complexe de manière large. La psychiatre Joanna Moncrieff dénonce dans ses études la façon dont les inhibiteurs sélectifs de la recapture de la sérotonine (ISRS) ont été promus comme une panacée sans preuve solide de supériorité par rapport aux placebos dans de nombreux cas légers.

Dans le contexte brésilien, le phénomène se répète. L'hospitalisation précoce et inutile, l'indication chirurgicale hyper-inflationniste et la rareté des programmes préventifs dans les systèmes de santé privés sont les facettes du même engrenage. L'Enquête Nationale de Santé Complémentaire (2021) a montré que moins de 12 % des usagers de mutuelles ont reçu une quelconque intervention formelle de promotion de la santé au cours de la dernière année. Ce qui ne génère pas de revenus ne reçoit pas de priorité.

La régulation elle-même est capturée par cette logique. Les agences sanitaires et les politiques publiques concentrent leurs efforts sur la validation de thérapies curatives, tandis que les actions intégratives ou sociales souffrent d'un manque de financement, d'une méfiance institutionnelle et d'une faible légitimité scientifique. Ce qui compte comme « science » est filtré par une matrice de preuves qui favorise les interventions pharmacologiques à réponse rapide, mesurable et vendable, au lieu d'approches moins immédiates, mais ayant un impact populationnel plus profond.

Et même lorsqu'il y a des preuves, le jeu n'est pas neutre. John Ioannidis, dans ses travaux sur l'intégrité scientifique, a montré qu'une bonne partie des études publiées et grandement consommées par les professionnels de santé pour définir les médicaments qu'ils prescriront souffre d'un biais de financement ou d'un design méthodologique orienté pour favoriser le sponsor. La « guérison », dans cette dynamique observée, cesse d'offrir une résolution intégrale de la souffrance et passe à la priorisation du maintien de paramètres dans des fourchettes contrôlables. La médecine se rapproche de la logique industrielle de maintenance — la plus intéressante pour l'industrie pharmaceutique et aussi la moins intéressante pour le patient. Oups, aurions-nous un problème ?

La santé est la capacité de l'organisme à s'adapter face à l'adversité. La vitalité est corrélée à l'adaptabilité. En confondant normalité et statistique, la médecine d'aujourd'hui transforme des corps pleinement fonctionnels en patients potentiels. La conséquence est que nous traitons comme une défaillance ce qui est souvent juste une variation légitime de la vie ou un signe de quelque chose de plus grand qui nécessite d'être investigué (souvent avec une écoute active) avant de devenir une ordonnance.

La manipulation des critères diagnostiques eux-mêmes est l'un des engrenages les plus subtils et pervers de ce modèle. Lorsque les seuils qui définissent ce qu'est la « maladie » sont abaissés sans large débat, nous élargissons artificiellement le marché des patients. Un exemple emblématique est la révision des paramètres de diagnostic de l'hypertension artérielle promue par les directives américaines en 2017. Avec la simple réduction des valeurs de coupure pour la pression systolique et diastolique, 31 millions de personnes sont passées, du jour au lendemain, au statut d'hypertendues, ce qui a augmenté à grande échelle le contingent d'individus éligibles à la prescription chronique d'anti-hypertenseurs. Une étude publiée dans le *Journal of the American Medical Association* détaille comment cette décision a drastiquement accru la consommation de médicaments sans, nécessairement, offrir de bénéfice clinique proportionnel à ce nouveau contingent.

Ce type d'expansion diagnostique, souvent justifié comme de la « prévention », porte une distorsion dangereuse : en traitant comme pathologie ce qui était auparavant une variation fonctionnelle ou adaptative de l'organisme, ou même en ne se concentrant pas sur des actions durables à long terme, la médecine crée des marchés entiers pour des interventions qui, dans un autre contexte, seraient considérées comme inutiles, tout en ne diminuant pas l'incidence de la pathologie dans la population. C'est pire que de vider l'océan à la petite cuillère. Le désir de placer le corps dans une fourchette statistique idéale l'emporte, dans de nombreux cas, sur la considération de l'impact de ce choix sur la vie du patient.

La dysfonction sexuelle masculine est un cas intéressant de cette logique. Auparavant comprise comme un phénomène multifactoriel et relationnel, aux racines émotionnelles et sociales, elle a été transformée en une entité clinique clairement délimitée, traitable avec des médicaments standardisés. La popularisation du sildénafil (mieux connu sous le nom commercial de Viagra) a reconfiguré la définition de la dysfonction elle-même. Le remède a créé le diagnostic, et non l'inverse. La sexualité, au lieu d'être un champ d'expérience, est devenue un protocole de performance. Le marché mondial des médicaments pour la dysfonction érectile est prévu pour passer de 3 milliards de dollars en 2025 à environ 6,74 milliards de dollars d'ici 2034.

Ivan Illich avait déjà anticipé ce mouvement dans *Némésis médicale* (1975), lorsqu'il a inventé le concept de « iatrogénèse culturelle » : la tendance des institutions médicales à redéfinir la vie quotidienne en termes cliniques, créant une dépendance aux solutions offertes (sans, ironiquement, générer plus de santé). Selon lui, le plus grand risque était la médicalisation de l'existence. La maladie devenait non seulement traitable, mais obligatoire, car elle était le passeport d'accès à la légitimité de la souffrance — et à sa rentabilité.

La croissance exponentielle du nombre de diagnostics psychiatriques au cours des dernières décennies — impulsée par les éditions successives du *Diagnostic and Statistical Manual of Mental Disorders* (DSM) — ne correspond pas nécessairement à une augmentation de la prévalence des troubles, mais à l'élargissement de leurs catégories et critères. Entre le DSM-IV et le DSM-5, il y a eu un saut quantitatif et qualitatif dans les classifications, qui ont commencé à inclure des conditions de plus en plus ténues, hétérogènes et socialement modulées. Des troubles comme le TDAH, le trouble anxieux généralisé et la dépression légère ont commencé à être diagnostiqués en masse, souvent sur la base de récits isolés, standardisés dans des questionnaires rapides et traités immédiatement avec des médicaments récurrents à coût élevé.

Maintenant, voyez comme c'est intrigant : une étude publiée en 2012 dans *PLOS Medicine* a révélé que 69 % des membres du panel d'experts responsables de la rédaction du DSM-5 maintenaient des liens financiers avec l'industrie pharmaceutique. Cette donnée compromet l'indépendance scientifique du manuel le plus influent au monde dans le domaine de la santé mentale, et soulève également une question inconfortable : combien de diagnostics justifiant aujourd'hui des traitements pharmacologiques continus ont-ils été définis sous l'influence directe d'intérêts économiques et sans une approche plus large ? La psychiatrie, qui devrait être un espace d'écoute, de contexte et de soin intégral, est devenue, dans de nombreux cas, un champ de prescription automatique et d'étiquetage industrialisé.

Pendant ce temps, la structure des remboursements et des systèmes de santé renforce ce cycle. Dans les pays dotés de systèmes publics, comme le Brésil, la logique est adaptée sous forme de productivité forcée

: des médecins sous pression pour voir des dizaines de patients par tour, avec des fenêtres de 10 ou 15 minutes pour chaque consultation. L'écoute, dans ce modèle, est tout simplement irréalisable. Lorsque les mutuelles rémunèrent au volume et à la complexité, mais pas au résultat clinique ou au bien-être, ils créent des incitations perverses qui alimentent l'institutionnalisation de la maladie, et même d'innombrables fraudes, qui finissent par être un problème majeur pour les assureurs, payant pour des procédures inutiles et souvent même pas exécutées.

Des rapports récents de l'Agence Nationale de Santé Complémentaire (ANS - Brésil) montrent une augmentation expressive des plaintes liées à des procédures facturées mais non réalisées, ou des prescriptions excessives visant le profit et non la nécessité clinique. La fraude aux procédures de santé, à elle seule, provoque un trou de plusieurs milliards pour tout l'écosystème. Des modèles de rémunération basés sur la valeur ont été proposés comme alternative, mais leur mise en œuvre se heurte encore à des structures réglementaires et culturelles profondément enracinées.

Cette distorsion est aggravée par des failles dans la structure réglementaire elle-même. Des agences comme l'ANS (au Brésil) et le CMS (aux États-Unis) établissent des paquets de couverture basés sur des catégories diagnostiques, mais ne pénalisent pas l'absence de résultat ou la répétition d'interventions inefficaces. Un hôpital peut réaliser des dizaines d'examens sur un patient souffrant de douleur chronique sans jamais enquêter sur son histoire de vie, et être tout de même intégralement rémunéré pour chacun de ces actes. Le système récompense ainsi la persistance du symptôme, non sa compréhension. Et cette récompense, cher lecteur, configure bel et bien un conflit d'intérêts.

Nous parlons d'un phénomène historiquement constitué, économiquement soutenu et culturellement naturalisé. L'affronter exige plus que de dénoncer — cela exige de dévoiler, avec clarté et profondeur, les engrenages qui maintiennent un modèle transformant l'échec de la mission de promotion de la santé en business. Dénoncer cela, c'est sauver ce qu'il devrait être : un instrument de soin, de restitution de puissance, d'élargissement de la vie. La critique de l'institutionnalisation de la maladie ne nie pas l'importance de la technique, de la pharmacologie ou de la technologie. Mais elle exige que toutes se subordonnent à la question : cela favorise-t-il la vie ? Et cette subordination, mes chers, devrait être inégociable.

LE CYCLE LUCRATIF DE LA DÉPENDANCE

Le secteur de la santé se finance grâce aux personnes malades. Pas celles qui meurent, mais celles qui restent suffisamment malades pour revenir. Cette logique, bien que rarement dite en toutes lettres, imprègne les décisions, les modèles de rémunération, les investissements en recherche et le design institutionnel. La maladie récurrente est devenue, pour de nombreux acteurs du marché, plus rentable que la guérison.

Cette distorsion commence au cœur financier du système que nous avons déjà cité : le modèle du paiement à l'acte (*fee-for-service*). Une étude de *Health Affairs* a révélé que les hôpitaux nord-américains obtiennent, en moyenne, 86 % de revenus supplémentaires avec les patients qui reviennent dans les 30 jours après leur sortie par rapport à ceux qui se rétablissent définitivement. En d'autres termes, la rechute est plus lucrative que la résolution. Cette logique, livrée à des gens d'affaires, est un terrain fertile pour des agissements d'éthique douteuse.

Au Brésil, la logique se reproduit de manière similaire dans les grands plans de santé, particulièrement ceux qui opèrent en régime d'accréditation. Le prestataire est incité à voir le maximum possible en moins de temps et à prioriser la quantité sur la qualité. En 2022, l'ANS a enregistré que 71 % des plaintes contre les plans concernaient des difficultés d'accès à des traitements continus ou le refus de couverture, un indice que le focus est plus sur la maîtrise des coûts que sur la transformation du soin.

Le patient, alors, ne guérit ni ne se soigne, il revient. Non pas parce que le médecin le souhaite consciemment, mais parce que l'écosystème entier le conduit dans cette direction. Des anti-hypertenseurs sont ingérés quotidiennement par des millions de personnes pendant des décennies. Il en va de même pour la metformine, les statines, les bronchodilatateurs et les inhibiteurs de la recapture de la sérotonine. Le soulagement est immédiat. La dépendance, aussi.

Et voici un point névralgique : beaucoup de ces médicaments ont été testés et approuvés pour un usage prolongé, mais sans que l'industrie n'investisse proportionnellement dans des recherches pour la régénération, la rémission ou la réversion des conditions. Le cycle s'autoalimente. En 2019, le *Journal of the American Medical Association* a publié une analyse montrant que 72 % des investissements des plus grandes sociétés pharmaceutiques étaient dirigés vers des thérapies de contrôle chronique et non vers l'éradication de maladies. Le focus stratégique ? Conditions à haute récurrence, faible mortalité et longue permanence thérapeutique.

Cette logique se renforce dans le domaine de la psychiatrie, où la médicalisation d'états émotionnels complexes est devenue la règle et la psychothérapie à long terme, l'exception. On estime que plus de 50 millions de personnes dans le monde utilisent des antidépresseurs en continu depuis plus de cinq ans — sans plan clair d'arrêt, sans stratégie de réintégration. L'industrie, en offrant un soulagement rapide, a transformé les sentiments en syndromes dont la solution sont des remèdes et des recommandations sans engagement.

Des études de la Cochrane Collaboration (la plus grande organisation au monde dédiée à la préparation et à la maintenance de revues systématiques des effets des interventions en santé, elle-même déjà impliquée dans des dénonciations de corruption et de conflit d'intérêts) indiquent que les directives avec un parrainage indirect ont 4 fois plus de chances de recommander des traitements continus et pharmacologiques que celles ayant une base indépendante. 4 fois. 400 % de chances en plus. Oups, aurions-nous un problème ?

Malgré l'avancée exponentielle en biotechnologie, génomique et médecine personnalisée, les initiatives de grande envergure tournées vers des interventions régénératives, des pratiques intégratives avec preuves ou une rééducation métabolique sont rares. Ce n'est pas si facile à rentabiliser. En contrepartie, il y a des centaines d'études pour développer de nouveaux analogues de médicaments déjà rentables, une sorte d'« innovation incrémentale » qui, au fond, renouvelle les brevets et prolonge les chaînes de revenus.

Un cas emblématique fut le scandale des opioïdes aux États-Unis. Purdue Pharma, fabricant de l'OxyContin, a caché pendant des années des données indiquant le potentiel de dépendance du médicament. En le promouvant comme sûr pour la douleur chronique, elle a créé une génération entière de patients dépendants, et un marché multimilliardaire de prescriptions. L'épisode a révélé comment le profit continu peut être aussi propulsé par les effets secondaires de la solution elle-même. Ce même modèle, à une échelle différente, peut être identifié dans des domaines comme la dermatologie, l'endocrinologie et la gastro-entérologie, et ainsi de suite.

C'est encore plus grave lorsque cette logique se déguise en prévention. Le marketing des préventions palliatives (examens générant plus d'examens, suppléments promettant ce qu'ils ne livrent pas, ou programmes de santé d'entreprise produisant une infinité d'examens et surveillant sans intervenir) crée une illusion d'autosoins, qui, en pratique, élargit le contrôle (et la recette) sans transformer le résultat.

À l'autre bout, le système public (SUS) souffre de la cronicité non résolue. Des données du DATASUS montrent que 78 % des consultations ambulatoires en soins primaires sont liées à des conditions comme l'hypertension, le diabète et la douleur musculosquelettique. Une bonne partie de ces cas pourrait être prévenue ou inversée avec des modèles de soin régénératif, mais le financement rare, la fragmentation des équipes et l'absence de lignes de soins transversales l'empêchent. La maladie demeure, et la file d'attente s'allonge. Face à cela, il est impossible de ne pas soulever une question éthique fondamentale : et si le système actuel fonctionnait exactement comme il a été conçu ? Et si le problème n'était pas sa dysfonction, mais son efficacité perverse ?

Dans les coulisses de ce cycle, opèrent des planifications financières fréquemment dirigées par ceux qui sont très proches de qui approuve ou rejette les investissements, et très loin de qui a besoin d'une efficacité maximale dans le soin, avec un focus sur le « retour prévisible ». Dans de nombreux cas, le succès d'une clinique ou d'un réseau est mesuré non pas par la quantité de sorties avec résolution, mais par la quantité de rendez-vous et de suivis (*follow-ups*).

Il y a même une composante géopolitique au milieu de cette dynamique. L'industrie pharmaceutique représente une part importante du PIB de pays comme la Suisse, l'Allemagne et les États-Unis, ce qui crée une incitation économique structurelle au maintien de la cronicité à l'échelle mondiale. Des médicaments comme l'insuline, les statines, les antidépresseurs et les anti-hypertenseurs brassent des milliards de dollars chaque année. Même avec l'avancée de la biotechnologie et de l'intelligence artificielle, la logique prédominante de la recherche clinique favorise encore le traitement symptomatique continu.

Curieusement, l'idée que « le traitement continu est meilleur que la guérison » s'est naturalisée au point de devenir un consensus. De nombreux professionnels ne se rendent même pas compte qu'ils opèrent au sein de cette logique. Après tout, tout semble fonctionner : les patients reviennent, les examens se succèdent, les symptômes sont contrôlés. La maladie devient gérable, mais il existe une triade d'effets secondaires profonds : le premier est l'érosion de l'espoir de ne plus avoir la maladie. Quand le système n'offre que du contrôle, le patient commence à se résigner. L'idée de réversion, de régénération ou de guérison commence à sonner utopique, ésotérique ou « alternative ». Le soin de santé tel qu'il est structuré aujourd'hui, en se limitant au contrôle, cesse d'être imaginé comme un chemin de liberté, alors que la science montre que, souvent, c'est possible.

Le second est l'atrophie de la créativité clinique. Quand tous les protocoles pointent vers le même cycle — diagnostic, prescription, retour — l'espace pour l'écoute, la personnalisation et l'audace thérapeutique se rétrécit. Et le troisième, peut-être le plus grave, est la crise économique et sociale. Un système qui dépend de la maladie pour se financer deviendra inévitablement insoutenable. Et les chiffres le montrent déjà clairement. L'explosion des maladies chroniques, le vieillissement de la population et la pression de la judiciarisation rendent le modèle actuel économiquement inviable. Une étude de McKinsey projette que, si rien n'est fait, les coûts liés aux maladies chroniques dans le monde dépasseront les 47 000 milliards de dollars d'ici 2030. Il n'y a pas d'impôt, de mutuelle ou d'innovation incrémentale qui puisse soutenir cette courbe.

Pour tout cela, il est urgent de reconnaître : le système de santé actuel est en crise parce qu'il fonctionne exactement comme il a été conçu. Et cette conception, fondée sur la récurrence de la maladie, doit être revue. En nommant le cycle de la dépendance, nous pouvons commencer à le rompre. Et pour cela, il faut plus que nos bonnes intentions : il faut redessiner les incitations, financer des pratiques régénératives, éduquer pour la réversion. Le profit pourra alors venir de cette nouvelle dynamique, de la création de valeur tournée vers plus de qualité de vie et de régénération. C'est beaucoup, n'est-ce pas ? Mais tout cela arrive déjà, surgissant un peu partout dans le monde de plus en plus —

et l'intelligence artificielle accélère exponentiellement cette courbe. Beaucoup de ce que nous voyons aujourd'hui sera impensable dans quelques années, tout comme le périmètre du professionnel de santé et du médecin se transformera avec.

FOCUS THÉMATIQUE : POURQUOI LE SYSTÈME PRÉFÈRE LES PATIENTS QUI REVIENNENT TOUJOURS, SANS JAMAIS ALLER TROP MIEUX

✦ Industrie pharmaceutique

→ **Comment elle tire profit de la maladie continue :** Facture avec l'usage chronique et récurrent de médicaments, spécialement pour les symptômes ou le contrôle biochimique partiel.

→ **Preuve :** Pfizer et Novartis tirent beaucoup plus de profit des maladies chroniques (ex : hypertension, diabète) que des cures ponctuelles. (IQVIA, 2023)

✦ Mutuelles (Assurances)

→ **Comment ils tirent profit de la maladie continue :** Facturent des mensualités basées sur le risque projeté, mais opèrent sous une logique de sinistralité contrôlée — et non de promotion de la santé.

→ **Preuve :** Une étude de McKinsey (2021) montre que les mutuelles investissent moins de 5 % des revenus dans la prévention primaire.

✦ Systèmes hospitaliers

→ **Comment ils tirent profit de la maladie continue :** Reçoivent par procédure et hospitalisation. Plus il y a de récurrence et de cronicité, plus l'occupation et le chiffre d'affaires sont élevés.

→ **Preuve :** Les modèles de *fee-for-service* prédominent encore dans la plupart des pays, incluant les USA, le Brésil et une grande partie de l'Europe.

✦ Protocoles cliniques standardisés

⟶ **Comment ils tirent profit de la maladie continue :** Priorisent des conduites remboursables, réplicables et rapides, même si peu personnalisées.

⟶ **Preuve :** Le *Guideline-based care* est plus facile à auditer, mais n'est pas nécessairement plus efficace pour les maladies complexes. (BMJ, 2019)

✦ Examens et laboratoires

⟶ **Comment ils tirent profit de la maladie continue :** Facturent avec des triages fréquents, des panels standardisés et des check-ups de routine, même sans symptôme ou bénéfice clair.

⟶ **Preuve :** Les check-ups de masse brassent plus de 50 milliards de dollars par an dans le monde. (Global Wellness Institute, 2022)

✦ Startups de healthtech focalisées sur la surveillance

⟶ **Comment elles tirent profit de la maladie continue :** Beaucoup monétisent des données sans interprétations robustes, et des biomarqueurs constamment surveillés pour le contrôle, ce qui crée une dépendance comportementale chez les utilisateurs anxieux.

⟶ **Preuve :** Les entreprises de *wearables* profitent plus des utilisateurs qui surveillent obsessionnellement que de ceux qui atteignent l'équilibre ou de meilleures habitudes.

✦ Agences de régulation

⟶ **Comment elles tirent profit de la maladie continue :** Souvent capturées par des intérêts corporatifs, elles approuvent des thérapies sur la base de métriques substitutives (ex : réduction de biomarqueur, pas amélioration fonctionnelle).

⟶ **Preuve :** Peter Gøtzsche dénonce le phénomène de *regulatory capture* dans divers livres et articles. (BMJ, 2014)

✦ Éducation médicale traditionnelle

→ **Comment elle tire profit de la maladie continue :** Forme des professionnels avec un focus sur le contrôle de la maladie.

→ **Preuve :** 85 % des écoles de médecine n'ont pas de cursus structuré en médecine préventive. (Lancet Commission, 2020)

UN SYSTÈME DE SANTÉ QUI N'A PAS ÉTÉ CONÇU POUR GUÉRIR

Des informations pertinentes pour la sécurité du patient restent invisibles pour ceux qui en ont besoin aux heures les plus décisives, et peu d'évolution peut de fait être construite avec la technologie et l'Intelligence Artificielle sans qu'au préalable les données représentant différentes photographies de la situation du patient ne soient intégrées. L'apprentissage des algorithmes, pour produire de fait des réponses intelligentes et précises, utilise comme intrant de grands volumes de données. Plus la base de données d'apprentissage est incomplète, pires seront les réponses de l'IA et plus son action sera limitée. On ne construit pas d'intelligence véritable, encore moins sur un sujet complexe comme la santé, rempli de vecteurs qui l'influencent.

Dans de nombreuses institutions, réduire le temps moyen par consultation est considéré comme un gain d'efficience. Ce conflit entre décisions bénéficiant au court et au long terme est une dichotomie complexe affectant toute entreprise, et ici, ce n'est pas différent. Associés, investisseurs, gestionnaires qui font pression pour une efficacité défendable dans la planification et la gestion financières. Et dans cette bascule, quand il n'y a pas une clarté de l'avantage d'être plus stratégique sur le long terme, ou un leader gardien de la qualité et de la vision plus large des impacts et conséquences du soin offert, le « financisme » qui veut « maximiser la recette » sans stratégie derrière gagne souvent la bataille — même quand cela signifie un préjudice financier invisible au fil du temps (invisible, voyez-vous, car personne n'a réussi à le mesurer, ou parce que ces impacts ne se présentent pas immédiatement).

Le plus alarmant est que tout cet arrangement opérationnel et institutionnel est fréquemment présenté comme neutre ou techniquement inévitable. Rares sont les gestionnaires qui reconnaissent qu'ils sont face à une ingénierie politique et économique du soin, où chaque indicateur, chaque flux de service et chaque décision de temps incorpore des choix moraux et stratégiques. Et ces choix, historiquement, ont été faits non pour favoriser la guérison ou la régénération, mais pour administrer la maladie, contenir les risques légaux et garantir la prévisibilité financière — fondements de n'importe quel business, certes, mais qui ici s'appliquent à un marché dont l'objet n'est pas n'importe quel produit, c'est la vie humaine.

Certaines institutions redessinent, de fait, leurs systèmes à partir de principes d'intégralité, de continuité et de lien. Les modèles de *value-based healthcare* ont démontré qu'il est possible d'organiser des services rémunérant l'amélioration durable du patient. Des cliniques comme Iora Health et HealthPartners, aux États-Unis, et des expériences nationales comme celle de l'Hôpital Israélite Albert Einstein, ont testé des approches où le temps d'écoute est protégé, les équipes sont multidisciplinaires et le parcours du patient est traité comme un processus continu.

Ces initiatives nous rappellent que le design compte. La façon dont on structure un service de santé — de la configuration du cabinet à la logique de rémunération — définit non seulement l'expérience du patient, mais aussi l'efficacité clinique et la dignité du travail des professionnels.

Ce qui passe souvent inaperçu, c'est que le design même du système façonne le raisonnement clinique : les patients avec des plaintes complexes sont poussés vers des créneaux de 15 minutes dans les systèmes de prise de rendez-vous et de tri numérique ; les dossiers électroniques empêchent les enregistrements narratifs. Dans la logique actuelle, il est plus facile de programmer une IRM que d'obtenir une consultation avec du temps pour une écoute élargie. Le déséquilibre entre technologie diagnostique et technologie relationnelle est une marque du modèle orienté vers la maladie.

Même quand le professionnel veut échapper à cette logique, le système complique les choses. Les cliniciens qui se consacrent à l'écoute et à la construction soignée d'explications sont souvent avertis, mis sous pression ou pénalisés pour « ne pas atteindre la productivité attendue ». Écouter devient un risque. Le soin profond est perçu comme de l'inefficacité et le résultat de cela est un burnout silencieux et généralisé parmi les meilleurs professionnels, qui assistent à l'érosion de leur vocation sous une avalanche d'objectifs discutables qui, tôt ou tard, culminent en burnout.

Le « design du parcours clinique », concept qui s'est moulé à partir du *design thinking* appliqué à la santé, montre que toute expérience du patient est façonnée par des microdécisions invisibles : comment se fait l'accueil, combien de temps il y a avant d'être interrompu, qui parle en premier, quel langage est utilisé, s'il y a un espace légitime pour le doute ou non. Aujourd'hui, ces décisions sont presque toujours déterminées par la productivité, non par l'effectivité clinique relationnelle.

Certaines expériences innovantes en médecine intégrative, aux USA et en Allemagne, testent des modèles de co-consultation, où le patient est écouté par plus d'un professionnel en même temps. Cela permet des visions qui s'additionnent, la construction de récits plus complets et des interventions synchronisées qui sortent du commun relais fragmenté. Les rapports montrent une augmentation de la précision diagnostique, une plus grande implication du patient et des décisions cliniques plus claires et partagées.

Au Brésil, l'Hôpital Israélite Albert Einstein et l'Hôpital des Cliniques de la Faculté de Médecine de l'USP possèdent des équipes multidisciplinaires qui collaborent en co-consultations pour intégrer différentes spécialités de manière coordonnée. En Chine, l'Hôpital de Médecine Traditionnelle Chinoise de Pékin et l'Hôpital de Médecine Intégrée de Guangzhou exemplifient la combinaison entre pratiques traditionnelles et médecine occidentale moderne, avec une approche holistique du soin au patient.

Il convient de souligner : il ne s'agit pas de mauvaise foi individuelle (dans bien des cas). La plupart des professionnels, gestionnaires et entrepreneurs croient, sincèrement, offrir le meilleur possible. Le problème est systémique, structurel et culturel. Et, pour cela, si difficile à transformer : parce qu'il est naturalisé. Parce qu'il semble logique. Parce qu'il est efficace dans ce qu'il s'est proposé de faire — même si cela n'est pas guérir.

Enfin, il est nécessaire de reconnaître que la technologie, bien qu'elle ait un potentiel plus transformateur que jamais — a été utilisée pour consolider ce modèle. Systèmes de dossier électronique, algorithmes de prédiction de risque et plateformes de télémédecine, lorsqu'ils sont conçus sans vision systémique, ne font qu'accélérer la logique de la maladie maintenue. La transformation numérique, sans transformation éthique et vision transversale « d'usine » ou *by design*, perd beaucoup de ce qu'elle pourrait être et cesse de sauver des vies.

PATIENT, PROFIT ET LE CARREFOUR DE LA PROCHAINE DÉCENNIE

La pratique clinique est à un point d'inflexion historique : d'un côté, elle porte le poids d'un système conçu pour orbiter autour de la maladie — avec sa logique de récurrence, de fragmentation et de monétisation continue de la maladie. De l'autre, elle se voit face à une révolution technologique qui, si elle est bien conçue, peut déséquilibrer cet engrenage et inaugurer un nouveau paradigme de soin centré sur la régénération de la santé, l'intelligence des données intégrées et la puissance du sujet qui sait qu'il a besoin de plus. Mais cette transition exige des choix conscients, une décision politique, un redessin profond des incitations et un nouvel imaginaire clinique sur ce qu'est soigner la santé.

Pendant des décennies, l'avancée technologique a servi, majoritairement, à intensifier les piliers de ce modèle : plus grande précision diagnostique, plus de contrôle sur les symptômes. Les technologies vestimentaires ont rendu le traçage de paramètres biologiques (battements, glycémie, sommeil, pas) quotidien. Mais, isolées, ces données disent peu — ce sont des métriques sans sémantique. Des nombres, pas des récits. Au lieu d'un saut de sens, ce que l'on a vu fut la digitalisation de la même logique qui rend malade : l'hypertrophie de la surveillance dissociée du contexte.

La question, alors, n'est pas de savoir si nous aurons plus de données, mais quelles données — et pour quoi faire. La technologie peut favoriser l'autonomie, la prévention, la régénération physiologique et la reconnexion avec les divers facteurs qui influencent notre santé, mais elle ne le fera pas si celui qui la développe n'a pas ce focus. Une plateforme qui automatise aujourd'hui des prescriptions peut, avec un autre design, faciliter l'écoute active, des triages personnalisés et des raisonnements cliniques orientés vers la complexité humaine. Ce qui compte et doit être questionné et validé largement est l'intention incorporée dans l'architecture de l'outil.

Des modèles comme celui de Virta Health, aux États-Unis, démontrent qu'il est possible de promouvoir la rémission du diabète de type 2 avec des programmes structurés d'éducation alimentaire, un support continu à distance, une orientation numérique et des ajustements individualisés, en utilisant la technologie comme catalyseur de la transformation. Au lieu de prescrire de l'insuline pour une durée indéterminée, le modèle mise sur le monitoring dynamique et le changement de comportement. Les données sont intégrées et lues conjointement avec le contexte de vie. Le résultat : des patients qui cessent d'être des clients perpétuels pour devenir des protagonistes de leur régénération.

Des cliniques de médecine intégrative ont utilisé l'IA générative comme extension de l'écoute clinique. Des interfaces de langage naturel sont entraînées pour recueillir aussi les états émotionnels, habitudes, liens familiaux et trajectoires biographiques. La technologie organise ces informations en rapports intelligents qui élargissent la qualité de la consultation et préparent le terrain pour le lien.

Ce type d'approche commence à être appelé IA Conversationnelle Clinique Contextuelle (*Context-Aware Clinical Conversational AI*). Le terme est encore récent, mais apparaît déjà dans des publications et des prototypes de startups combinant langage naturel, traitement sémantique et intégration avec des bases de connaissances biomédicales, et le différentiel réside dans sa capacité à incorporer subjectivité, ambiguïté et contexte biographique comme partie du raisonnement clinique pour une écoute élargie et un pouvoir résolutif du professionnel.

Des études comme *A Systematic Review of Context-Aware Digital Behavior Change Interventions to Improve Health*, publiée dans le *Translational Behavioral Medicine* (Oxford Academic), renforcent l'efficacité de ce modèle. Les interventions numériques sensibles au contexte produisent une plus grande adhésion, des résultats cliniques plus cohérents et un engagement émotionnel soutenu. Diverses autres études continuent d'élargir ce champ, explorant comment la personnalisation basée sur des données contextuelles peut potentialiser l'implication du patient et la précision des décisions cliniques.

En même temps, émergent des plateformes qui misent sur des modèles de rémunération pour la santé soutenue, et non pour l'acte médical isolé. Un exemple est le système de Cityblock Health, tourné vers les populations vulnérables aux USA, qui combine visites à domicile, technologie mobile, dossier longitudinal et équipes multidisciplinaires avec des objectifs de santé intégrale. Les professionnels sont rémunérés pour garder le patient hors de l'hôpital, pas pour le remplir d'examens. La logique s'inverse. Le profit vient de la santé — pas de la maladie.

Le système de santé mis en œuvre à Singapour avec la plateforme HealthHub va aussi dans cette direction. Il se concentre sur un modèle de financement basé sur des résultats de santé durables, intègre les données de santé du patient dans un dossier électronique accessible tant pour les professionnels que pour les utilisateurs eux-mêmes, et promeut l'autosoins et la prévention. Le système encourage des pratiques de soins primaires robustes et la gestion proactive des maladies chroniques et les professionnels de santé sont évalués et rémunérés sur la base d'objectifs de santé populationnelle, comme la réduction des hospitalisations évitables et le contrôle efficace des conditions chroniques.

Au Brésil, commencent à se détacher des initiatives qui misent sur des protocoles régénératifs intégrés. Des exemples incluent l'Hôpital Israélite Albert Einstein, qui développe des programmes de santé préventive basés sur des données de laboratoire intégrées et un accompagnement continu. Fleury Medicina e Saúde met également en œuvre des initiatives focalisées sur la médecine personnalisée et la prévention proactive. La Clinique Regenerati, à São Paulo, spécialisée en neurologie et santé intégrative, adopte des pratiques qui valorisent le protagonisme du patient dans le processus de soin.

Ce que ces expériences révèlent, c'est que l'avenir ne sera pas décidé par l'innovation technique en soi, mais par le design intentionnel des systèmes. Et c'est le point-clé que nous voulons apporter ici : ou nous plaçons le patient au centre de la puissance, ou nous continuons à aggraver les crises des écosystèmes de soin de santé.

La technologie porte les intentions et priorités de celui qui la dessine. Que signifie, alors, « soigner » quand on a accès à des données en temps réel, des algorithmes prédictifs et des modèles intégratifs ? Cela signifie approfondir la capacité de voir le patient avant qu'il ne tombe malade, respecter le corps comme un écosystème complexe et non comme une machine simple, faire de la consultation une rencontre d'intelligence partagée, et non une répétition de prescriptions.

Mais, ne soyons pas naïfs, cette transformation n'est pas douce. Les grands acteurs opèrent encore sous le paradigme de la dépendance. Les startups sont sous la pression des investisseurs pour montrer une croissance basée sur la récurrence et non sur l'impact résolutif. Les professionnels ont peur de paraître « alternatifs » ou « idéalistes » en proposant des pratiques régénératives. Et les patients eux-mêmes, souvent, ont été tellement conditionnés au modèle du contrôle qu'ils se méfient de l'idée qu'ils peuvent guérir et en viennent à demander directement le remède pour que le médecin le prescrive.

Dans ce nouveau scénario, l'intelligence artificielle a un rôle central, non comme substitut du raisonnement clinique, mais comme son alliée profonde. Une IA qui comprenne les nuances, qui structure l'écoute, qui orchestre les données avec sens. Qui soit entraînée avec des histoires de vie, et pas seulement avec des examens de laboratoire. Validée par des résultats de santé intégrale, auditable, sensible au contexte social, émotionnel et environnemental de chaque patient. En somme, une IA éthique, intégrée et régénérative par design.

Dans les prochains chapitres, nous explorerons plus en profondeur comment cette logique régénérative peut être mise en œuvre dans les protocoles, les systèmes, les plateformes, les politiques publiques et les flux cliniques. Mais, pour l'instant, ce qu'il importe de clarifier, c'est que la bifurcation a déjà lieu sous nos yeux. La technologie peut continuer à promouvoir la maladie comme modèle d'affaires ou peut inaugurer un nouveau modèle combinant science, soin et régénération.

Et ce choix n'est pas technique.

FOCUS THÉMATIQUE : ET SI TIRER PROFIT DE LA SANTÉ ÉTAIT LE MODÈLE ?

✦ **Sortie clinique définitive ✘ Comment il profite de la maladie continue :** Perte de revenus avec procédures et retours. ✔ **Dans un système pro-santé :** Modèle de *shared savings* : l'institution reçoit une bonification avec une partie de l'économie générée par la non-réhospitalisation du patient en 12–24 mois (ex : ACOs aux USA).

✦ **Contrôle de maladies chroniques avec changement d'habitudes ✘ Comment il profite de la maladie continue :** Réduction de la consommation de médicaments, consultations et monitorings. ✔ **Dans un système pro-santé :** Cliniques ou équipes de santé reçoivent un bonus pour « résultats fonctionnels soutenus » (ex : hémoglobine glyquée contrôlée pendant 12 mois avec intervention non pharmacologique).

✦ **Réduction d'examens inutiles ✘ Comment il profite de la maladie continue :** Baisse du chiffre d'affaires des laboratoires et facturation de masse. ✓ **Dans un système pro-santé :** Bonification pour « précision diagnostique efficiente » : moins d'examens avec un plus grand succès clinique, traçable via audit de résultat (ex : médecine fondée sur la valeur).

✦ **Sortie d'hôpital sans réadmission ✘ Comment il profite de la maladie continue :** Il n'y a pas de stimulation systémique pour garantir la stabilité après la sortie. ✓ **Dans un système pro-santé :** Récompense financière liée à des objectifs de réadmission zéro à 30, 90 et 180 jours (comme le modèle *bundled payment* de Medicare/Medicaid aux USA).

✦ **Prévention de maladies évitables ✘ Comment il profite de la maladie continue :** Sans rémunération directe ; l'effort est vu comme un « coût » pour le prestataire. ✓ **Dans un système pro-santé :** Financement public ou privé lié à des résultats populationnels (ex : baisse de l'obésité infantile, arrêt du tabagisme, programmes de santé dans les quartiers, écoles, universités et institutions).

✦ **Déshospitalisation efficace de cas complexes ✘ Comment il profite de la maladie continue :** Réduction du temps de séjour hospitalier génère moins de facturation. ✓ **Dans un système pro-santé :** Bonification basée sur les « jours de vie à domicile sans événement indésirable » — modèle proposé dans plusieurs centres d'innovation en soins primaires.

✦ **Médecin qui intègre les savoirs et coordonne le soin avec vision systémique ✘ Comment il profite de la maladie continue :** Sous-rémunéré et considéré comme moins technique. ✓ **Dans un système pro-santé :** Modèle de « médecin gestionnaire de santé » avec bonus pour performance « 360 » (ex : indicateurs composés : adhésion, lien, indice de bien-être, biomarqueurs-clés) et une rémunération compétitive.

✦ **Patient qui ne revient pas car stable et fonctionnel ✘ Comment il profite de la maladie continue :** Sort du radar du système ; ne génère pas de revenu récurrent. ✓ **Dans un système pro-**

santé : Entre comme « cas de succès traçable », générant un score de performance dans des plateformes de paiement à la valeur (ex : QALY - *Quality-Adjusted Life Year-Based incentives*. QALY est un standard pour mesurer comment les traitements améliorent la vie des patients et est utilisé dans des analyses coût-efficacité).

✦ **Interventions non pharmacologiques (mindfulness, nutrition) ✘ Comment il profite de la maladie continue :** Rarement remboursées, même si elles fonctionnent. ✓ **Dans un système pro-santé :** Intégrées dans des *care bundles* multiprofessionnels avec financement croisé (ex : « Health Homes » et initiatives intégrées en Scandinavie).

Un système de santé qui prospère avec la santé véritable exige plus que de bonnes intentions. Il exige de nouveaux modèles de rémunération, des indicateurs de long terme, une valorisation du lien clinique et un courage institutionnel pour récompenser celui qui résout, pas celui qui ne fait qu'administrer la maladie. Ce qui semble utopique est, en vérité, une question d'architecture et de volonté politique. Mais ce que beaucoup n'ont pas encore compris, c'est que lorsqu'une disruption s'établit avec viabilité et génère de la valeur pour le marché consommateur, tout le marché se transforme — l'ancien tend à s'éteindre ou rétrécir, et le nouveau gagne l'hégémonie.

CAPÍTULO 6
CHECK-UP : LE PLACEBO DE L'AUTOSOIN

L'IMAGINAIRE DU CHECK-UP COMME AUTOSOIN

Le check-up occupe aujourd'hui une place de prestige symbolique dans la médecine. Il s'agit, sans aucun doute, d'une conquête technique précieuse : un protocole structuré d'examens et d'évaluations qui, lorsqu'il est bien indiqué, permet d'identifier des altérations silencieuses et de générer des données objectives pour le suivi clinique. Pour les populations à risque, avec un historique familial pertinent, des comorbidités installées ou une exposition professionnelle, le check-up peut être décisif. Et, dans des contextes marqués par une négligence assistancielle ou une faible éducation à la santé, il représente une porte d'entrée pour le dépistage de maladies subcliniques. C'est un instrument puissant. Et c'est justement en raison de sa puissance qu'il devient si urgent de l'examiner avec une attention critique : ce qui devait être un outil de triage clinique s'est transformé, culturellement, en un artefact de contrôle et en une illusion d'autosoin.

Dans son origine moderne, le concept de check-up comme « forfait d'offre de soin » a émergé aux États-Unis, dans les années 1920, comme une tentative de réduire l'absentéisme au travail et les coûts liés aux maladies parmi les employés des grandes entreprises. Avec le temps, propulsé par les assureurs santé, les hôpitaux privés et par l'évolution technologique même de la médecine diagnostique, le check-up a gagné une aura d'obligation. Il est passé d'un protocole de dépistage en santé au travail à une espèce de rite de responsabilité personnelle : celui qui « prend soin de lui » fait son check-up. Celui qui ne le fait pas est négligent ou irresponsable. Cette moralisation silencieuse de la surveillance corporelle a changé le rapport de la société au soin. Ce qui devrait être un instrument technique, situé au sein d'un contexte clinique plus large, est devenu un rite de passage annuel — déconnecté de l'histoire du patient.

La multiplication des forfaits de check-up exécutif, commercialisés comme des expériences de sophistication, de statut et de sécurité, montre la consolidation d'un marché qui se nourrit de l'anxiété et de l'illusion de contrôle. De grands hôpitaux privés au Brésil et dans le monde se sont mis à offrir des services de check-up avec café gourmet, transport exécutif, kits de bienvenue personnalisés, salons privés, prélèvements à domicile et rapports reliés avec l'identité visuelle de l'institution, comme si l'expérience esthétique pouvait compenser la superficialité préventive de ces examens. C'est le luxe du diagnostic comme rituel d'appartenance à une élite qui peut anticiper la maladie, bien que, souvent, elle ne la prévienne pas.

La croissance de ce secteur est expressive. Selon une étude de la Grand View Research, le marché mondial des check-ups personnalisés a dépassé les 48 milliards de dollars en 2022 et devrait croître à un taux de 8,5 % par an jusqu'en 2030. L'offre se base sur la capacité à payer pour plus d'examens, plus d'écrans, plus d'images — dans une logique d'accumulation diagnostique qui, en pratique, transforme peu le résultat de santé.

La critique ici n'est pas dirigée contre le check-up en tant que ressource. Elle est contre sa transformation en substitut de la prévention. Faire des examens de routine est très utile dans diverses situations. Mais cela n'équivaut, en aucune hypothèse, à un processus préventif efficace. La prévention agit avant que le risque ne se configure, elle touche aux habitudes, agit sur le mode de vie, questionne les contextes. Le check-up agit après que la dérégulation a déjà commencé, et il est, par conséquent, une forme de dépistage précoce, et non de prévention structurelle. La confusion entre ces deux niveaux — dépistage et prévention — est l'une des distorsions centrales de l'imaginaire médico-social d'aujourd'hui.

Cette distorsion est alimentée par une culture qui voit davantage des chiffres isolés que des raisonnements complexes. C'est le sceau de garantie que le corps est « en ordre ». Les hôpitaux privés vendent des forfaits d'examens non comme une investigation clinique, mais comme un produit de bien-être. Ce qui est vendu, c'est la tranquillité, et le check-up devient ainsi un placebo émotionnel de haut prestige.

Au lieu d'être attentif à son sommeil, son alimentation, son stress, ses liens ou ses signaux internes, l'individu apprend à regarder le papier qui détermine si « tout va bien ». Quand les chiffres rentrent dans les fameuses plages de référence, même face à la fatigue, l'anxiété ou des déséquilibres, la personne se sent libre de continuer au même rythme, comme si le corps n'avait rien dit. Le check-up est une absolution. C'est la reconduite au confort de la normalité statistique, même quand le corps réclame le changement.

Des études ont déjà documenté cette limite. Une publication dans le *BMJ Quality & Safety* (2014) a conclu que les check-ups de routine chez les adultes asymptomatiques ne sont pas associés de manière consistante à la réduction de la mortalité générale. En 2021, une analyse du *New England Journal of Medicine* a renforcé ce point : les examens peuvent détecter des maladies à des phases initiales, mais l'impact sur l'espérance de vie est limité. Plus encore : les dommages psychologiques et physiques des faux positifs et des procédures inutiles peuvent être significatifs. Le phénomène du surdiagnostic (*overdiagnosis*) est aujourd'hui l'un des grands dilemmes du dépistage de masse.

Au Brésil, le marché du check-up a cru ces dernières années aussi comme produit de différenciation sociale. Des forfaits exécutifs, incluant même chauffeur privé, repas gourmets et suites individuelles, sont vendus par de grands hôpitaux comme des expériences exclusives. Et, dans ce scénario, le sujet est amené à croire qu'en accomplissant ce rituel annuel, il anticipe la maladie alors que, en pratique, il ne fait que surveiller si elle a déjà commencé à s'installer. La véritable prévention — qui exigerait de repenser les routines, les habitudes, les liens, les environnements — reste hors de l'équation (ou cantonnée à des recommandations timides et non structurées qui servent presque de simple encoche protocolaire). Le patient en vient à faire plus confiance au résultat qu'à sa propre perception corporelle. La santé devient un fichier PDF aux allures de bulletin scolaire : « Très bien, vous avez réussi ! Tous les niveaux sont dans la norme ! ».

Les professionnels de santé souffrent aussi des effets de cette logique. Beaucoup se voient pressés par des patients de demander des examens même sans indication clinique claire. Et, face à des systèmes judiciaires punitifs et à une culture de défense professionnelle, ils finissent par céder. Le check-up devient une pratique défensive peu fondée. Et, dans ce cycle, la consultation médicale se vide : au lieu d'investiguer la trajectoire du patient, d'écouter son histoire, d'explorer ses habitudes et les déterminants sociaux, le médecin devient un expéditeur d'examens sur étagère.

Cela peut être utile dans certaines situations, mais c'est tragique comme modèle dominant, car cela rabaisse la singularité du patient, ignore les contextes et fonctionne comme un cadre de contention. Et c'est pour cela qu'il est urgent de redonner sa valeur au check-up au sein d'une vision plus large du soin. Il peut être, oui, un point d'entrée, un déclencheur d'attention, un outil puissant, mais jamais un substitut au processus d'écoute clinique, de construction de lien, de compréhension des habitudes, de soutien au changement de vie. Il ne peut continuer à être vendu comme de la prévention, alors qu'en pratique, il est, dans la majorité des cas, un dépistage correctif limité.

LE DÉPISTAGE CONFONDU AVEC LA PRÉVENTION

Avant toute chose, il est important de rappeler les différences entre les niveaux d'attention et d'assistance à la santé. Les Soins de santé primaires ont pour objectif de prévenir l'apparition de maladies, de promouvoir la santé par la vaccination, les habitudes saines et le contrôle des facteurs de risque. La prévention secondaire se concentre sur la détection précoce de conditions avant qu'elles ne deviennent plus graves, en utilisant des examens de dépistage et des check-ups pour identifier des maladies aux stades initiaux. Enfin, le dépistage tertiaire réduit l'impact d'une maladie déjà établie, cherche à minimiser ses complications et à améliorer la qualité de vie du patient avec des traitements et de la rééducation.

Le check-up n'est pas une stratégie de prévention primaire. Au mieux, il agit comme un dépistage secondaire. Mais la manière dont il a été promu par les entreprises, les systèmes de santé, les assurances privées et même les campagnes masque cette distinction essentielle. Le sujet est amené à croire qu'en faisant une prise de sang annuelle, un scanner de routine ou un électrocardiogramme, il est en train de « Se soigner » et de prévenir des maladies. Ce n'est pas le cas.

Le problème de cette confusion est qu'elle déplace le comportement de la population vers une zone de confort basée sur l'illusion de l'anticipation. Au lieu de focaliser sur la transformation des habitudes, mieux manger, dormir avec qualité, prendre soin de sa santé mentale et maintenir une routine physique active — tous facteurs liés de façon prouvée à la prévention des maladies chroniques — le système invite le patient à « surveiller ses chiffres ». La médecine préventive cesse d'être une construction de puissance pour devenir une recherche de failles potentielles.

Et cette déviation est bien documentée. En 2019, la *U.S. Preventive Services Task Force* a révisé ses recommandations sur les examens de routine et a souligné que le « check-up annuel » des adultes asymptomatiques, sans facteurs de risque, a un bénéfice marginal et peut même générer des effets adverses comme le surdiagnostic, une anxiété inutile et des procédures de faible valeur. Une étude menée au Japon en 2021, publiée dans le *Journal of General Internal Medicine*, a analysé les données de plus de 50 000 individus soumis à des check-ups réguliers, et a conclu que les examens de routine standardisés chez des adultes sains résultaient en une augmentation de 15 % des interventions médicales inutiles, incluant des biopsies et des traitements pour des conditions qui n'auraient pas évolué vers des problèmes de santé significatifs.

Au Brésil, une étude du Ministère de la Santé, divulgué dans le rapport « Directives pour la Prévention des Maladies Chroniques » de 2020, a souligné l'importance de stratégies de prévention basées sur l'évaluation individuelle et les facteurs contextuels. L'étude a révélé que les programmes focalisés sur les changements de comportement, comme la promotion de l'activité physique et l'alimentation saine, avaient un impact plus significatif sur la réduction des maladies chroniques en comparaison avec la réalisation d'examens de routine en masse. La recommandation était claire : la prévention se fait par une approche individualisée, le changement de comportement, la promotion de la santé et l'intervention sur les déterminants sociaux. Mais, au lieu de faire pression pour des politiques publiques structurantes (comme l'alimentation saine, les espaces urbains actifs, la réduction des ultra-transformés et des pesticides, et l'éducation à la santé), il suffit de « tenir ses examens à jour ».

Les grands hôpitaux et les opérateurs ont monté de véritables catalogues d'examens segmentés par âge, genre, profil socio-économique. Beaucoup de ces forfaits incluent des examens coûteux et à faible indication clinique, comme des résonances sans justification, des panels génétiques complets, des marqueurs tumoraux qui ne servent pas au dépistage en population générale et des analyses de laboratoire déconnectées de l'histoire du patient. 34 % des examens réalisés lors de check-ups de routine n'avaient pas de justification clinique claire ni d'impact sur les changements thérapeutiques dans une étude pertinente publiée.

Des systèmes de santé entiers sont grevés par ce modèle inefficace qui attend que le corps présente une altération pour agir. Des données de l'*Institute for Clinical and Economic Review* montrent que, aux États-Unis, jusqu'à 27 % des coûts totaux liés aux examens de laboratoire découlent de dépistages sans valeur clinique claire.

Au Brésil, alors que le SUS (Système Unique de Santé) lutte pour offrir des Soins de santé primaires résolutifs et des consultations régulières, de grands réseaux privés vendent des forfaits de check-up comme stratégie de fidélisation et de différenciation de marché. Le patient est induit à un comportement consumériste : il ne cherche pas un changement de vie, mais une validation annuelle de sa normalité (la récurrence ici encore présente sans livraison de valeur claire). Et quand quelque chose apparaît dans les examens, il n'y a pas de réseau longitudinal structuré pour accueillir la découverte de façon intégrée.

Les preuves que ce modèle n'est pas efficace s'accumulent. La revue publiée dans la *Cochrane Database of Systematic Reviews* (2019) a conclu que les « health checks » annuels ne réduisent pas la mortalité par causes cardiovasculaires ou cancer chez les adultes asymptomatiques, et augmentent même le nombre de diagnostics et de traitements inutiles. Une étude réalisée en Afrique du Sud, publiée dans le *South African Medical Journal* (2020), a démontré des résultats similaires : les programmes de check-up annuels dans les populations urbaines n'ont pas eu d'impact significatif sur la réduction de la mortalité générale, mais ont augmenté la détection de conditions cliniques de peu de pertinence pour le pronostic des patients.

Une recherche conduite en Chine et divulguée dans le *Chinese Journal of Preventive Medicine* (2021) a indiqué que les check-ups annuels chez les adultes asymptomatiques résultaient en une augmentation considérable de diagnostics excessifs, sans bénéfices clairs dans la réduction des maladies chroniques au fil du temps. La prévention, selon les auteurs, dépend de l'éducation à la santé, de l'alimentation équilibrée, du soutien à l'arrêt du tabac, de l'activité physique régulière, du sommeil réparateur et du lien avec des équipes multiprofessionnelles — des actions que nous savons tous être définitives pour la santé de quelqu'un, mais qui sont rarement stimulées ou surveillées par les forfaits de check-up conventionnels.

Le défi, par conséquent, est de le re-signifier. Cesser de le vendre comme substitut de la prévention et le replacer comme partie d'un processus plus large de soin. Cela implique de revoir les politiques, les modèles de rémunération, et aussi d'éduquer la population à reconnaître que l'absence d'altérations à l'examen ne signifie pas présence de santé. Et que la prévention véritable commence au quotidien. Et ceux qui se proposent de prendre soin de la santé des gens doivent chercher des moyens, des outils, de la technologie et des méthodes pour influencer le patient sur ces vecteurs. Ce n'est pas facile — si ça l'était, nous n'aurions pas la crise de santé mondiale que nous avons — mais l'intention et le travail coordonné pour construire ces solutions afin de favoriser des formes effectives de prévention ont déjà lieu.

LE RETOUR DE LA PRÉVENTION COMME PRIORITÉ

L'idée de prévention doit être sauvée du détournement sémantique qu'elle a subi. Pendant des décennies, elle a été transformée en un euphémisme pour « détection précoce ». En pratique, ce qu'on appelle prévention, surtout dans les modèles commerciaux, n'est rien d'autre qu'une anticipation du diagnostic. C'est valide dans certains contextes, mais cela ne peut être confondu avec le véritable travail préventif : celui qui agit avant que le problème n'existe, en modifiant les facteurs qui le rendent probable. Et c'est justement cette confusion conceptuelle qui soutient l'industrie des check-ups modernes.

Le problème est de traiter l'examen comme un bouclier émotionnel, alors qu'on maintient des habitudes qui mènent, silencieusement, sur le chemin de la maladie chronique. Le corps continue d'accumuler inflammation, stress, privation de sommeil, déconnexion sociale et charge glycémique excessive, mais la « normalité de laboratoire » produit un faux sens d'immunité qui inhibe la prévention.

Rompre avec ce cycle exige de redéfinir ce que nous appelons soin préventif. Cela commence par comprendre que la prévention est comportement, lien, environnement et contexte. Il ne suffit pas d'identifier le problème tôt, il faut transformer le terrain où il naît — et les professionnels de santé doivent entrer dans ce circuit (nous le savons, ce n'est pas facile). Et cela implique une alphabétisation aux facteurs de risque, une motivation au changement, un soutien longitudinal, un accès à des environnements promoteurs de santé et une présence clinique capable d'activer le désir de transformation. Tout cela est systématiquement absent du modèle actuel de check-ups. C'est pourquoi, malgré tous les progrès diagnostiques, les maladies chroniques ne cessent de croître. Cette équation n'est pas si complexe, elle est juste profondément enracinée, ce qui cause, chez beaucoup d'entre nous, une sensation que ceci est le seul possible.

Des cliniques intégratives abandonnent les forfaits fixes d'examens et adoptent des solutions basées sur des profils de risque réels, combinant examens ponctuels avec entretiens cliniques approfondis, analyse émotionnelle, données de mode de vie et intelligence artificielle. Au lieu de livrer un rapport statique, ces initiatives offrent des propositions de soin en construction continue.

Certaines *healthtechs* proposent des formats encore plus disruptifs. Il existe déjà des plateformes qui utilisent l'intelligence artificielle pour calculer le risque dynamique de maladie, sur la base de données environnementales, d'habitudes rapportées et de marqueurs émotionnels captés en temps réel. Le focus devient l'identification des déviations de l'axe fonctionnel de santé et l'intervention avant que le corps ne brise. L'examen cesse d'être point de départ et d'arrivée. Il devient un outil, parmi d'autres, dans un parcours longitudinal de soin.

L'entreprise chinoise Ping An Good Doctor intègre l'IA dans sa plateforme pour évaluer les risques de santé de façon dynamique et combine les données de comportement de l'utilisateur avec des informations environnementales et de santé publique. Aux États-Unis, la startup Ginger utilise l'IA pour surveiller les marqueurs émotionnels et offrir un soutien en santé mentale en temps réel. Au Brésil, la *healthtech* Laura a développé un système d'IA qui identifie précocement les détériorations cliniques chez les patients hospitalisés pour réduire les risques et être plus proactif dans la gestion de la santé du patient.

Pour offrir une synthèse de ces niveaux de contraste, nous présentons ci-dessous un comparatif avec trois modèles de check-up existants. Cette comparaison ne prétend pas hiérarchiser rigidement, mais illustrer les différents paradigmes de prévention qui coexistent dans le scénario d'aujourd'hui :

FOCUS THÉMATIQUE : 3 MODÈLES DE CHECK-UP ET LEURS LOGIQUES DE SOIN

Public

✦ **Check-up de masse (classique) :** Population générale

◊ **Check-up premium (exécutif) :** Hauts dirigeants et élites urbaines

➤ **Modèles intégratifs émergents :** Élites et niches

Critère de choix

✦ **Check-up de masse :** Âge + routine institutionnelle

◊ **Check-up premium :** Capacité de paiement

➤ **Modèles intégratifs émergents :** Profil de risque + style de vie

Type d'examen

✦ **Check-up de masse :** Forfaits fixes standardisés

◊ **Check-up premium :** Examens sophistiqués et détaillés

➤ **Modèles intégratifs émergents :** Examens personnalisés avec base clinique

Approche de la consultation

✦ **Check-up de masse :** Rapide, technique et superficielle

◊ **Check-up premium :** Cordiale, mais focalisée sur les examens

➤ **Modèles intégratifs émergents :** Entretien clinique élargi + écoute active

Analyse de contexte

✦ **Check-up de masse :** Rarement incluse ◊ **Check-up premium :** Ponctuelle et technique

➤ **Modèles intégratifs émergents :** Centrale dans le modèle de soin

Usage de la technologie

✦ **Check-up de masse :** Laboratoires traditionnels

◊ **Check-up premium :** Équipements de pointe

➤ **Modèles intégratifs émergents :** Algorithmes dynamiques + intégration de données

Focale temporelle

✦ **Check-up de masse :** Évaluation ponctuelle et statique

◊ **Check-up premium :** Prévisibilité diagnostique

➤ **Modèles intégratifs émergents :** Surveillance longitudinale adaptative

Effet sur la santé

✦ **Check-up de masse :** Quasi nul à long terme

◊ **Check-up premium :** Forte chance de surdiagnostic

➤ **Modèles intégratifs émergents :** Intervention comportementale et environnementale

Risque principal

✦ **Check-up de masse :** Faux positifs et omissions

◊ **Check-up premium :** Iatrogénie diagnostique et anxiété

➤ **Modèles intégratifs émergents :** Faible adhésion due à l'effort initial nécessaire

La majorité des maladies chroniques sont silencieuses, multifactorielles, progressives, et aucun examen ponctuel ne suffit pour intercepter cette trajectoire sans une écoute longitudinale du corps, de l'esprit et du contexte. La vraie prévention exige plus, même si les outils et méthodes pour l'exercer au niveau de son potentiel actuel sont encore rares, technicistes, ou peu ancrés dans la réalité.

Enfin, il faut rendre à la prévention son sens : *pre-venire*, « venir avant ». Et venir avant, ici, c'est détecter avant, comprendre avant, soigner avant, écouter avant. C'est créer des systèmes, des pratiques et des relations capables d'agir dans le champ du possible avant que l'inévitable ne se produise. La prévention, en ce sens, est avant tout une manière d'être avec le patient, et non un paquet d'examens.

FOCUS THÉMATIQUE : CHECK-UPS INTÉGRATIFS ET PERSONNALISÉS DANS LE MONDE

Paracelsus Klinik Lustmühle (Suisse) ✱ Ce qu'ils font de différent : Évaluation complète basée sur la médecine biologique et fonctionnelle. Inclut toxicologie cellulaire, microbiome, dépistage environnemental et biorésonance. ➤ **Modèle adopté :** Médecine intégrative avec focus sur les causes profondes et détoxification mitochondriale.

The Center for Innovative Medicine (États-Unis) ✱ Ce qu'ils font de différent : Focus sur la prédiction et la prévention par le biais d'analyses génétiques, métaboliques, épigénétiques et environnementales. ➤ **Modèle adopté :** Médecine personnalisée, épigénétique et prédiction dynamique.

Next Health (États-Unis) ✱ Ce qu'ils font de différent : Offre des panels génétiques, des dépistages hormonaux complets, vieillissement biologique (*age testing*) et analyse du style de vie, avec plan individuel. ➤ **Modèle adopté :** « Bio-optimization » et longévité personnalisée, avec IA.

Klinik St. Georg (Allemagne) ✱ Ce qu'ils font de différent : Combine examens cliniques avec oncologie intégrative, évaluation immunologique profonde, analyse de métaux lourds et parasites. ➤ **Modèle adopté :** Médecine environnementale et oncologie intégrative.

Biosalud Day Hospital (Espagne) ✱ Ce qu'ils font de différent : Intègre médecine régénérative, auto-immune et fonctionnelle dans des programmes de check-up pour la réversion de dysfonctions métaboliques. ➤ **Modèle adopté :** Médecine biologique et détox avancée.

Clinique La Prairie (Suisse) ✱ Ce qu'ils font de différent : Programme de longévité et rajeunissement : inclut profil moléculaire, séquençage génétique, microbiome et médecine cellulaire. ➤ **Modèle adopté :** Médecine préventive de luxe basée sur la science translationnelle.

Ces centres se rapprochent davantage de l'écoute, de la science et de l'interprétation systémique avec des données intégrées, de multiples couches d'analyse et un dessin clinique personnalisé. Ce sont des exemples de rupture pratique avec le modèle fragmenté du check-up traditionnel, et encore peu accessibles.

CAPÍTULO 7
LA BUREAUCRATIE QUI REND MALADE CEUX QUI SOIGNENT

Le système de santé rend également malades les professionnels du système de santé, en substituant le temps du soin par le temps de la documentation, des flux et des rapports. La surcharge administrative déshumanise la pratique clinique, vide la vocation de sa substance et génère un grave épuisement de toute une armée de professionnels en première ligne.

LA BUREAUCRATISATION DU SOIN À L'ÈRE DU DOSSIER ÉLECTRONIQUE

Pendant des siècles, le soin s'est fondé sur l'écoute, l'observation directe et la relation de confiance entre celui qui souffrait et celui qui soignait. La bureaucratie, lorsqu'elle existait, était minimale : de brèves notes, prises comme aide-mémoire, et non comme exigence juridique. La légitimité du médecin provenait de l'expérience et de la capacité à résoudre les problèmes, pas du code de procédure. Avec l'avancée de l'institutionnalisation de la médecine, particulièrement à partir du XXe siècle, ce scénario s'est inversé. La relation médecin-patient a commencé à être médiée par des structures administratives, des tableaux de procédures, des directives cliniques, des mutuelles et, plus récemment, des plateformes numériques. La consultation, autrefois orientée par le récit, s'est mise à être ancrée dans des formulaires et des systèmes. La pratique médicale a été graduellement reconfigurée comme un rouage au sein d'un appareil réglementaire, financier et juridique qui exige toujours plus d'enregistrements, de protocoles et de preuves, même si cela se fait au prix de la présence et de l'écoute.

La réalité de milliers de professionnels est marquée par une surcharge qui a peu à voir avec la *health* (santé) ou le *care* (soin). Selon une enquête de 2022 publiée dans le *Journal of General Internal Medicine*, les médecins de soins primaires aux États-Unis passent les deux tiers de leur temps à des tâches bureaucratiques : remplir des dossiers, répondre à des messages, solliciter des autorisations. Au Brésil, la situation est similaire, particulièrement dans les mutuelles, où la multiplicité des opérateurs et la rigidité des règles imposent une routine d'entraves et de travail redondant.

Ce détournement de l'attention compromet la qualité du soin. Des professionnels épuisés, pressés par des objectifs de productivité et noyés dans des systèmes inefficaces, ont moins d'espace mental et émotionnel pour ce qui compte vraiment : écouter, penser, soigner. Et la pression touche bien au-delà des médecins. Infirmiers, psychologues, kinésithérapeutes et autres professionnels de première ligne rapportent des niveaux élevés d'usure liés à la documentation excessive. Dans les soins infirmiers, le temps passé aux registres dans de nombreux hôpitaux brésiliens arrive à occuper jusqu'à 40 % de la journée de travail. Et, souvent, ce sont des enregistrements redondants, tournés vers la protection institutionnelle ou la conformité légale.

Le mantra qui alimente ce modèle est connu : « si ce n'est pas enregistré, ce n'est pas fait ». Bien que pertinent dans des contextes de sécurité, ce principe s'est transformé en un dogme qui emprisonne l'acte clinique. Tout doit être enregistré, mais pas pour construire une lecture complète du patient. Le professionnel se transforme en saisisseur d'événements, et non en agent thérapeutique.

La numérisation n'a pas résolu — et, dans de nombreux cas, a aggravé — le problème. Une étude de la Harvard Medical School a montré que le remplissage moyen d'un dossier électronique peut consommer plus de 16 minutes par patient, même lorsque la consultation dure 20 minutes. Au lieu de libérer le temps du soin, la technologie l'a séquestré. Et le plus alarmant et ironique est que beaucoup de ces systèmes ont été conçus pour répondre aux exigences des assureurs et de la comptabilité hospitalière. Le médecin remplit des champs obligatoires, codifie des symptômes et attend des autorisations. Le système numérisé est devenu une ligne de production avec une esthétique d'innovation.

La judiciarisation de la médecine a intensifié ce mouvement. La crainte des procès pousse de nombreux professionnels à pratiquer ce qu'on appelle l'« enregistrement défensif » : de longues notes, standardisées pour se protéger. Ce qui devrait être la preuve d'un lien clinique devient une documentation de défense. Et le patient s'en aperçoit. Des recherches sur l'expérience patient montrent que la sensation de manque d'attention pèse plus lourd que le diagnostic difficile.

Un autre effet limitant de ce modèle est la standardisation du récit clinique. De nombreux dossiers électroniques réduisent la possibilité de description libre ou large des symptômes et contextes, priorisant des listes déroulantes (avec des catégories déjà définies), des menus fermés et des champs structurés. La clinique, qui a toujours été un art d'interprétation et d'écoute, est réduite à une base de données basique.

L'impact émotionnel est profond. Beaucoup de professionnels rapportent avoir perdu le plaisir de consulter. Ils se sentent plus dactylographes que soignants. Et cette frustration quotidienne, répétée en silence, rend malade autant que n'importe quelle journée exténuante. C'est ce qu'on appelle aujourd'hui la souffrance morale.

Ce scénario se répète dans le monde entier. Dans divers pays, des associations médicales se sont mobilisées pour dénoncer l'excès de bureaucratie dans l'exercice de la médecine. Aux États-Unis, l'American Medical Association a lancé la campagne « Fighting Physician Burnout », pointant la bureaucratie numérique comme l'un des principaux vecteurs d'épuisement. Au Royaume-Uni, le Royal College of General Practitioners a fait pression pour des réformes rendant du temps de consultation et de l'autonomie clinique aux médecins de famille et communautaires. En Afrique du Sud, la South African Medical Association a souligné l'impact de la bureaucratie sur la qualité des soins, spécialement dans les zones rurales, où le manque de ressources est aggravé par des processus administratifs complexes. En Inde, l'Indian Medical Association a soulevé des préoccupations sur l'augmentation de la charge de travail administratif, qui compromet le temps dédié au soin direct des patients. En Allemagne, le Marburger Bund, syndicat des médecins hospitaliers, a réalisé des campagnes pour réduire la paperasserie excessive et augmenter l'efficacité des systèmes hospitaliers.

Le défi de la bureaucratie en médecine est une question mondiale et exige des solutions adaptées à différents contextes et réalités. En assumant un rôle de protagoniste, la bureaucratie mine le soin, le professionnel, la santé du patient et renchérit, de manière indirecte mais contondante, tout l'écosystème, en le rendant constamment moins effectif.

Il convient aussi de souligner : ce type d'effet (où la bureaucratie et les objectifs administratifs sont inflammés dans l'opération) est extrêmement complexe à percevoir, mesurer, assumer et attaquer par les entreprises de n'importe quel secteur, car tout l'appareil institutionnel (qui inclut directives, décisions des dirigeants et associés, réglementation et modèle d'affaires) crée des racines profondes dans le *modus operandi*, de telle sorte qu'il devient l'opération elle-même ; la démonter pour la remonter (même pour le meilleur) est perçu comme un changement « douloureux », à coût élevé, et n'est priorisé que lorsqu'il y a une situation urgente ou de « force majeure » qui induit presque à la mobilisation. Quiconque a déjà vécu un « simple » remplacement de système ERP, CRM ou n'importe quel système de *backoffice*, comprend bien ce point. Et ici, nous parlons de quelque chose de plus complexe que des systèmes. Vous connaissez l'histoire de la grenouille qui brûle si on la place dans une bassine d'eau froide qui chauffe peu à peu ? Nous sommes dans cette bassine en train de brûler sans nous en rendre compte.

Mais il y a aussi des mouvements de réaction. La « slow medicine » propose une clinique plus délibérée, centrée sur le lien et l'écoute. Des cliniques comme Iora Health (USA), maintenant partie de One Medical - Amazon, ou Kry (Suède) ont restructuré des flux pour réduire la charge bureaucratique et replacer la technologie au service de la relation. Mais, pour cela, il faut le courage de poser les bonnes questions : pourquoi enregistre-t-on autant ? À qui sert cet enregistrement ? Quelle intelligence produit-on avec lui ? Enregistrer est nécessaire — mais seulement si la documentation sert au soin, et non l'inverse.

C'est exactement pour cela que tout ce chapitre existe : avant de parler de tout ce que nous pouvons créer avec ce que la technologie nous permet aujourd'hui, il faut placer une loupe là où nous sommes chroniquement dysfonctionnels, avec des déviations de but institutionnalisées qui freinent ou même empêchent des innovations focalisées sur la santé. Nous devons redessiner le soin de façon à ce que le professionnel de santé puisse être un agent de transformation. Cela exige du temps, de la structure, de la formation et de la culture. Mais, surtout, cela exige le courage de reconnaître qu'un système qui rend malade celui qui soigne compromet la santé de tous et est condamné à l'échec.

Si la médecine veut retrouver sa puissance régénératrice, elle devra se libérer du labyrinthe bureaucratique qui l'emprisonne aujourd'hui. Cela signifie mettre les registres ou les protocoles au service de la vie — et non de la machine.

ENCADRÉ THÉMATIQUE : ANATOMIE D'UN ÉPUISEMENT BUREAUCRATIQUE

Comment le système a dessiné la fatigue de ceux qui soignent

Rémunération au volume et à l'acte (*fee-for-service*)

⛓ Comment se manifeste : Pression pour augmenter le nombre de consultations par heure

⚠ Conséquence pour le soignant : Perte de lien avec le patient, accueil superficiel, épuisement professionnel par la « production »

✱ Ce qui devrait occuper cet espace : Modèles de rémunération au résultat, au lien et à la résolution (*value-based care*)

Systèmes numériques construits sans écoute clinique (dossiers électroniques complexes)

⛓ Comment se manifeste : 70 % du temps de la consultation passé à remplir des champs obligatoires

⚠ Conséquence pour le soignant : Réduction du temps d'écoute, sensation d'être un « greffier de la santé »

✻ Ce qui devrait occuper cet espace : Interfaces cliniques qui soutiennent le raisonnement et libèrent le soin

Audits de mutuelles avec un focus totalement financier

⛓ Comment se manifeste : Refus de procédures, protocoles rigides, interférence dans les conduites

⚠ Conséquence pour le soignant : Frustration éthique, impuissance thérapeutique, perte d'autonomie médicale

✻ Ce qui devrait occuper cet espace : Évaluation clinique basée sur le contexte et le jugement technique professionnel

Judiciarisation et culture de la punition

⛓ Comment se manifeste : Conduites défensives, excès d'examens par peur de l'erreur

⚠ Conséquence pour le soignant : Maladie par paranoïa institutionnelle, peur constante d'être puni

✻ Ce qui devrait occuper cet espace : Culture de confiance mutuelle, formation juridique intégrée et écoute collective des erreurs

Indicateurs de productivité non humains (temps, nombre, « efficacité »)

⛓ Comment se manifeste : Métriques comme « temps moyen de consultation » ou « taux de remplissage »

⚠ Conséquence pour le soignant : Culpabilisation de celui qui tente d'écouter, récompense de celui qui fragmente

✻ Ce qui devrait occuper cet espace : Indicateurs centrés sur le bien-être du patient et le résultat intégral

Fragmentations entre professionnels et manque de dialogue entre équipes

⛓ Comment se manifeste : Redondance de tâches, travail refait, faible continuité de soin

⚠ Conséquence pour le soignant : Fatigue par manque de coordination, démotivation face à la structure

✻ Ce qui devrait occuper cet espace : Équipes intégrées, temps protégé pour discussion de cas et écoute horizontale

Excès de formulaires, checklists et protocoles de faible utilité

⛓ Comment se manifeste : Professionnels obligés de suivre des étapes sans valeur clinique

⚠ Conséquence pour le soignant : Déconnexion avec la raison d'être, sensation d'automatisme stérile

✻ Ce qui devrait occuper cet espace : Protocoles vivants, adaptables, qui respectent les singularités cliniques

LA BUREAUCRATIE EN SANTÉ EST UN VECTEUR ACTIF DE MALADIE – CONÇUE POUR PROTÉGER DES STRUCTURES, PAS DES PERSONNES. CE QUI A COMMENCÉ COMME UN CONTRÔLE QUALITÉ ET UNE ATTÉNUATION DES FRAUDES EST DEVENU UN SYSTÈME DE SURVEILLANCE, DE PRODUCTIVITÉ (AVEC DROIT À BONUS FINANCIER POUR LES COLLABORATEURS DES MUTUELLES QUI REFUSENT DES PROCÉDURES – SOUVENT DANS DES CAS DE VIE OU DE MORT) ET UNE STANDARDISATION QUI TRANSFORME LES SOIGNANTS EN OPÉRATEURS ADMINISTRATIFS.

DE LA MÉDECINE À LA SAISIE DE DONNÉES : L'EFFONDREMENT DE LA PRATIQUE CLINIQUE

La surcharge bureaucratique qui pèse sur les professionnels de santé est un phénomène déjà ancien, mais son intensité actuelle compromet directement le sens originel de la clinique. Chaque année, le volume de documents, autorisations, rapports et tâches administratives que médecins et équipes de soin doivent remplir, réviser ou justifier augmente, en raison d'exigences réglementaires, contractuelles ou institutionnelles qui dialoguent peu avec le bien-être du patient. Cette réalité, fréquemment effacée des discours officiels sur la qualité assistancielle, est aujourd'hui l'un des axes centraux de la maladie de ceux qui soignent.

Cette accumulation de tâches a été potentialisée par la numérisation des systèmes de santé. Le dossier médical électronique, qui promettait intégration et gain de temps, a fini, dans de nombreuses institutions, par devenir un labyrinthe de champs obligatoires, d'alertes redondantes et de flux figés qui capturent l'attention du professionnel et l'éloignent du patient.

Au Brésil, des données du Conseil Fédéral de Médecine et de l'Association Médicale de São Paulo indiquent que les médecins, particulièrement dans le SUS (Système Unique de Santé), font face quotidiennement à des systèmes fragmentés, des interfaces peu intuitives et de multiples couches d'exigence simultanée. Dans de nombreuses Centres de santé, le même acte doit être saisi dans deux ou trois systèmes distincts : un pour la municipalité, un autre pour le Ministère de la Santé, et un autre pour le contrôle interne. Des médecins qui voient plus de 20 patients par tour, doivent enregistrer chaque détail sur des plateformes différentes et encore justifier des procédures auprès des opérateurs et auditeurs, n'ont pas d'espace mental pour soutenir une pratique clinique attentive, réflexive et compatissante.

Toute cette bureaucratie interfère directement dans l'autonomie du professionnel. De nombreux protocoles imposent des séquences obligatoires qui figent le jugement clinique. La médecine se rapproche de la chaîne de montage, et le soin, d'un scénario technique qui ne permet aucun écart. Et ce phénomène a un impact particulier sur les soins primaires, où l'écoute et le lien sont les piliers de la capacité de résolution. Lorsque l'agenda d'un médecin de famille prévoit 10 consultations en quatre heures, avec exigence de remplissage complet du dossier, mise à jour de programmes préventifs, prescription électronique et génération de rapports statistiques, l'espace pour penser sur et avec le patient disparaît. Le soin devient une tâche, et la tâche devient épuisement.

C'est une somme de tâches invisibles : connexions multiples, autorisations de prise en charge, remplissages dupliqués, traçage de documents — qui, ensemble, consomment des heures de la journée de travail sans aucune contribution directe au soin. une étude de Medscape en 2023 a indiqué que les médecins américains passent, en moyenne, 15,5 heures par semaine à des activités non cliniques.

Au Brésil, les effets de cet engrenage sont aggravés par la précarité technologique et la surcharge des équipes. Dans de nombreux contextes, spécialement dans le SUS, les systèmes exigent encore un remplissage manuel ou font face à des instabilités fréquentes. Il y a des Centres de santé où le signal internet est intermittent, obligeant les professionnels à enregistrer des données sur papier pour les numériser ensuite — un travail refait qui réduit encore plus le temps disponible pour soigner. La bureaucratie s'ajoute à la précarité, et la précarité devient partie de la bureaucratie.

Infirmiers, psychologues, nutritionnistes, kinésithérapeutes et agents communautaires de santé sont aussi entraînés par des exigences documentaires, des objectifs quantitatifs et des flux opérationnels centrés sur la gestion. Ce qui devrait être une équipe multidisciplinaire agissant de façon intégrée, souvent, communique par tableurs. La multidisciplinarité devient du théâtre managérial. La conséquence de cela est une culture organisationnelle qui valorise celui qui « atteint l'objectif ». Les professionnels plus critiques, qui évitent des médicalisations inutiles ou qui consacrent plus de temps au patient, sont pénalisés avec des agendas surchargés, des exigences de productivité et des critiques voilées parce qu'ils « sortent du standard ». Une plus grande effectivité, mon cher lecteur, est pénalisée, et c'est gravissime.

Cette inversion de génération de valeur est le fruit d'une logique qui se contredit avec son objectif principal. Le désir d'organiser, surveiller et standardiser le système s'est transformé en un enchevêtrement d'exigences qui avale le temps du soin et épuise l'énergie des professionnels. Plus on cherche à contrôler le système à tout prix et sans intention de voir le parcours et le résultat du patient, moins il reste d'espace pour soigner les gens.

LA PROMESSE NON TENUE DE LA NUMÉRISATION : QUAND LA TECHNOLOGIE DEVIENT UN OBSTACLE

La numérisation dans la santé a émergé comme une promesse de soulagement : réduire le poids de la bureaucratie, élargir l'accès aux données cliniques, faciliter la communication entre professionnels et, surtout, rendre du temps au soin. Mais la réalité dans une bonne partie des systèmes de santé est autre. L'introduction de technologies numériques, spécialement les dossiers électroniques, a échoué à livrer ces bénéfices et, dans de nombreux contextes, a aggravé la surcharge, augmenté la distance entre médecin et patient et distordu la logique du soin. Au lieu de rapprocher, l'écran s'est mis à servir d'intermédiaire et, dans bien des cas, à faire obstacle.

Le dossier médical électronique est un cas emblématique de cette promesse non tenue. Créé, en théorie, pour organiser les informations cliniques et réduire les redondances, il est devenu, en pratique, un système d'enregistrement tourné vers la facturation. Les champs obligatoires sont pensés pour garantir le remboursement, répondre aux audits, et le professionnel de santé se voit obligé de naviguer à travers des dizaines d'onglets, menus et cases à cocher, dans une chorégraphie improductive qui vole souvent du temps au regard, à l'écoute et à la présence.

Outre l'excès de temps consommé, il y a le problème de la fragmentation cognitive. De nombreux systèmes de dossiers électroniques obligent le professionnel à insérer des informations hors de la séquence logique d'une consultation. Les symptômes vont dans un onglet, l'historique dans un autre, l'examen physique dans un troisième, la conduite dans un quatrième, la prescription dans un système externe intégré (quand il y a intégration). Cette fragmentation interfère directement avec le raisonnement clinique. Comme l'avertissait déjà le philosophe et professeur de planification urbaine du MIT, Donald Schön, la pensée professionnelle est profondément influencée par la façon dont nous enregistrons et organisons les informations.

L'interopérabilité, un autre grand argument de la numérisation et de fait une condition fondamentale pour l'évolution de la vision de tout ce qui affecte la santé, continue aussi bien en deçà de ce qui était promis.

La majorité des systèmes hospitaliers et cliniques opèrent encore avec des logiciels propriétaires, qui ne communiquent pas entre eux. Le résultat est une courtepointe numérique où l'historique du patient se perd. Le médecin d'un hôpital n'accède pas aux examens faits dans un autre. Les urgences ne voient pas les notes du clinicien. En 2017, une étude de la Joint Commission aux États-Unis a révélé que le manque d'accès à des informations complètes était un facteur contributif dans 80 % des événements indésirables graves analysés. L'information existe — mais elle est dans un autre système. Une fois de plus, le chiffre est préoccupant.

La question réside dans le design, les incitations et les objectifs qui ont guidé la construction de ces systèmes. Comme l'a averti le professeur Atul Gawande dans son article « Why Doctors Hate Their Computers », publié dans le *New Yorker*, les systèmes de santé ont adopté des technologies conçues pour le contrôle administratif. Dans des entretiens réalisés au Royaume-Uni et publiés par le *British Medical Journal*, des médecins ont rapporté qu'ils ont commencé à éviter le contact visuel avec les patients, de peur de prendre du retard dans la saisie dans le système. Certains en arrivent à développer des tendinites par excès d'usage de la souris et du clavier. D'autres rapportent qu'à la fin de la garde, ils doivent rester des heures à « fermer les cas » (pas avec le patient, mais avec le système).

Un rapport de l'Association Médicale Canadienne a montré que 63 % des professionnels interrogés considèrent les systèmes de dossier électronique comme un facteur d'augmentation du stress, et 47 % ont dit que cela impacte négativement leur relation avec les patients. Pourquoi, dans un secteur aussi sensible que la santé, les systèmes numériques ont-ils été construits avec si peu d'empathie pour l'utilisateur ? Une partie de la réponse réside dans la structure même du marché de la technologie en santé. Beaucoup de systèmes ont été conçus par des entreprises focalisées sur des demandes administratives. La logique de la conformité (*compliance*) s'est superposée à la logique du soin.

Un autre facteur pertinent est l'absence de co-design avec les professionnels de terrain. Au lieu d'impliquer les professionnels de santé et les patients dans la création des systèmes, de nombreuses solutions ont été imposées « d'en haut », dans des processus d'achat conduits par des gestionnaires financiers, juridiques et des comités d'achat qui ont l'habitude d'évaluer superficiellement les impacts non-financiers d'un choix. La technologie a été traitée comme une commodité. Et le résultat a été prévisible : des systèmes conçus sans attention à l'utilisabilité, avec des flux artificiels et des langages qui ne dialoguent pas avec la pratique clinique.

Dans de nombreux pays, la numérisation de la santé a été promue comme une panacée — une solution universelle à tous les maux du secteur. Les politiques publiques ont investi des milliards dans l'informatisation, souvent sans préparer adéquatement les professionnels ou évaluer l'impact sur le soin. La numérisation est devenue un mot-clé de loto et un but en soi.

En 2015, le NHS (système de santé du Royaume-Uni) a lancé le programme « Paperless 2020 », qui promettait d'éliminer le papier dans les hôpitaux publics. Le projet a été largement critiqué pour avoir priorisé des objectifs administratifs sans résoudre les problèmes d'intégration, d'utilisabilité ou de surcharge de données. En 2018, le projet a été reformulé, avec moins de focus sur le fait de numériser pour numériser, et plus d'attention à l'expérience des professionnels. Au Brésil, le Conecte SUS a été annoncé comme la plateforme intégratrice de toutes les données cliniques des citoyens. L'idée était ambitieuse et très intéressante : unifier historiques, résultats, vaccins et prescriptions. Mais la mise en œuvre s'est heurtée à des problèmes d'infrastructure, l'absence de standard unique entre systèmes et une faible adhésion des municipalités. En pratique, une bonne partie des professionnels dépend encore de notes manuelles ou d'enregistrements locaux déconnectés.

Des expériences démontrent que, lorsqu'elle est bien conçue, la technologie peut amplifier le soin. Des outils de pré-tri avec IA ont économisé du temps clinique. Des logiciels de *speech-to-text*, qui transforment la parole du médecin en texte durant la consultation, montrent déjà de bons résultats. Des systèmes qui intègrent des données cliniques avec des variables sociales et comportementales ont amélioré la gestion des patients chroniques. Le problème est le modèle d'adoption.

La question centrale est : qui la technologie sert-elle ? Le patient ? Le clinicien ? Le gestionnaire ? Ou le département financier ? Lorsque les solutions numériques naissent de l'écoute de la pratique, de la cartographie de flux fonctionnels et de la co-construction avec les utilisateurs, le résultat est autre. La technologie cesse d'être une barrière et devient une alliée. Et, il vaut la peine d'être très clair : les équipes Finance et Achats, dans une structure corporative saine, doivent se soumettre aux décisions stratégiques qui ont du sens pour générer de la valeur pour l'entreprise, et non l'inverse - pour éviter justement que des décisions apparemment avantageuses financièrement ne détériorent ce qui est inégociable à long terme et ne compromettent tout un écosystème (et des vies, et l'entreprise elle-même).

Pour avancer plus rapidement là-dessus, un redessin profond des flux numériques sera nécessaire. Au lieu d'exiger du professionnel le remplissage de dizaines de champs, pourquoi ne pas utiliser l'IA pour suggérer des remplissages automatiques basés sur l'historique et le contexte ? Au lieu d'obliger la navigation par onglets rigides, pourquoi ne pas permettre une interface narrative, avec la liberté d'écrire, d'organiser et de connecter des informations de manière logique que l'intelligence aidera à structurer ? Au lieu d'imposer des systèmes identiques pour tous, pourquoi ne pas permettre des personnalisations intelligentes par spécialité, profil clinique et contexte d'intervention ?

La startup Suki AI, que nous avons déjà citée, utilise des commandes vocales pour permettre aux médecins de prendre des notes cliniques tout en conversant avec le patient et a montré une réduction significative du temps de saisie. Notable Health automatise des tâches administratives avec l'IA, libérant les professionnels pour ce qui importe vraiment. L'Hôpital des Cliniques de São Paulo, en partenariat avec l'USP, a développé des solutions d'interopérabilité basées sur FHIR (*Fast Healthcare Interoperability Resources*), un standard mondial qui permet un échange de données plus efficace et sûr entre différentes plateformes.

Avec l'avancée de l'IA conversationnelle, comme ChatGPT d'OpenAI et Gemini de Google (ainsi que bien d'autres), qui sont de plus en plus intégrés aux plateformes et autres logiciels, nous pouvons déjà voir une tendance où ces outils soutiennent les individus dans l'interprétation d'examens et de diagnostics. Aujourd'hui, il est déjà possible, sur la plateforme de Google (Documents/Drive, e-mail), en accédant à un fichier, d'accéder automatiquement à l'interprétation de Gemini sur le document, y compris des comptes-rendus d'examens. La question est de conduire le numérique vers son rôle originel : faciliter, donner du pouvoir (*empower*). La technologie doit être bienveillante avec le temps du professionnel, respectueuse du temps du patient et alliée du raisonnement clinique.

ENCADRÉ THÉMATIQUE : INITIATIVES AYANT AMÉLIORÉ L'EXPÉRIENCE CLINIQUE

Suki AI (États-Unis) ✻ Description : Plateforme d'intelligence artificielle qui utilise des commandes vocales pour transcrire des notes cliniques en temps réel. ➤ Impact sur la pratique clinique : A réduit significativement le temps passé en documentation, permettant aux médecins de se concentrer davantage sur l'accueil du patient.

Meu SUS Digital (Brésil) ✻ Description : Évolution de Conecte SUS, intègre les données cliniques des patients, incluant historique médical, examens et vaccins, accessibles par les professionnels et les citoyens. ➤ Impact sur la pratique clinique : A amélioré la continuité du soin et réduit les redondances, promouvant une vision plus holistique du patient.

Delta Bots (Brésil) ✻ Description : Startup de Pitangui, MG, qui développe des solutions avec IA et automatisation pour optimiser les processus administratifs et cliniques dans des unités de santé locales. ➤ Impact sur la pratique clinique : A augmenté l'efficacité opérationnelle et amélioré la qualité de l'accueil, spécialement dans des communautés aux ressources limitées.

Clinical Pathways (Royaume-Uni) ✻ Description : Outil de visualisation et organigramme qui aide les médecins dans l'évaluation de diagnostics, pour l'aide à la décision clinique. ➤ Impact sur la pratique clinique : A facilité l'analyse de données cliniques, améliorant la prise de décisions et l'efficacité dans le diagnostic et le traitement.

LIVO (Espagne) ✻ Description : Plateforme qui connecte des hôpitaux à des professionnels infirmiers en utilisant l'IA pour optimiser les plannings et la conciliation du travail. ➤ Impact sur la pratique clinique : A augmenté la flexibilité des professionnels et amélioré l'allocation des ressources humaines, réduisant l'épuisement professionnel.

ENCADRÉ THÉMATIQUE : INITIATIVES AYANT AGGRAVÉ LES DÉFIS DANS LA PRATIQUE CLINIQUE

Dossiers Électroniques Fragmentés (Mondial) $✧$ Description : Systèmes de dossier électronique non intégrés et aux interfaces complexes. ⚠ Impact sur la pratique clinique : Ont augmenté la charge administrative et réduit le temps disponible pour le soin direct au patient.

Conecte SUS (versions initiales) (Brésil) $✧$ Description : Plateforme nationale qui a fait face à des défis d'interopérabilité et d'utilisabilité dans ses versions initiales. ⚠ Impact sur la pratique clinique : A rendu difficile l'accès efficace aux informations des patients, impactant négativement la continuité du soin.

Programmes de Numérisation Accélérée (Royaume-Uni) $✧$ Description : Initiatives comme le « Paperless 2020 » mises en œuvre sans le co-design nécessaire avec les professionnels de santé. ⚠ Impact sur la pratique clinique : Ont généré de la frustration chez les professionnels en raison du manque d'alignement avec les besoins cliniques réels.

My Health Record (Australie) $✧$ Description : Système national de dossier électronique qui a fait face à une résistance publique et une faible adhésion initiale par des failles de communication et de confidentialité. ⚠ Impact sur la pratique clinique : De nombreux professionnels ont rapporté des difficultés d'utilisation et des doutes quant à la fiabilité des informations insérées.

Epic Systems (États-Unis) $✧$ Description : Largement adopté dans les hôpitaux américains, mais critiqué pour son interface complexe et ses courbes d'apprentissage abruptes. ⚠ Impact sur la pratique clinique : A élevé le temps d'écran et réduit le contact humain lors de l'accueil, contribuant au burnout clinique.

Système Intégré de Santé (Pérou) $✧$ Description : Tentative d'unification de systèmes de registre médical public sans infrastructure numérique adéquate. ⚠ Impact sur la pratique clinique : A résulté en instabilité, perte de données et désorganisation du flux clinique dans des zones reculées.

Hospitales Digitales (Chili) $✧$ Description : Projet de numérisation hospitalière avec un focus excessif sur l'infrastructure, mais peu de formation des professionnels. ⚠ Impact sur la pratique clinique : A créé un abîme entre la modernisation technique et la pratique clinique, générant une dépendance à un support externe constant.

Adhésion forcée à des healthtechs sans régulation (Inde) $✧$ Description : Professionnels ont été pressés d'adopter des plateformes privées pour la téléconsultation, sans standardisation ni entraînement. ⚠ Impact sur la pratique clinique : A généré des disparités dans la qualité de l'accueil, une insécurité juridique et une surcharge par des systèmes mal adaptés.

Cette sélection montre l'importance de développer et de mettre en œuvre des solutions numériques dans la santé qui soient centrées sur l'utilisateur, co-designées avec les professionnels et alignées sur les besoins cliniques réels. La technologie doit être une alliée dans le soin, pas une barrière à franchir.

LA DOULEUR DE CEUX QUI SOIGNENT : BURN-OUT, ABANDON ET FATIGUE MORALE

Divers professionnels de première ligne font face, avec une fréquence de plus en plus grande, à un épuisement qui va au-delà de la fatigue physique — c'est un effondrement existentiel. C'est le sentiment d'être présent, mais absent ; d'agir avec compétence technique, mais sans puissance ; de remplir des protocoles avec précision, mais avec le cœur hors de la pièce. Il s'agit de ce que des auteurs internationaux ont appelé *moral injury*, ou « souffrance morale » : la douleur de savoir ce qui serait le mieux pour le patient, mais de ne pas réussir à l'offrir à cause de restrictions de temps, de système, de structure ou de budget.

Une recherche de l'Association Médicale de São Paulo a révélé que 57 % des médecins ont rapporté un épuisement émotionnel, tandis que 40 % ont montré des signes clairs d'épuisement professionnel. Et ce n'est pas que de la fatigue : beaucoup ont décrit des sentiments d'inutilité, de dépersonnalisation et de perte de sens dans la profession. Aux États-Unis, plus de 63 % des médecins ont rapporté des symptômes de épuisement professionnel après la pandémie, un chiffre alarmant qui met en lumière l'effondrement émotionnel et institutionnel du soin.

Cette souffrance est alimentée par une structure qui exige, standardise, chronomètre et aspire, sans rendre de support émotionnel, de temps protégé ou de reconnaissance. La médecine, qui a toujours exigé un don de soi intense, s'est mise à réclamer des professionnels une performance surhumaine dans des journées exhaustives, avec de multiples demandes simultanées, des objectifs impersonnels et une bureaucratie croissante. Le résultat est l'aplatissement du professionnel clinicien en un avatar administratif, un exécutant de conduites, sans temps ni espace pour métaboliser l'impact de ses décisions.

Le épuisement professionnel, ici, est seulement le symptôme visible d'un désalignement profond : le décollement entre l'idéal du soin et la réalité de la pratique. Des professionnels qui sont entrés en médecine pour accueillir et transformer des vies se voient remplir des formulaires, gérer des exigences institutionnelles et éteindre des incendies logistiques. Ils se sentent seuls, même dans de grandes équipes. Ils se sentent impuissants, même techniquement bien préparés. Ils se sentent coupables, même quand ils ont fait du mieux qu'ils pouvaient. Et peut-être le plus dévastateur : ils sentent que, peu à peu, ils cessent de sentir. Car sentir trop dans un système insensible peut être insupportable.

Cette fatigue atteint l'identité : des médecins rapportent ne plus se reconnaître dans les choix qu'ils font. Des infirmiers, historiquement proches du soin direct, expriment leur frustration d'être devenus des opérateurs de tâches automatisées, loin de l'écoute qui les a inspirés. Des psychologues tentent de soutenir la santé mentale d'autrui alors que la leur s'effondre. Les plus jeunes, fraîchement diplômés, se heurtent à une réalité brutalement distante de l'idéal qui les a mus : souvent marquée par l'exploitation, l'insécurité juridique et l'absence totale de mentorat.

Et, bien sûr, cela affecte aussi le patient. Diverses études ont déjà montré que les professionnels en burnout commettent plus d'erreurs, écoutent moins et établissent des liens plus fragiles. Une étude publiée en 2019 dans le *BMJ Quality & Safety* a montré que les médecins avec de hauts niveaux d'épuisement présentaient 45 % de risque en plus de commettre des erreurs cliniques significatives. La souffrance de celui qui soigne devient un risque systémique. La douleur du professionnel se répercute sur la qualité du soin et ferme un cycle cruel : l'échec génère de la culpabilité, qui rétro-alimente la souffrance, qui mine la puissance clinique.

Et ce scénario critique s'exprime aussi dans les indices croissants de suicide parmi les médecins. Des estimations internationales indiquent que les médecins ont un risque entre 1,4 et 2,3 fois plus élevé de suicide que la population générale, spécialement parmi les anesthésistes, psychiatres et cliniciens. Au Brésil, encore sous-notifiés, les cas s'accumulent en silence. Et le plus tragique est que ces suicides, souvent, ne sont pas interprétés comme des symptômes d'un système qui rend malade, mais comme des questions individuelles, des pathologies personnelles, déconnectées des structures qui les ont générés. La douleur, une fois de plus, est privatisée.

Mais la douleur de ceux qui soignent est aussi multiple. Il y a ceux qui souffrent en silence, ceux qui demandent un arrêt, ceux qui tombent malades en silence, et aussi ceux qui résistent, qui dénoncent, qui inventent de nouvelles pratiques — souvent contre vents et marées. Des mouvements d'écoute entre pairs, des programmes de décompression émotionnelle lors des gardes, des groupes de soutien entre résidents, des cliniques autogérées surgissent. Ce sont des tentatives authentiques de sauver l'humanité de la pratique.

Ce qui se révèle, c'est que le burnout n'est pas seulement une réaction à l'excès de travail. C'est une conséquence de la dissociation entre ce que le professionnel sait que le soin devrait être et ce que le système lui permet de faire. Cet abîme entre le savoir et le pouvoir, entre l'intention et l'action, est peut-être l'endroit le plus douloureux pour qui a choisi une profession orientée vers l'autre. Ce n'est pas le volume d'heures qui tue. C'est le vide de sens. C'est la répétition d'actions qui ne transforment pas.

Et cela ne se résout pas avec des conférences de motivation ou sur la santé mentale, des fruits à la pause ou des slogans sur la « résilience ». La fatigue morale exige une réponse morale — collective, institutionnelle, politique et éthique. Le système doit cesser de demander aux professionnels d'être des héros. Et commencer à garantir qu'ils soient humains. Avec du temps pour écouter, avec de l'espace pour réfléchir, avec de l'autonomie pour décider, avec une protection pour se tromper. Et avec des réseaux de soutien réels pour soutenir leur propre santé. Parce qu'il n'existe pas de soin véritable là où le soignant est effondré. Et il n'y a pas de santé durable dans un écosystème où celui qui soigne se voit obligé d'anesthésier ses émotions pour survivre.

ENCADRÉ THÉMATIQUE : DONNÉES SUR LA SOUFFRANCE DES PROFESSIONNELS DE SANTÉ

Prévalence du burnout chez les travailleurs brésiliens

• **Données** : 30 % des travailleurs souffrent du syndrome de burnout, plaçant le Brésil comme le deuxième pays avec le plus de cas au monde.

• **Source** : Association Nationale de Médecine du Travail (ANMT)

Burnout chez les résidents en médecine au Brésil

• **Données** : 78,4 % des résidents en médecine présentent des symptômes de burnout.

• **Source** : Article de Fabichak, Silva-Junior et Morrone

Lésion morale chez les professionnels de santé durant la pandémie

• **Données** : Une étude menée auprès de 31 849 professionnels dans 13 pays a mis en évidence une association modérée entre la lésion morale et les symptômes de trouble de stress post-traumatique, d'anxiété, de dépression, de épuisement professionnel et d'idéation suicidaire.

• **Source** : Méta-analyse publiée sur PubMed

Fatigue de compassion chez les professionnels de santé

• **Données** : Des études indiquent que la fatigue de compassion a un impact négatif sur la santé des soignants, étant associée à l'anxiété, à la dépression, aux troubles du sommeil et au épuisement professionnel.

• **Source** : Revue intégrative publiée dans *Psicodebate*

Burnout et lésion morale chez les médecins de l'USP

• **Données** : Une recherche menée auprès de médecins de l'USP a révélé une prévalence de 62 % de dépression modérée, 45 % d'anxiété modérée, 45–80 % de burnout et 88 % de lésion morale.

• **Source** : Étude publiée dans *Annals of Family Medicine*

Ces données montrent que la souffrance psychique parmi les professionnels de santé est une crise systémique qui exige des réponses structurelles. Il est impératif que les institutions de santé, les gestionnaires et les décideurs politiques reconnaissent et affrontent cette situation et mettent en œuvre des mesures promouvant des environnements de travail plus sains, avec un soutien émotionnel adéquat, une valorisation professionnelle et des conditions permettant la pratique d'un soin véritablement humanisé.

L'URGENCE DE REDESSINER LE SOIN : LA TECHNOLOGIE AU SERVICE DES SOIGNANTS

S'il est vrai que la technologie a contribué à surcharger et rendre malades ceux qui soignent, il est aussi vrai qu'elle peut être redessinée comme instrument de libération clinique. Mais cela n'arrive que lorsque la logique de développement de systèmes et flux numériques cesse de prioriser la facturation et le contrôle, pour passer à la reconnaissance du temps, de l'écoute et de l'intelligence clinique comme valeurs centrales de la pratique médicale.

Quelques expériences autour du monde ont montré que c'est possible. OpenNotes, projet créé par le Beth Israel Deaconess Medical Center, à Boston, a rendu accessible au patient le contenu intégral de ses notes cliniques. L'objectif initial était de renforcer la transparence. Mais ce qu'on a vu, dans diverses institutions participantes, fut aussi une amélioration de la qualité de l'écoute et du lien médecin-patient. Les médecins se sont mis à écrire avec plus de clarté, de rigueur et d'empathie — et les patients ont rapporté une meilleure compréhension, adhésion et confiance.

Au Brésil, la startup Phelcom a développé l'Eyer, un rétinographe portable avec IA pour le tri ophtalmologique automatisé — particulièrement utile dans les régions isolées. Plus que fournir des diagnostics, le système a été pensé pour libérer le temps du spécialiste, réduire les tâches répétitives et élargir la capacité de résolution des soins primaires. C'est un modèle de technologie qui soulage. Au Danemark, le système public a mis en œuvre un réseau numérique unifié de dossier national, avec un focus sur l'interopérabilité. La plateforme connecte différents niveaux de soins et permet au patient lui-même d'inclure des données sur son état émotionnel, son adhésion thérapeutique et ses changements de style de vie.

Le système créé par la startup américaine Abridge utilise l'intelligence artificielle pour transcrire les consultations en temps réel, générer des résumés avec un langage accessible pour les patients et, en même temps, remplir automatiquement les champs du dossier électronique. Ce qui était auparavant une tâche épuisante — rédiger des notes structurées pendant et après la consultation — est devenu un processus médié par la technologie qui rend au médecin temps, attention et présence.

Des solutions tournées vers le bien-être de celui qui soigne apportent aussi de nouvelles perspectives : le Clinician Burnout Dashboard, créé par le Stanford Medicine's WELL MD Center, surveille des indicateurs d'épuisement en temps réel sur la base de modèles d'utilisation du système, de temps d'écran et d'auto-enregistrements d'épuisement. La logique est simple : si nous surveillons les battements, la glycémie et le sommeil des patients, pourquoi ne pas accompagner les signes vitaux émotionnels des professionnels qui les soignent ? L'auto-soins doit cesser d'être un luxe individuel pour devenir une politique institutionnelle.

EmPath, un protocole appliqué dans des hôpitaux des États-Unis qui réorganise le flux d'accueil en santé mentale pour réduire le temps d'attente et créer des espaces de décompression émotionnelle également pour les professionnels de l'équipe, a réussi à réduire expressément les épisodes d'agressivité, d'épuisement et d'abandon du travail parmi les professionnels. Le plus intéressant est que ce redessin est plus durable. Des études du King's Fund, une institution renommée de recherche en santé au Royaume-Uni, montrent que les initiatives réduisant le burnout chez les professionnels de santé résultent en une plus grande productivité, un moindre *turnover*, moins d'erreurs cliniques et une plus grande adhésion du patient. De même, une étude de l'Organisation Mondiale de la Santé (OMS) souligne que des environnements de travail sains réduisent jusqu'à 25 % l'absentéisme et améliorent la performance des équipes de santé.

Toute innovation technologique dans la santé doit être évaluée par l'impact humain. Si un outil économise du temps, mais draine l'attention ; s'il accélère les processus, mais sabote le lien ; s'il organise des données, mais empêche l'écoute — il échoue et doit retourner sur la planche à dessin. Le succès technologique, en médecine, doit être mesuré en santé relationnelle. Et cela inclut la santé de celui qui soigne.

C'est cette transition que nous proposons : de la technologie comme instrument d'extraction vers la technologie comme instrument de régénération, de la logique de l'efficacité aveugle vers la logique de la présence sensible, du épuisement professionnel silencieux vers l'écoute active institutionnelle. Et du professionnel vidé vers le clinicien entier — avec du temps, avec du sens, avec de la santé.

CAPÍTULO 8
LES DANGERS DE LA PREUVE SANS CONTEXTE

La médecine fondée sur les preuves (*Evidence-Based Medicine*) constitue une avancée technique incontestable, mais son usage décontextualisé est devenu un frein clinique. Protocoles et directives (*guidelines*) acquièrent un statut de vérité absolue, tandis que le raisonnement clinique, le contexte et l'écoute approfondie se voient dévalorisés. Ce chapitre propose une reconstruction de la relation entre la preuve scientifique et les perceptions du patient.

LA PREUVE QUI IGNORE L'INDIVIDU

Il ne fait aucun doute que la médecine fondée sur les preuves a constitué l'une des avancées majeures de la pratique clinique. En proposant que les conduites médicales s'appuient sur des données solides, des essais cliniques contrôlés et des revues systématiques, elle a créé un antidote nécessaire contre des pratiques empiriques obsolètes, des décisions arbitraires et des intuitions dangereuses. La valorisation de la preuve a apporté rigueur, comparabilité et prévisibilité à des systèmes auparavant vulnérables à l'approximation et à la tradition sans fondement.

Mais elle a également entraîné un effet secondaire notable : le risque d'une généralisation aveugle. Les professionnels, sous la pression des protocoles et des audits, se voient souvent contraints d'appliquer des conduites basées sur des directives même lorsque leur écoute, leur raisonnement clinique et leur expérience indiquent que ce patient spécifique ne correspond pas à la norme. Selon une enquête menée auprès de médecins généralistes au Royaume-Uni, 65 % rapportent des conflits fréquents entre les protocoles et la singularité clinique de leurs patients, principalement dans des contextes complexes tels que les comorbidités multiples, la souffrance psychosociale ou les symptômes non catégorisables. Au Brésil, une étude de l'Université de São Paulo (2022) a identifié que 58 % des médecins de soins primaires affrontent le même dilemme, aggravé par des limites structurelles, la diversité culturelle et les inégalités sociales.

Le nœud du problème réside dans la différence entre ce qui fonctionne « en moyenne » et ce qui fonctionne « dans ce corps, à cet instant, avec cette histoire de vie ». Les essais cliniques randomisés — l'idéal de la preuve — sont excellents pour démontrer des effets moyens dans des groupes statistiquement contrôlés. Mais leur transposition dans la clinique se heurte à une donnée élémentaire que nous avons déjà abordée dans cet ouvrage : personne n'est une moyenne. Chaque patient porte un métabolisme unique, des relations affectives, des croyances, des traumatismes, des routines, des vulnérabilités sociales et des réalités matérielles qui modulent radicalement sa réponse au traitement. Ignorer cela, c'est de l'aveuglement déguisé en précision.

La soi-disant « preuve de premier ordre » (essais cliniques randomisés, méta-analyses, revues systématiques) a coutume de négliger ces couches complexes. Au nom de la contrôlabilité statistique, on exclut ceux qui ont de multiples maladies, ceux qui sont hors de la tranche d'âge cible, ceux qui n'adhèrent pas pleinement au protocole ou ceux qui présentent des variations défiant l'homogénéité de l'échantillon. Le résultat donne des études méthodologiquement parfaites, mais déconnectées de la vie. Comme l'a affirmé l'épidémiologiste canadien John Frank : « La médecine fondée sur les preuves est excellente pour savoir ce qui fonctionne en général, mais très mauvaise pour décider quoi faire avec une personne en face de vous. »

Les personnes âgées, les patients atteints de maladies rares ou les personnes en situation de vulnérabilité socio-économique sont sous-représentés, voire totalement absents des essais cliniques qui fondent les directives. Un rapport de la FDA (*Food and Drug Administration*) de

2023 a indiqué que, bien que les Afro-Américains représentent environ 13 % de la population des États-Unis, ils ne composent que 5 % des participants aux études cliniques. Chez les personnes âgées avec comorbidités, l'exclusion est encore plus grande. Or, ce sont précisément ces patients qui ont le plus besoin d'un soin contextualisé.

Un autre point critique est la production même de la preuve, qui s'inscrit dans un écosystème avec des intérêts, des pressions et des limites rarement discutés avec clarté et transparence. une étude de la Cochrane Library a souligné qu'environ 75 % des études sur les nouveaux médicaments publiées au cours des dix dernières années avaient un certain degré de financement par l'industrie — et que ces études avaient quatre fois plus de chances de présenter des résultats favorables au produit investigué. Les sources d'information utilisées par les professionnels pour prendre des décisions comportent des biais qui ne sont pas clairs. Et cela exige une lecture critique qui n'est pas toujours présente dans la pratique clinique quotidienne.

Il y a aussi une question méthodologique importante : l'obsession pour les résultats (*outcomes*) objectivement mesurables à un niveau superficiel. Au nom de la robustesse statistique, la majorité des études priorisent des marqueurs biologiques et des indices « durs » comme le cholestérol, la mortalité, la pression artérielle, tout en laissant de côté des aspects comme la perception du bien-être, la vitalité, la fonctionnalité, l'adhésion émotionnelle, le sens de la vie ou la satisfaction vis-à-vis du soin. Le patient qui se sent plus mal, mais dont les chiffres s'améliorent, est traité comme un cas de succès.

Dans des pays comme le Brésil, où la diversité culturelle, sociale et biologique est immense, l'application aveugle de directives universelles peut être particulièrement dommageable. Un protocole construit sur la base d'études nord-américaines peut ne pas s'appliquer aux populations indigènes, aux quilombolas ou aux patients ayant des difficultés d'accès, une faible scolarité ou une alimentation précaire. La médecine de la preuve, sans écoute contextuelle, peut virer à l'outil d'exclusion sous vernis technique.

Et elle perpétue un réductionnisme dangereux : celui selon lequel tout ce qui importe peut être mesuré par les outils actuels. Cette illusion quantitative obscurcit la valeur de dimensions comme le lien thérapeutique, le récit de la maladie et la trajectoire du patient, qui regorgent de données non capturées. Comme l'a montré Annemarie Mol dans *The Logic of Care*, le soin ne s'organise pas en directives linéaires, mais en réseaux affectifs, pragmatiques, fluides — où le savoir technique doit se plier à la vie vécue.

Une part significative de la communauté scientifique reconnaît déjà ces limites. Des mouvements comme la médecine centrée sur la personne, la médecine narrative, la science de la complexité et la médecine personnalisée cherchent à recomposer l'équation. Au Canada, en Australie et aux Pays-Bas, des directives nationales intègrent déjà le principe selon lequel aucune preuve n'est applicable sans être d'abord ajustée à l'histoire, aux valeurs et à la situation de celui qui est soigné. L'OMS propose la pratique *evidence-informed* — où science, expérience et valeurs coexistent comme parties inséparables de la décision clinique.

Cette perspective perfectionne la rigueur. Reconnaître les limites de la preuve fait partie de son usage éthique et intelligent. Lorsqu'un professionnel refuse d'appliquer un protocole parce qu'il perçoit que, pour ce patient, il est inadéquat, ce n'est pas de la rébellion. C'est de la clinique vivante et un signe de compétence.

LE SOIN PASTEURISÉ ET LE VÉCU IGNORÉ

La promesse de la médecine fondée sur les preuves était claire et puissante : utiliser les meilleures données disponibles pour étayer les décisions cliniques, réduire les variations injustifiées dans le soin et améliorer les résultats pour les patients. Mais ce que l'on voit, aux quatre coins du Brésil, c'est la dénaturation de cette promesse par une application rigide, décontextualisée et mécanisée de l'idée de science. Ce qui est né comme un soutien au raisonnement clinique s'est converti, dans de nombreux contextes, en un substitut de celui-ci, transformant la consultation en un rituel de cochage de cases, où le protocole s'impose sur l'écoute et la directive étouffe la singularité de qui est en face.

Ce phénomène, vécu par de nombreux professionnels presque sans s'en rendre compte, a un nom : le syndrome de la check-list clinique. Un modèle de prise en charge dans lequel le professionnel est pressé de suivre un scénario technico-administratif, avec peu ou pas d'espace pour naviguer dans les complexités réelles de chaque cas. Au lieu d'une conversation, avec ses nuances et ses détours organiques, s'établit une séquence stérile de questions prévisibles, de réponses fermées et de conduites automatisées.

Cette dynamique n'est pas tombée du ciel. Elle est le résultat d'un bouillon épais avec quelques ingrédients déjà mentionnés, qui s'accumulent :

1. Augmentation brutale de la charge de travail.
2. Judiciarisation croissante de la médecine.
3. Pression systématique pour la productivité.
4. Standardisation imposée par des systèmes numériques qui traitent le soin comme une opération technique.
5. Modèle qui rémunère au volume et punit l'individualité.

Un patient souffrant de douleur thoracique chronique peut passer par tous les examens et algorithmes de stratification du risque cardiovasculaire et, pourtant, ne pas avoir d'explication à ses douleurs, ou pire, voir sa douleur étiquetée comme « non spécifique » et être orienté vers un psychiatre. Cette déconnexion entre directives et réalité clinique s'infiltre dès la formation. De nombreux étudiants apprennent la médecine comme s'il s'agissait d'un jeu d'organigrammes. Le raisonnement clinique, qui devrait être un exercice narratif, d'écoute active et de synthèse contextuelle, vire au scanner statistique. Et quand ce jeune diplômé tombe dans le monde réel, plein de patients ambigus, de cas qui ne « bouclent » pas, de corps qui n'obéissent pas, il se sent désarmé, anxieux, en insécurité.

une étude de la Stanford Medicine (2021) a indiqué que 58 % des médecins ayant moins de 10 ans de pratique sentent que leur exercice est de plus en plus distant de ce qu'ils considèrent comme un véritable soin. Le terme le plus utilisé par eux ? « Automatisme clinique », une sorte de torpeur technique où le patient devient le prochain numéro de la file (vous avez probablement déjà vu cela se produire quelques fois).

La médecine, dans son essence, a toujours été autant science que soin. Elle exige des connaissances techniques, certes, mais requiert aussi présence, intuition, écoute, improvisation, sensibilité. Lorsqu'elle est réduite à l'application froide de preuves, elle perd sa puissance transformatrice. Et cette perte a des conséquences réelles sur les résultats cliniques, sur l'adhésion au traitement et sur le bien-être des médecins et des patients.

La judiciarisation a aussi un poids central dans cet effondrement. Le Brésil, les États-Unis et l'Italie sont parmi les pays où croît le nombre de procès pour « non-respect du protocole ». Cela alimente un climat de peur institutionnelle où le soin devient défense et le traitement, une stratégie juridique. C'est la fameuse « médecine défensive » — où l'on demande plus d'examens que l'on n'écoute de raisons.

Cette critique, auparavant marginale, résonne aujourd'hui au sein de la propre communauté. Conférences, manifestes, sociétés savantes dénoncent l'hypertrophie du protocole et l'anémie de la clinique. Des mouvements comme *Realistic Medicine* (Écosse), *Choosing Wisely* (présent dans des dizaines de pays) et des cursus médicaux plus humanisés cherchent à sauver la pratique en tant que rencontre.

Ces mouvements proposent un redessin du soin qui réconcilie science et sensibilité ; qui valorise la directive comme référence, mais jamais comme sentence ; qui enseigne au professionnel à lire la preuve comme un outil ; qui rend au médecin la légitimité d'écouter, penser, intuiter et décider sur la base du contexte, pas seulement de la statistique ou d'un chemin universel unique et inefficace.

QUAND LE CONTEXTE CHANGE TOUT

Considérez la réponse à un même traitement médicamenteux chez des individus d'ethnies différentes. Des études montrent que certains antihypertenseurs, comme les inhibiteurs de l'enzyme de conversion de l'angiotensine (IECA), ont une efficacité réduite dans les populations noires par rapport aux populations blanches, une donnée largement documentée. Pourtant, cette nuance apparaît rarement dans les protocoles de prise en charge rapide, qui indiquent « le meilleur remède » sur la base de la moyenne statistique, sans considérer les variables ethniques, socio-économiques ou environnementales.

Il en va de même pour les différences de genre. Les femmes présentent souvent des symptômes cardiovasculaires considérés comme « atypiques » (tels que fatigue, douleur gastrique ou malaise diffus) et sont, pour cette raison, fréquemment sous-diagnostiquées lors de prises en charge d'urgence pour plainte thoracique. L'American Heart Association a alerté en 2022 sur le fait que les femmes ont 50 % plus de risques de recevoir un diagnostic erroné après un infarctus, précisément parce que le protocole standard a été conçu à partir d'études menées majoritairement sur des hommes.

Il y a aussi le rôle déterminant du contexte social dans l'effectivité clinique. Un antidépresseur avec une efficacité de 60 % dans des essais cliniques peut avoir un impact bien différent sur quelqu'un vivant sous la violence domestique, l'insécurité alimentaire ou l'isolement. Dans ces cas, le problème réside dans l'absence d'une approche incluant les facteurs sociaux dans le raisonnement clinique.

Il existe aussi des protocoles qui, même techniquement corrects, échouent éthiquement. Une étude publiée dans le *New England Journal of Medicine* (2020) a révélé que des algorithmes utilisés pour la priorisation des patients dans des programmes de santé aux États-Unis favorisaient, par inadvertance, les patients blancs au détriment des noirs, même lorsque les indicateurs cliniques étaient similaires. Cela parce que l'algorithme utilisait les dépenses antérieures de santé comme approximation (*proxy*) du besoin, sans considérer que les populations noires, en raison d'un accès historiquement limité, dépensent moins, non pas parce qu'elles ont moins besoin, mais parce qu'elles sont moins soignées.

La donnée est générée, interprétée et appliquée au sein de systèmes imprégnés d'inégalités, de biais et d'intérêts spécifiques. Et, lorsqu'elle est transformée en protocole sans médiation critique, elle peut cristalliser des distorsions. La statistique devient, ici, insuffisante et injuste. Le risque réside dans la manière dont elle est lue, répliquée et appliquée, sans écoute de ce qui échappe aux chiffres.

Des cas cliniques réels aident à illustrer l'impact du contexte. Une patiente atteinte de diabète de type 2 peut avoir du mal à contrôler sa glycémie non par désobéissance au traitement, mais parce qu'elle habite dans un « désert alimentaire », où fruits et légumes sont inaccessibles. Ou parce qu'elle travaille en horaires décalés, a trois emplois et aucun réseau de soutien. Si le protocole dit « renforcer la diète » ou « orienter vers le nutritionniste », mais que le contexte rend cela irréalisable, la conduite échoue même si elle est techniquement correcte.

Un adolescent diagnostiqué avec un TDAH peut exprimer, en réalité, des symptômes de stress chronique, d'insécurité alimentaire et d'instabilité domestique. Le protocole suggère médication et psychothérapie. Mais si l'école est oppressive, l'environnement familial violent et la communauté prise par la peur, le symptôme persiste. La psychiatrie a reconnu, peu à peu, la nécessité d'inclure des variables environnementales, communautaires et historiques dans la construction diagnostique.

La littérature médicale reconnaît de plus en plus ces limites. Des pratiques considérées comme alternatives cherchent justement à récupérer le contexte comme partie légitime de l'analyse clinique. Et les Soins de santé primaires à la Santé, lorsqu'elle est bien structurée, a le potentiel de faire cette lecture élargie, précisément parce qu'elle est plus proche du territoire et de la vie quotidienne des patients.

Le défi réside dans le développement de modèles de soin qui reconnaissent que chaque patient apporte un corps, une biographie et un environnement. Que le protocole est une hypothèse, que l'écoute est une loupe et que la preuve sans contexte n'est pas de la science, c'est du réductionnisme.

FOCUS THÉMATIQUE : LES 6 POINTS AVEUGLES DE LA MÉDECINE FONDÉE SUR LES PREUVES

Ce que les protocoles ignorent — et pourquoi cela compromet le soin

1. Population moyenne comme base statistique

Pourquoi cela échoue : les preuves sont conçues sur la base de grands échantillons moyens, qui excluent les exceptions.

• Exemple clinique : femme de 42 ans, avec tableau auto-immun et historique émotionnel intense, reçoit une conduite standard masculine et inefficace.

→ Alternative plausible : modèles de médecine stratifiée par profils phénotypiques et contextuels, pas seulement démographiques.

2. Critères d'exclusion rigides dans les essais cliniques

Pourquoi cela échoue : les patients avec comorbidités, souffrance psychique, polypharmacie ou vie instable sont exclus des études.

• Exemple clinique : la preuve qui guide la conduite n'inclut pas les patients qui apparaissent le plus dans le système public (SUS).

⟶ Alternative plausible : études pragmatiques incorporant des variables réelles de la vie (ex : pauvreté, chaos émotionnel, polymorbidité).

3. Application de guidelines sans écoute

Pourquoi cela échoue : les protocoles sont appliqués comme une recette de cuisine, sans adaptation au sujet et à sa complexité.

• Exemple clinique : médecin ignore la plainte d'un patient parce qu'elle « n'est pas dans le protocole de la directive en vigueur ».

⟶ Alternative plausible : directives commentées et adaptables avec espace pour le jugement clinique documenté.

4. Métriques de substitution (ex : « a réduit le LDL », « a amélioré le score »)

Pourquoi cela échoue : traitent les symptômes ou biomarqueurs comme une fin en soi, sans regarder l'impact fonctionnel ou le bien-être.

• Exemple clinique : patient avec cholestérol plus bas, mais épuisé, dépressif et sans amélioration clinique.

⟶ Alternative plausible : évaluations intégrées — résultat fonctionnel, vitalité perçue, lien restauré.

5. Preuve centrée sur le court terme

Pourquoi cela échoue : la majorité des études cliniques suivent les patients pendant des semaines ou quelques mois, pas des années.

• Exemple clinique : thérapie hormonale ou antidépressive semble efficace en 3 mois, mais apporte des complications en 2 ans.

⟶ Alternative plausible : études longitudinales centrées sur la santé soutenue, pas seulement sur la réponse immédiate.

6. Mépris des facteurs culturels et affectifs

Pourquoi cela échoue : la même conduite peut avoir des effets complètement distincts selon le récit et l'environnement.

• Exemple clinique : prescrire la pleine conscience (*mindfulness*) à une femme subissant des violences conjugales — sans écoute ni soutien — peut être inoffensif ou cruel.

→ Alternative plausible : insérer des dimensions socioculturelles et affectives dans la lecture de l'efficacité thérapeutique.

La médecine fondée sur les preuves a été l'une des plus grandes conquêtes de la science moderne. Mais cela ne signifie pas que ses méthodes doivent être appliquées sans écoute, sans contexte, sans intelligence relationnelle et sans intégration de connaissances permettant de voir la complexité du corps.

COMMENT SAUVER L'INTELLIGENCE CLINIQUE SANS RENONCER À LA SCIENCE

La réconciliation entre science et écoute clinique est déjà à l'œuvre dans diverses initiatives, pratiques et lignes de recherche qui défient la fausse dichotomie entre rigueur technique et sensibilité humaine. L'histoire même de la médecine nous rappelle que l'anamnèse, l'écoute attentive et l'observation soignée du contexte ont été, pendant des siècles, les principaux instruments diagnostiques des médecins. La révolution technologique a apporté des gains incontestables, mais l'erreur a été de supposer que ces avancées devaient remplacer l'intelligence clinique qui émerge de la relation avec le patient. Avec l'explosion de l'IA qui s'annonce, cet axe doit être très bien calibré pour ne pas finir par vider la profession de sa substance (protocole pour protocole, l'IA coûtera moins cher et sera plus précise sur bien des points, et l'écosystème se réorganisera à partir de ce qui est économiquement viable et rentable).

Le modèle de la médecine centrée sur la personne propose cette réintégration et est adopté officiellement dans des pays comme le Royaume-Uni, le Canada et l'Australie. Différente du modèle biomédical traditionnel, cette approche valorise l'écoute active comme outil diagnostique, la co-construction du plan thérapeutique et la reconnaissance du contexte de vie comme partie légitime de l'analyse clinique.

Un autre mouvement consistant est celui de la médecine narrative, propulsé par des centres comme la Columbia University, aux USA, où les médecins sont formés pour utiliser les histoires cliniques comme instruments d'écoute approfondie et d'élaboration diagnostique. Au Brésil, les Soins de santé primaires à la Santé, lorsqu'elle est pratiquée avec un temps clinique de qualité et un support institutionnel, le montre dans la pratique, avec des preuves que les municipalités dotées d'équipes plus intégrées ont réduit jusqu'à 35 % les hospitalisations pour des conditions sensibles aux soins de base. Autrement dit : l'écoute structurée, lorsqu'elle est appliquée avec stratégie et continuité, prévient ce que le protocole, seul, ne parviendrait pas à éviter.

Ce retour de l'anamnèse approfondie a également été défendu par des auteurs extrêmement pertinents comme Eric Topol, dans le livre *Deep Medicine*, où il propose une médecine amplifiée par l'IA, mais basée sur le lien, le temps protégé et l'écoute active. Selon lui, le plus grand gain de l'intelligence artificielle sera de rendre au médecin le temps et l'attention nécessaires pour écouter vraiment.

Dans l'éducation médicale, ce mouvement commence aussi à apparaître. La Harvard Medical School a incorporé dans son cursus des modules sur la médecine narrative, l'empathie basée sur la preuve et l'analyse critique de la littérature avec des lentilles culturelles et sociales. L'objectif n'est pas « d'humaniser » le médecin par rhétorique, mais d'entraîner l'écoute comme partie de la précision clinique. Parce que toute plainte ne rentre pas dans une catégorie formelle et que beaucoup de pistes surgissent de ce qui n'est pas dit. Parce que le détail compte.

UNE NOUVELLE ALPHABÉTISATION EN SYSTÈME DE SANTÉ : ENSEIGNER À INTERPRÉTER, PAS SEULEMENT À APPLIQUER

La racine de nombre de conflits entre ce que la science montre et la pratique clinique réside dans la manière dont la connaissance est transmise dans les couloirs des facultés. La formation actuelle, même dans les écoles d'excellence, tend encore à former des applicateurs de directives et non des interprètes attentifs de la complexité. L'alphabétisation scientifique a été réduite à un manuel de conduites et ce que les chiffres montrent, c'est une génération de professionnels qui maîtrisent les protocoles, mais hésitent — ou bloquent — face à ce qui échappe au standard.

Enseigner la médecine, les soins infirmiers, la psychiatrie comme un processus de traduction entre la preuve et l'individualité de chaque patient exige bien plus que de bons articles ou des manuels à jour. Cela exige de former des cliniciens capables de soutenir les ambiguïtés, de reconnaître les exceptions, de demander avant d'appliquer. Comme l'a déjà provoqué l'épistémologue française Isabelle Stengers, « une science qui prétend imposer silence au monde n'est pas une science : c'est du pouvoir déguisé en savoir ». La véritable science clinique interroge, observe, se refait face à ce qui ne rentre pas dans le modèle.

La formation médicale du XXIe siècle doit, de toute urgence, adopter une nouvelle alphabétisation qui forme des lecteurs critiques de preuves. Il faut enseigner aux futurs professionnels à détecter les limites méthodologiques, les biais d'échantillonnage, les conflits d'intérêts, les généralisations indues. Seulement 37 % des étudiants en dernière année de médecine aux USA savaient interpréter correctement la différence entre risque relatif et risque absolu dans les essais cliniques.

La formation médicale, face à ce que l'IA va révolutionner dans les prochaines années, devient moins une technique de réplication et plus un laboratoire de pensée : un espace où la connaissance est interrogée, élargie, appliquée avec critère et calibrée à la lumière de la réalité du patient, en cherchant y compris des données là où la médecine traditionnelle n'en a pas trouvé.

Cette nouvelle façon d'enseigner la preuve est déjà essayée dans des écoles qui adoptent le *clinical reasoning*, ou raisonnement clinique contextualisé. Les étudiants sont stimulés à discuter de cas complexes, où la directive est confrontée au contexte du patient. L'idée n'est pas de « suivre ou ne pas suivre le protocole », mais de comprendre pourquoi il peut ou non faire sens dans ce cas. C'est un entraînement au discernement, une compétence que la médecine technique a oublié d'enseigner.

CAPÍTULO 9
L'OMISSION DES HABITUDES ET DES ÉMOTIONS DANS LA PRATIQUE CLINIQUE

L'ÉMOTION COMME ÉVÉNEMENT BIOCHIMIQUE

Avant d'être un concept abstrait, l'émotion est un événement biochimique. Chaque état affectif, aussi subtil puisse-t-il paraître, déclenche des chaînes neurochimiques détectables qui se propagent dans tout l'organisme — non seulement dans le cerveau, mais aussi dans les tissus périphériques, les organes, la peau, le système digestif, l'axe immunitaire et les vaisseaux sanguins, dans chaque cellule. La tristesse a un rythme, la peur a une odeur, la colère a une température. L'euphorie et le désespoir sont tout aussi matériels : tous deux ajustent des récepteurs, altèrent des flux hormonaux et reconfigurent la communication entre des systèmes tels que le nerveux autonome, l'endocrinien et l'immunitaire. Il n'existe pas d'émotion « abstraite ». Il existe de la dopamine, de la sérotonine, de la noradrénaline, de l'acétylcholine, des endorphines, des cytokines pro-inflammatoires, des neuropeptides (et des dizaines d'autres substances dont la fonction n'est pas encore totalement comprise), tous médiateurs concrets d'états affectifs que le corps reconnaît.

Ce que nous appelons « ressentir » est, en réalité, un système complexe de signalisation interne. Des émotions comme la peur ou la joie sont des phénomènes incarnés, qui mobilisent des voies spécifiques dans le système nerveux central et périphérique. Le système limbique, le cortex préfrontal et le tronc cérébral interagissent en millisecondes pour interpréter des stimuli, émettre des commandes et déclencher des réponses adaptatives — avec des répercussions mesurables sur les battements cardiaques, la digestion, l'immunité et même l'expression génique. En parallèle, des tissus périphériques comme l'intestin, le cœur et la peau participent également à la réception et à l'émission de ces messages, formant un « système émotionnel distribué ».

La littérature identifie déjà que des états émotionnels maintenus sur de longues périodes créent des signatures physiologiques persistantes, capables d'induire ou d'aggraver des processus pathologiques. Des émotions négatives chroniques activent l'axe hypothalamo-hypophyso-surrénalien (HHS) et le système nerveux sympathique de manière soutenue, ce qui résulte en une augmentation du cortisol, de l'adrénaline et de la noradrénaline, hormones de réponse au stress qui, en excès, altèrent la plasticité neuronale, réduisent la variabilité cardiaque, compromettent la fonction immunitaire et favorisent une inflammation systémique de bas grade.

Le corps interprète les émotions comme des instructions physiologiques. Il ajuste son fonctionnement à partir du contenu émotionnel de l'expérience comme un rouage central de son autorégulation. Cette lecture chimique du monde intérieur est ce qui nous rend biologiquement sensibles à ce que nous vivons. Et c'est sur ce point que la médecine, en restant excessivement fixée sur des métriques de laboratoire décontextualisées, perd une dimension essentielle du diagnostic et du soin : le sens de ce que vit le patient. Sans comprendre cette dimension, il n'est pas possible de comprendre pourquoi deux corps avec des examens similaires évoluent de manières si différentes. La façon dont l'organisme interprète, répond et ressignifie ce qu'il ressent définit le pronostic plus que l'examen.

DES ÉMOTIONS QUI RENDENT MALADE OU QUI GUÉRISSENT : CE QUE LA MÉDECINE HÉSITE ENCORE À INTÉGRER

Il est de plus en plus indéfendable de considérer les émotions comme un simple toile de fond, sans pertinence clinique ou, tout au plus, périphériques dans la prise de décision. Des décennies de recherches en psychosomatique, psychoneuroimmunologie, neuroendocrinologie et neurosciences ont déjà démontré que des états émotionnels spécifiques modulent directement des processus physiologiques, inflammatoires, immunologiques, hormonaux et cardiovasculaires. Pourtant, ce que l'on voit majoritairement dans le système de santé continue de traiter les émotions comme une annexe optionnelle, à considérer s'il reste du temps. Et, en pratique, il n'en reste presque jamais.

La médecine hésite à incorporer les émotions comme variable clinique parce qu'elle s'est historiquement construite comme un domaine valorisant l'objectivité. Ce qui ne pouvait être mesuré, classifié ou isolé en laboratoire était marginalisé comme du bruit. Mais aujourd'hui, la science parvient déjà à mesurer ce « bruit » avec précision. Une étude de la Harvard Medical School (Slavich & Irwin, 2014) montre que des émotions comme la culpabilité, l'hostilité et la peur sont associées à l'activation soutenue de l'axe hypothalamo-hypophyso-surrénalien (HHS), à l'augmentation du cortisol et à l'élévation de marqueurs inflammatoires comme l'IL-6 et le TNF-alpha — des substances directement impliquées dans les maladies cardiovasculaires, le cancer et le déclin cognitif.

D'un autre côté, des émotions considérées comme « positives », telles que l'espoir, l'affection et le sens du but, sont des modulateurs biologiques mesurables. L'étude longitudinale *Nun Study*, menée pendant des décennies aux États-Unis, a analysé une série de lettres autobiographiques écrites par des religieuses au début de leur vie religieuse et a démontré que celles qui exprimaient plus d'affection et d'optimisme vivaient, en moyenne, sept ans de plus. Une analyse ultérieure a également montré une moindre incidence de maladies neurodégénératives, même chez des individus génétiquement prédisposés. L'émotion, ici, est un facteur de longévité.

L'influence émotionnelle sur la douleur est aussi largement documentée. Des revues systématiques publiées dans *The Lancet Psychiatry* indiquent que des traumatismes émotionnels non résolus augmentent significativement la perception et la chronicité de la douleur, particulièrement dans des tableaux comme la fibromyalgie, la douleur lombaire chronique et la migraine. Dans ces cas, des approches traitant simultanément la douleur physique et la souffrance émotionnelle, comme la pleine conscience (*mindfulness*), la thérapie cognitivo-comportementale ou l'EMDR (*Eye Movement Desensitization and Reprocessing*, une thérapie aidant à traiter les traumatismes par stimulation bilatérale du cerveau), obtiennent des résultats cliniques supérieurs aux traitements exclusivement pharmacologiques, mais les protocoles cliniques continuent d'ignorer ces interactions. Les formulaires de check-up ne questionnent pas sur les liens, les pertes récentes, la souffrance psychique ou les traumatismes accumulés. Les tableaux de risque cardiovasculaire n'incluent pas de variables émotionnelles, même quand celles-ci affectent directement la pression artérielle, la fréquence cardiaque et les niveaux de cholestérol. Et les systèmes de notation de risque oncologique ne considèrent pas l'impact du stress chronique, bien que des études démontrent son association avec la progression tumorale.

Des hôpitaux de pointe dans le monde commencent à questionner cette omission. Le Dana-Farber Cancer Institute à Boston a introduit en 2022 un protocole pilote d'évaluation émotionnelle intégrée au traitement oncologique. Les patients répondent hebdomadairement à des échelles validées d'humeur, d'angoisse, d'espoir et de douleur, et les résultats sont interprétés conjointement avec les examens de laboratoire. L'initiative a déjà démontré une augmentation de l'adhésion au traitement, une meilleure réponse immunitaire et un taux moindre d'hospitalisations d'urgence. Le Kyoto University Hospital, au Japon, a implanté un programme de soin émotionnel interconnecté au suivi clinique pour les patients atteints de maladies auto-immunes. Le protocole inclut des pratiques d'écoute active, des entretiens narratifs et des échelles psychométriques comme le PHQ-9 (pour la dépression), le PSS (pour le stress perçu) et le WHO-5 (bien-être psychologique). L'approche a réduit significativement l'usage de corticoïdes et amélioré les indicateurs inflammatoires chez les patients souffrant de lupus et d'arthrite rhumatoïde.

La résistance à l'inclusion des émotions comme donnée clinique s'appuie encore sur deux malentendus : premièrement, la crainte de rendre la pratique « moins scientifique » (ce qui révèle une compréhension dépassée du sujet) et, deuxièmement, la supposée difficulté d'opérationnaliser ce type de donnée. Mais ces obstacles, aujourd'hui, sont de faux dilemmes. La rigueur scientifique existe déjà. Et les outils technologiques pour la mesurer avec précision aussi.

La variabilité de la fréquence cardiaque (VFC) est aujourd'hui l'un des marqueurs les plus sensibles de la régulation émotionnelle et de l'adaptabilité autonomique. Des études du HeartMath Institute et d'universités comme Stanford et McGill montrent qu'une VFC élevée est associée à une plus grande résilience au stress, un moindre risque cardiovasculaire et même une meilleure performance cognitive. À l'inverse, une VFC constamment basse est corrélée à la fatigue chronique, au épuisement professionnel et à des issues négatives dans diverses conditions cliniques.

Un autre marqueur objectif est le cortisol salivaire, dont la courbe quotidienne devrait monter au réveil et décliner au long de la journée. Lorsque l'axe HHS est dérégulé, cette courbe s'aplatit, indiquant ce que certains chercheurs appellent l'« épuisement surrénalien ». Des corrélations ont déjà été démontrées entre cette dysfonction et de pires pronostics dans le cancer du sein, la dépression résistante et les maladies auto-immunes. Pourtant, cette courbe reste hors de la routine clinique.

L'analyse de l'expression faciale commence aussi à se consolider comme un instrument clinique. Des logiciels d'intelligence artificielle, entraînés avec des banques de micro-expressions, sont déjà capables d'identifier des signes précoces de dépression, d'anxiété, de stress post-traumatique et même d'idéation suicidaire. Des institutions développent des algorithmes intégrant micro-expressions, intonation vocale et contenu verbal spontané, avec une précision supérieure au triage traditionnel.

Mais ces technologies sont encore appliquées de manière fragmentée, dans des programmes pilotes ou des contextes de recherche. Il manque encore une volonté institutionnelle de les intégrer au système clinique quotidien. C'est comme si une barrière séparait encore l'« émotionnel » du « clinique », même avec des données robustes démontrant que cette division est artificielle. Et le coût de la non-intégration est aussi économique. Selon l'Organisation Mondiale de la Santé (2022), les impacts du stress chronique et des troubles mentaux légers (comme l'anxiété et la dépression subcliniques) génèrent des pertes annuelles supérieures à 1000 milliards de dollars en productivité, absentéisme, mauvaise adhésion thérapeutique et hospitalisations évitables.

Le Brésil possède aussi des initiatives qui indiquent des voies. Le gouvernement de l'état du Mato Grosso do Sul a créé le programme *Cuidar de Quem Cuida* (Prendre soin de ceux qui soignent), focalisé sur les professionnels de santé en surcharge émotionnelle. Le modèle inclut le suivi de la VFC, l'écoute active, la pleine conscience et un soutien psychologique basé sur des données. Les résultats : moindre absentéisme, plus grande stabilité émotionnelle et impacts positifs sur les indicateurs de sécurité du patient. Une autre mise en avant est le programme *Hospitais Saudáveis*, coordonné par une coalition latino-américaine basée à São Paulo, qui défend l'inclusion de marqueurs émotionnels simples, comme des échelles de souffrance, dans le triage des patients chroniques.

Ce qui se dessine est un nouveau champ d'action, que nous pourrions appeler « médecine émotionnellement intégrée ». Il ne s'agit pas de supprimer le modèle biomédical, mais de l'élargir. D'inclure dans la logique de précision non seulement les gènes et les biomarqueurs, mais aussi les émotions, les liens et le vécu — comme données cliniques légitimes, traçables et interprétables.

HABITUDES QUI SOUTIENNENT (OU SABOTENT) LE SOIN

Tout comme pour les émotions, l'impact direct des habitudes de vie sur la santé est largement reconnu par la science, mais se traduit rarement par un protagonisme clinique. Dans la pratique médicale traditionnelle, ces variables continuent d'être traitées comme des éléments accessoires, presque toujours restreintes à la catégorie des « recommandations générales », données à la hâte à la fin de la consultation. Au lieu d'occuper le centre de l'évaluation, les habitudes orbitent autour de la clinique comme un appendice de la prévention, un « bonus comportemental » qui ne se transforme presque jamais en prescription structurée, comme si cela était hors du champ d'application. Et cela renforce le paradoxe : ce qui soutient ou corrode le plus la santé est présent tout le temps, mais continue d'être invisible à la logique dominante du soin.

Des études de l'OMS, du CDC et de la Harvard School of Public Health sont catégoriques : environ 80 % des maladies chroniques comme le diabète de type 2, l'hypertension, l'obésité, les dyslipidémies et les maladies cardiovasculaires sont directement influencées par quatre facteurs centraux : alimentation inadéquate, inactivité physique, tabagisme et consommation excessive d'alcool. Pourtant, dans de nombreux suivis cliniques, ces facteurs reçoivent moins d'attention qu'une variation marginale de la TSH ou de la créatinine.

Les modèles de rémunération à l'acte, les flux hospitaliers basés sur l'agilité déjà mentionnés, la dynamique du marché pharmaceutique et la formation médicale centrée sur la pharmacologie contribuent à ce que les habitudes, même si scientifiquement décisives, soient traitées comme des « comportements du patient » et non comme des données cliniques mesurables et passibles d'intervention effective.

Lorsque nous analysons les directives d'associations médicales respectées, comme l'American Heart Association, le National Institute for Health and Care Excellence et la Société Brésilienne de Cardiologie, nous voyons que les directives mentionnent explicitement les changements de style de vie comme première ligne de conduite dans diverses conditions. Mais, en pratique, le temps clinique permet rarement une investigation et une approche structurée de ces variables — encore moins un accompagnement avec écoute, négociation d'objectifs et révision périodique. Les patients sortent avec des prescriptions pharmacologiques, mais sans aucun plan pour modifier les déterminants quotidiens qui perpétuent la maladie. Un hypertendu peut réduire sa pression pendant quelques mois avec un antihypertenseur, mais s'il reste privé de sommeil, sous stress chronique, sédentaire et avec des habitudes alimentaires inflammatoires, la médication va maquiller, temporairement, une cause non traitée.

Cette négligence devient encore plus grave face aux preuves qu'un changement d'habitude bien mené peut être aussi ou plus efficace que le remède. En 2019, l'étude *Lifestyle Medicine: The Evidence Behind the Six Pillars*, publiée dans l'*American Journal of Lifestyle Medicine*, a démontré que des approches structurées en nutrition, activité physique, sommeil, gestion du stress, liens sociaux et usage rationnel de substances peuvent, dans de nombreux cas, inverser des tableaux cliniques stables, comme le syndrome métabolique, sans nécessité de médicaments.

Même face à ces découvertes, les systèmes de santé ont peu changé leurs infrastructures pour incorporer ce type de soin. L'une des raisons est la difficulté à transformer ces habitudes en données pouvant être enregistrées, suivies et rémunérées. Une recherche conduite par l'Université Fédérale de Rio Grande do Sul a montré que les médecins généralistes notent ou revisitent rarement le thème « habitudes » lors des consultations. C'est comme si nous traitions le quotidien des gens comme un décor sans importance, tout en sachant que c'est là que la maladie s'installe.

Cet effacement explique aussi pourquoi les protocoles échouent si fréquemment dans les populations vulnérabilisées, où les habitudes de vie ne sont pas un choix individuel, mais une réponse à l'environnement : insécurité alimentaire, journées de travail épuisantes, absence de réseau de soutien. Prescrire de l'exercice physique sans considérer la logistique de vie de l'individu revient à répéter la culpabilisation.

Et le professionnel se sent mal à l'aise face au terrain du comportement. Beaucoup se sentent impréparés ou sans instruments pour proposer des changements de style de vie qui sonnent viables, respectueux et efficaces. Et il y a une raison à cela : la formation médicale ne contemple quasiment pas les aspects de changement comportemental. Des outils comme l'entretien motivationnel, la théorie du comportement planifié, la psychoéducation en santé sont encore des exceptions.

C'est pourquoi l'intérêt international grandit pour des stratégies cliniques transformant les habitudes en données cliniques réelles. Des initiatives comme le Health Coach Program de la Mayo Clinic, le Lifestyle Medicine Residency Curriculum de l'American College of Lifestyle Medicine, et des protocoles numériques appliqués par des plateformes montrent qu'il est possible de prescrire, accompagner et réévaluer des changements d'habitude avec le même sérieux que celui appliqué aux médicaments.

Ces modèles utilisent des capteurs, des journaux numériques, des systèmes de notation et du feedback automatisé pour aider les professionnels à mesurer le progrès, intégrant des indicateurs comportementaux avec des biomarqueurs objectifs. Plus que « conseiller », ces technologies structurent un nouveau type de prescription : avec continuité, traçabilité et impact mesurable.

Et quand nous parlons d'habitudes, nous ne parlons pas seulement de choix conscients. De nombreux comportements sont des réponses automatiques à l'environnement, à l'histoire émotionnelle, à la culture familiale et à l'architecture sociale de la vie de chacun. Ainsi, une approche réaliste et clinique des habitudes doit aller au-delà du discours de la « force de volonté » et incorporer des stratégies sophistiquées de support, structure, récompense et redessin du quotidien.

Il n'y a pas de soin intégral sans soin de la routine, et il n'y a pas de soin de la routine sans temps, écoute et répertoire clinique. Cela exige une réinvention de diverses procédures, mais aussi un changement de mentalité : les habitudes sont le tissu de la santé.

LA BIOLOGIE DE L'AFFECTION : COMMENT LE LIEN ET LE BUT MODULENT LE CORPS

La médecine commence, encore timidement, à reconnaître ce que l'expérience humaine a toujours pressenti : que le lien affecte le corps, que la solitude rend malade, et que l'affection est une variable physiologique concrète. L'idée que les émotions, les relations et le sens de la vie modulent les processus inflammatoires, immunologiques, cardiovasculaires et neurologiques est un domaine de recherche consolidé.

La solitude chronique peut être aussi préjudiciable à la santé que le tabagisme ou l'obésité. Une méta-analyse conduite par la Brigham Young University, avec plus de 300 000 individus, a révélé que les personnes ayant des liens sociaux pauvres ont un risque de mortalité 50 % plus élevé, comparable ou supérieur à divers facteurs de risque traditionnels. Et pourtant, combien de fois le degré d'appartenance d'un patient est-il exploré dans une consultation médicale ordinaire ?

Une revue publiée dans *Perspectives on Psychological Science* renforce ce point : le soutien social et la connexion émotionnelle sont associés à des niveaux plus bas d'inflammation, une moindre réactivité au stress et une meilleure régulation neuroendocrinienne, avec un impact direct sur l'IL-6, le TNF-alpha, la CRP et le cortisol. Et l'étude dirigée par Steve Cole à l'UCLA est allée plus loin : elle a démontré que la solitude altère l'expression génétique et favorise un modèle inflammatoire appelé

CTRA (*conserved transcriptional response to adversity*). Le corps, littéralement, transcrit la solitude en activation immune, chute de la réponse antivirale et risque accru de maladie.

Dans la direction opposée, le lien et le but augmentent l'immunorésilience. Une étude avec des patients séropositifs a montré que de hauts niveaux d'optimisme et de soutien affectif étaient associés à une charge virale moindre et une progression plus lente de la maladie. En oncologie, l'effet est visible : les patientes atteintes d'un cancer du sein qui comptent sur des réseaux solides de soutien émotionnel ont une plus grande adhésion au traitement, moins d'effets secondaires et, dans de nombreux cas, une meilleure survie — l'étude *Social Support Intervention Trial* fut un tournant en ce sens. En cardiologie, les données sont aussi claires : l'étude INTERHEART, avec plus de 25 000 participants dans 52 pays, a identifié que des facteurs psychosociaux comme le stress chronique et l'absence de soutien sont aussi prédictifs de l'infarctus que la dyslipidémie ou l'hypertension.

Le plus intrigant est que ces effets sont mesurables par des méthodes objectives : résonance fonctionnelle, analyses génomiques, biomarqueurs inflammatoires et indices de variabilité cardiaque. L'expérience émotionnelle peut, oui, être traduite en métriques objectives, mais le système de santé regarde encore peu cela. La VFC est devenue un marqueur de plus en plus étudié de l'intégration entre cerveau, cœur et système nerveux autonome. Une VFC basse, comme nous l'avons mentionné, est associée à la dépression, au épuisement professionnel, à une pire récupération post-chirurgicale et à un risque accru de mortalité dans de multiples conditions — et tous ces états sont modulés par l'affection et la connexion.

Au Royaume-Uni, le système public de santé a créé des programmes de « prescription sociale » où les médecins de soins primaires peuvent prescrire des activités comme des groupes d'écoute, du jardinage communautaire, du mentorat intergénérationnel et du bénévolat pour des patients en souffrance émotionnelle ou atteints de maladies chroniques. L'objectif est de renforcer les liens réels comme partie du traitement.

Ce modèle montre déjà un impact sur les indicateurs de santé et la réduction des coûts hospitaliers. Au Canada, le programme Rx: Community suit une ligne similaire, connectant les patients à des réseaux de soutien, des espaces culturels et des opportunités d'appartenance.

Au Brésil, l'Hôpital Israélite Albert Einstein mène des études sur l'impact du soutien émotionnel dans la récupération de patients critiques. En France, des projets pilotes ont commencé à structurer l'enregistrement de variables émotionnelles dans les dossiers cliniques, avec des questions sur la satisfaction de vie, le lien familial, le sentiment d'utilité et la souffrance chronique.

L'impact du but de vie a aussi déjà été cartographié. Une étude de l'Université du Michigan avec plus de 6 000 adultes a révélé qu'avoir un sens du but réduit de 15 % le risque de mort en cinq ans. Au Japon, le concept d'*ikigai* — la raison pour laquelle on vit — est étudié comme facteur protecteur contre les maladies neurodégénératives, cardiovasculaires et les troubles de l'humeur. L'*Ohsaki Cohort*, avec plus de 43 000 participants, a montré que les individus avec un plus grand *ikigai* vivent plus longtemps.

Le défi est maintenant d'intégrer ces facteurs à la clinique, sans les réduire à des slogans motivationnels. Aujourd'hui, même dans des institutions avancées, les champs structurés pour enregistrer des aspects émotionnels sont encore rares. Tout au plus, on peut faire des notes libres, sans alertes, sans analyse, sans interopérabilité avec la décision clinique. Et ce qui n'est pas structuré n'est pas analysé. Cela se perd dans un *data swamp* (marais de données) avec des données non structurées, non traitées et non disponibles pour l'intelligence artificielle. Une proposition concrète serait d'adopter la notion de biographie clinique : une approche intégrant des marqueurs émotionnels, contextuels et physiologiques. Cette biographie mettrait en lumière des éléments que les examens ne captent jamais : deuils non élaborés, culpabilité silencieuse, solitude chronique, sensation d'inutilité — facteurs qui modulent l'immunité, le sommeil, la douleur et l'adhésion.

La psychoneuroimmunologie, qui étudie les connexions entre l'esprit, le cerveau, le système immunitaire et le système endocrinien, est l'une des bases scientifiques les plus prometteuses pour consolider cette vision. Elle étudie comment les stresseurs émotionnels altèrent les neurotransmetteurs, les hormones et les cytokines (messagères du système immunitaire), avec des effets directs sur le pronostic clinique. Les patients bénéficiant d'un soutien émotionnel adéquat présentent un temps d'hospitalisation moindre, un usage réduit d'analgésiques et un taux moindre de complications post-chirurgicales.

La perception d'empathie lors de la première consultation médicale est capable de réduire les symptômes de douleur et d'anxiété, et d'améliorer le pronostic dans des cas de douleur chronique. En santé mentale, c'est encore plus évident : les troubles dépressifs et anxieux sont fortement corrélés à l'isolement social, aux ruptures affectives et à la faible perception d'appartenance. Mais même quand ces facteurs sont reconnus, ils deviennent rarement des données cliniques structurées.

Si un tableau dépressif est traité uniquement avec des antidépresseurs, sans toucher au réseau affectif qui le soutient ou l'effondre, le risque de rechute est très élevé. Des approches comme le *Circle of Security*, tourné vers les liens parentaux, ou des programmes de *mindfulness*, ont déjà démontré un impact sur des marqueurs comme les télomères, la VFC et les interleukines (les cytokines produites par les leucocytes). Un essai clinique randomisé a évalué l'usage de la Thérapie Cognitive Basée sur la Pleine Conscience (MBCT) comme traitement complémentaire pour des patients souffrant de dépression résistante au traitement et a montré une réduction significativement plus grande de la sévérité des symptômes dépressifs et un taux de « réponse » considérablement plus élevé en comparaison avec un groupe de contrôle.

TECHNOLOGIES ET LANGAGES QUI FONT DE L'INVISIBLE UNE DONNÉE CLINIQUE

Pendant des siècles, cette dimension plus subjective de la vie a été une zone nébuleuse de la médecine — légitime pour l'écoute, mais invisible pour le dossier médical. Ce scénario a commencé à changer avec les avancées des neurosciences et des technologies numériques. Aujourd'hui, un nouveau territoire clinique émerge : la possibilité de mesurer l'invisible. États émotionnels, modèles de stress, fluctuations d'humeur et variations mentales deviennent traçables en temps réel.

Ce qui exigeait auparavant des essais en laboratoire sophistiqués ou des études contrôlées peut maintenant être surveillé avec l'usage de technologies vestimentaires (*wearables*), de capteurs connectés donnant de plus en plus vie à l'Internet des Objets, d'analyse vocale, de suivi oculaire et d'algorithmes d'IA entraînés pour décoder des modèles affectifs. Le premier saut a eu lieu avec les biomarqueurs numériques. Des dispositifs comme Oura Ring et WHOOP ont évolué de podomètres à centrales physiologiques mobiles. Ils mesurent la VFC, la température, les cycles de sommeil, la charge cardiovasculaire et la réponse à la récupération — tout ce qui est sensible au stress chronique. Aujourd'hui, ils sont utilisés par des athlètes, dans des recherches sur le burnout, la dépression, l'anxiété et les troubles neurovégétatifs.

Parallèlement, sont apparus des algorithmes de *machine learning* qui interprètent les modulations de la voix comme miroir de l'état émotionnel. La plateforme d'Ellipsis Health analyse 90 secondes de parole spontanée et prédit le risque de dépression et d'anxiété avec plus de 85 % de précision, validé dans divers profils de population. Des triages cliniques entiers peuvent émerger d'une conversation informelle.

Les expressions faciales sont aussi entrées dans le radar. En combinant caméras, capteurs myoélectriques et intelligence artificielle, des entreprises comme Affectiva et Emteq se sont mises à décoder des micro-expressions et des mouvements involontaires imperceptibles à l'œil humain. Douleur chronique, anxiété pédiatrique, souffrance de patients sous sédation, tout cela peut maintenant être capturé comme donnée clinique. La façon dont le regard bouge, fixe ou évite certaines zones visuelles peut indiquer des états mentaux spécifiques. D'autres signes discrets, comme la dynamique de frappe sur le portable (*keystroke dynamics*) ou les rythmes de navigation numérique, sont également étudiés. La startup Mindstrong Health a démontré que des variations dans ces modèles pouvaient anticiper des épisodes dépressifs ou psychotiques avec jusqu'à deux semaines d'avance.

Mais le plus prometteur est l'usage intégré de ces multiples sources dans des modèles prédictifs multimodaux. Des plateformes comme Empatica, qui opèrent déjà dans des recherches avec la NASA, la DARPA, le MIT et Yale, croisent des signaux physiologiques, comportementaux et contextuels pour accompagner des patients atteints d'épilepsie, de burnout et de troubles de l'humeur, en temps réel, avec une haute valeur prédictive. Outre capter ce que le patient rapporte, nous parlons de capter ce que le corps révèle, même en silence. Une patiente avec un historique dépressif peut voir sa réponse aux médicaments modulée par des indicateurs de sommeil, de VFC et d'intonation de voix.

L'entrave de l'interopérabilité, omniprésente, affecte aussi ce domaine. La majorité des dispositifs opèrent encore dans des écosystèmes fermés, incompatibles avec les systèmes publics de santé ou les dossiers traditionnels. L'Apple HealthKit, par exemple, qui possède un grand potentiel, collecte des données émotionnelles et physiologiques avancées, mais ne s'intègre pas facilement à des plateformes comme l'e-SUS AB (système brésilien). Il en va de même pour les données de Fitbit, de Google, qui ne sont pas facilement intégrables dans des plateformes de gestion de santé et affrontent des barrières d'intégration avec des systèmes comme Epic, utilisé à grande échelle aux USA.

À l'Université de Toronto, le programme Emotion-Aware Rounds entraîne les médecins à capter des signes émotionnels non verbaux avec l'appui de capteurs et de feedback en temps réel. Le résultat : une augmentation de 21 % de la satisfaction des patients et une chute de 12 % des plaintes sur la communication clinique. Au Brésil, la PUC-Rio étudie des algorithmes appliqués à la parole spontanée dans les urgences psychiatriques, capables de prévoir des hospitalisations avec jusqu'à 72h d'avance.

Le plus important ne sont pas les capteurs, mais la logique qui les soutient (c'est pourquoi ce que le lecteur trouve ici va au-delà de la didactique technique et de la description fonctionnelle d'initiatives et solutions technologiques). Le corps humain est un orchestre affectif, et la maladie commence souvent dans les dissonances émotionnelles qui s'accumulent, sans laisser de vestiges biochimiques dans les stades initiaux. Les capter tôt, c'est gagner du temps, soulager la souffrance, éviter des dépenses et décharger le système de santé. Et l'IA peut être une pièce maîtresse dans ce processus pour capturer des modèles subtils, renforcer des hypothèses et proposer des chemins que l'humain, seul, pourrait ne pas voir. Le défi est d'entraîner les regards. Former des professionnels qui sachent interpréter les données émotionnelles avec éthique, sensibilité et intelligence clinique.

Cette écoute algorithmique, pour être efficace, doit être accompagnée d'une architecture systémique cohérente. Il faut avoir le regard qui sait interpréter ces données. C'est là que le défi est le plus complexe et requiert des connaissances pratiques transdisciplinaires qui sont le type de connaissance scientifique disponible le plus rare. Cela implique de réorganiser les flux, former les professionnels, adapter les dossiers médicaux et repenser le concept même de donnée clinique.

La technologie pour mesurer l'« invisible » existe déjà — ce qui manque, c'est un paradigme qui légitime son usage comme partie du raisonnement clinique. Et cela exige un nouveau type de professionnel, celui qui comprend la complexité humaine comme un système intégré. L'IA peut l'aider en cela si elle est entraînée au-delà des modèles « micro », mais dans des contextes, ou de grands modèles fonctionnant comme des réseaux neuronaux complexes qui s'influencent mutuellement. Sur ce chemin, nous serons de plus en plus proches du véritable *hacking* de la santé, où, idéalement, nous pourrons voir tant de facteurs l'affectant, que nous pourrons agir avec une efficacité et une anticipation jamais vues auparavant dans l'Histoire — il y aura un saut dans la façon dont nous traitons les tableaux complexes et les maladies chroniques, et ce sera un grand tournant de la santé. Nous y arriverons, mais nous en sommes encore loin.

La façon dont le patient est reçu, le temps qui lui est donné, le type de question, le ton de la voix, la posture corporelle, sont des dispositifs cliniques. Ils modulent la libération d'ocytocine, réduisent le cortisol, activent des biomarqueurs de confiance et influencent directement la réponse thérapeutique.

La différence entre une écoute mécanique et une écoute émotionnellement intelligente peut être la différence entre capturer un indice précoce de dysfonction ou le laisser évoluer jusqu'à ce qu'il soit trop tard. Une étude menée au Massachusetts General Hospital a révélé que 60 % des diagnostics de maladies fonctionnelles, comme le syndrome du côlon irritable ou les céphalées de tension chroniques, ont été initiés par des expressions émotionnelles spontanées. Ce que l'on appelle une « plainte vague » est souvent le premier langage possible d'un déséquilibre systémique en cours. La capter exige de l'entraînement et une disposition à écouter au-delà de l'évidence. Au Canada, le projet pilote *Protected Narrative Time* a expérimenté un bloc de 15 minutes de parole libre du patient, avant toute anamnèse dirigée.

Le langage émotionnel cesse d'être un domaine de la psychologie ou de la philosophie pour occuper sa place au sein de la médecine comme science de la complexité humaine. Et le langage émotionnel est aussi celui du professionnel. Les professionnels qui ne sont pas formés pour reconnaître leurs propres émotions, qui ne sont pas accueillis émotionnellement par leurs institutions, tendent à répliquer des modèles de consultation défensive, froide et automatisée. Former des professionnels plus conscients d'eux-mêmes, c'est former des médecins plus cliniciens. L'écoute commence par l'écoute de soi, et cela relève des neurosciences. Des études d'imagerie par résonance magnétique fonctionnelle indiquent que les médecins ayant un plus grand degré d'autorégulation émotionnelle activent avec plus de précision les régions du cerveau associées à l'empathie et au jugement clinique complexe.

Ce constat exige une redéfinition de ce que nous entendons par compétence clinique. Il ne suffit pas de maîtriser la pharmacologie, la physiologie et la logique diagnostique. Il faut développer une écoute élargie, capable de lire des couches simultanées d'information : symptôme, affect, silence, hésitation. Cette écoute devient encore plus décisive dans les cas les plus communs (et les plus difficiles) de la clinique contemporaine : tableaux chroniques, diffus, sans marqueur clair, mais remplis de sens accumulé.

FOCUS THÉMATIQUE : TECHNOLOGIES POUR LA MESURE DES ÉMOTIONS ET DES HABITUDES

Mindstrong Health

◬ Signaux captés : modèles de frappe et d'utilisation du smartphone

◍ Proxy physiologique : vitesse de toucher, rythme, hésitation

⋊ Interprétation des données : modèles d'IA associant les modèles au risque de dépression et de rechute

⇢ Application clinique : surveillance continue de la santé mentale

Empatica E4

◬ Signaux captés : fréquence cardiaque, conductance de la peau, température, mouvement

◍ Proxy physiologique : VFC, activité électrodermale (EDA), altérations thermiques

⋊ Interprétation des données : corrélation avec stress, anxiété, sommeil et convulsions

···➝ Application clinique : surveillance en recherche et applications cliniques

WHOOP

⚠ Signaux captés : VFC, fréquence cardiaque, sommeil, mouvement

◍ Proxy physiologique : fréquence cardiaque comme indicateur de récupération physique et émotionnelle

⤨ Interprétation des données : modèles d'IA indiquant la disponibilité physique et la charge physiologique

···➝ Application clinique : performance, stress et récupération (y compris post-COVID)

Tignum

⚠ Signaux captés : questionnaires adaptatifs, comportement numérique

◍ Proxy physiologique : auto-évaluation croisée avec performance cognitive

⤨ Interprétation des données : génération de profil de résilience et énergie mentale

···➝ Application clinique : coaching exécutif et programmes de santé au travail focalisés sur l'agilité mentale et la performance

Biobeat

⚠ Signaux captés : signes vitaux via bracelet (VFC, SpO2, PA, fréquence respiratoire)

◍ Proxy physiologique : VFC et variabilité respiratoire comme proxy émotionnel et métabolique

⤨ Interprétation des données : surveillance intelligente pour risque clinique et stress

···➝ Application clinique : hôpitaux, UTI, télémédecine

Feel Therapeutics

⚠ Signaux captés : VFC, température de la peau, conductance, accélération

◍ Proxy physiologique : réponse autonomique aux événements émotionnels

⤮ Interprétation des données : application suggérant des interventions basées sur les pics émotionnels

⇢ Application clinique : thérapie numérique émotionnelle avec wearable

IBM Health Guardian

⚠ Signaux captés : voix, vidéo, texte, signes de mouvement

◍ Proxy physiologique : expressions faciales, parole, mobilité

⤮ Interprétation des données : microservices d'IA pour évaluation de dépression, mobilité et cognition

⇢ Application clinique : recherche clinique et développement de biomarqueurs numériques

Welltory

⚠ Signaux captés : physiologiques, comportementaux et contextuels

◍ Proxy physiologique : variabilité de la fréquence cardiaque (VFC), battements cardiaques, modèles de sommeil, stress et niveaux d'énergie

⤮ Interprétation des données : analyse de données multivariées basée sur la VFC pour évaluation du stress, concentration, récupération et productivité

⇢ Application clinique : surveillance non clinique pour gestion du stress, prévention du burnout et soutien à la santé mentale basée sur le biofeedback

AutoCogniSys

⚠ Signaux captés : activités quotidiennes, signes physiologiques

◍ Proxy physiologique : EDA, photopléthysmographie (PPG), accéléromètre

⤭ Interprétation des données : évaluation automatisée de la santé cognitive

⇢ Application clinique : surveillance de la santé cognitive chez les personnes âgées

Muse – Bandeau de détection d'activité cérébrale

◬ Signaux captés : électroencéphalogramme (EEG), fréquence cardiaque, respiration

◍ Proxy physiologique : activité cérébrale, VFC

⤭ Interprétation des données : feedback en temps réel pour méditation et réduction du stress

⇢ Application clinique : santé mentale et bien-être

CAPÍTULO 10
DES ENVIRONNEMENTS CENSÉS SOIGNER, MAIS QUI RENDENT MALADES

CE QUE LA SCIENCE SAIT DÉJÀ SUR LES ENVIRONNEMENTS QUI GUÉRISSENT

Cela fait plus de deux décennies que des études cliniques ont commencé à révéler ce qui était déjà évident : l'espace physique où le soin est prodigué modifie l'issue clinique du patient. Ce constat, simple à première vue, lutte encore pour être reconnu comme une donnée clinique légitime. Le corps qui saigne ou cicatrise ne répond pas seulement aux interventions biochimiques, mais aussi, et souvent de la manière la plus viscérale, au bruit du couloir, à l'éclairage des lieux, à l'absence de fenêtres, au froid métallique des surfaces, à la distance entre le lit et la présence de quelqu'un qui écoute, aux bips des équipements. L'environnement n'est pas un décor. C'est une variable thérapeutique active.

Des preuves accumulées depuis les années 1990 démontrent que l'architecture hospitalière, le design des lits et même la disposition des plantes dans les chambres impactent significativement la perception de la douleur, le taux d'infection, l'anxiété et la durée d'hospitalisation.

Une étude menée par Roger Ulrich, considérée comme un jalon fondamental (*Science*, 1984), a démontré que les patients en convalescence chirurgicale ayant une vue sur des arbres récupéraient plus vite et prenaient moins d'analgésiques que ceux exposés à un mur de briques. Cette découverte a été répliquée et élargie de nombreuses fois dans des contextes variés, mais elle est encore traitée comme une curiosité « mignonne ». Certains, plus sceptiques, pourraient dire : « Voilà, maintenant il va falloir que chaque chambre ait un arbre en face ! Très réaliste ! ». Ma réponse la plus sincère serait : « Ce serait l'idéal — est-ce possible ? », mais il ne s'agit pas de cela, et bien de comprendre et de mettre en pratique, dans la mesure de ce qui peut effectivement être fait si c'est bien considéré, priorisé et si l'impact est bien compris. Et il y a beaucoup plus à faire au-delà de la vue sur des éléments naturels.

L'environnement hospitalier moyen semble encore conçu pour contenir et surveiller des corps. Même des institutions renommées maintiennent des structures qui priorisent la surveillance et l'efficacité opérationnelle par-dessus tout. Le lit se transforme en un objet de contention. Le son ambiant est oublié — ou pire : négligé comme un bruit inévitable. L'éclairage est standardisé sur la base de l'efficacité énergétique, avec des lumières souvent du spectre froid, et non sur les rythmes circadiens du patient. L'architecture part encore du principe que le corps est un objet passif, et non une entité sensible qui interagit avec son environnement.

Cette logique réductionniste compromet l'expérience du patient, mais surtout, sa guérison. La littérature scientifique décrit déjà avec clarté la relation entre le stress environnemental et l'augmentation de marqueurs inflammatoires comme l'IL-6 et la protéine C-réactive. La privation de lumière naturelle dans des environnements d'hospitalisation prolongée est associée à l'aggravation de tableaux dépressifs et à une plus grande résistance à la récupération fonctionnelle chez les personnes âgées. Des bruits constants au-dessus de 60 dB — communs dans les unités de soins intensifs (USI) — sont liés à des troubles du sommeil, de la désorientation, un risque accru de délire et même de mortalité dans des cas extrêmes.

La lumière naturelle est, en soi, un médicament négligé. La chronobiologie a déjà montré que l'exposition contrôlée à la lumière naturelle durant la journée améliore la qualité du sommeil, régule l'axe hypothalamo-hypophyso-surrénalien, réduit la pression artérielle et même les processus inflammatoires. Des études plus récentes confirment également une corrélation très forte entre l'exposition solaire au lever et au coucher du soleil et une bonne santé mentale ainsi qu'une amélioration du système immunitaire. Malgré cela, la majorité des environnements de soin ignore complètement la synchronisation du cycle circadien, impose des routines d'examen et des procédures nocturnes qui fragmentent le repos et prolongent la maladie. Des études menées dans des cliniques gériatriques en Norvège et au Japon indiquent que la simple reconfiguration de l'éclairage, avec simulation du coucher de soleil, a réduit les épisodes d'agitation nocturne chez des patients atteints de démence de plus de 30 %. Ce n'est pas rien et cela ne peut être ignoré comme s'il s'agissait d'un caprice.

L'empreinte de l'architecture sur le corps est silencieuse, mais déterminante. Des sols qui réverbèrent les bruits, des meubles inconfortables, des chaises qui éloignent au lieu de rapprocher. L'organisation de l'espace communique des priorités : dans de nombreux cabinets, l'ordinateur se trouve entre le médecin et le patient. L'écran devient le médiateur de la relation. La distance entre patient et professionnel est amplifiée par des éléments qui ne semblent pas cliniques, mais qui définissent le ton de l'échange. En pédiatrie, il existe des preuves que l'usage de couleurs, de jouets et d'ambiances ludiques réduit l'anxiété et améliore l'adhésion au traitement, et pourtant ces éléments sont fréquemment traités comme des commodités accessoires.

Même les USI, épicentre du soin intensif, sont marquées par un paradoxe cruel : ce sont des environnements de haute technologie et de faible humanité, comme si une conciliation était impossible. Les patients restent souvent isolés des fenêtres, exposés à des alarmes et des bips qui ne s'arrêtent jamais, des lumières fortes permanentes, des situations et des sons parfois angoissants d'autres patients en souffrance dans la pièce, et une absence totale de références temporelles (tout au plus une horloge accrochée au mur — qui dit peu de choses au corps). Des recherches en Suède et au Canada ont montré que le réaménagement des USI avec des fenêtres, un contrôle du bruit et des espaces de convivialité pour les familles a réduit le temps d'hospitalisation en moyenne de 1,5 jour par patient, en plus de diminuer significativement les tableaux de délire et d'anxiété post-hospitalisation.

Ces données devraient suffire à reconfigurer la pensée architecturale et clinique, mais la conscience de cet impact est bien faible. En discutant avec des professionnels de santé sur ce sujet, il est surprenant de voir à quel point cela est hors radar et hors de l'ordre du jour, comme s'il s'agissait d'un détail ou d'un point non pertinent, ce qui montre aussi, de façon inquiétante, le niveau d'aliénation auquel nous sommes exposés. Peu de systèmes de santé incluent des variables sensorielles ou spatiales dans les directives thérapeutiques. En revanche, ce qu'on appelle l'architecture salutogénique ou le design salutogénique, qui propose de promouvoir la santé et le bien-être au lieu d'éviter des dommages (ou d'ignorer les dommages causés par l'espace lui-même), est déjà une réalité dans des hôpitaux de plusieurs endroits du monde. Le Khoo Teck Puat Hospital à Singapour, fréquemment cité comme l'un des plus avancés au monde dans l'intégration entre nature, bien-être et efficacité clinique, montre qu'il est possible de transformer des espaces en vecteurs thérapeutiques concrets sans perdre en performance logistique.

Plus que de beauté ou de confort, nous parlons de résultats cliniques. Une étude publiée en 2021 dans le *Journal of Hospital Administration* a montré que des interventions simples, comme le changement de couleurs, l'insertion de végétation et la réduction de bruits, ont réduit jusqu'à 40 % le taux de médication anxiolytique dans des ailes psychiatriques. Une partie de la résistance vient de la difficulté à mesurer les effets de l'environnement, un argument qui fait écho à la même fausseté qui néglige les habitudes, les liens et les émotions dans le soin. Le subjectif, ici, n'est pas l'opposé du scientifique. C'est ce qui n'a pas encore été intégré comme variable clinique continue par manque de technologie, de connaissance ou de décision institutionnelle. Et cela change. Des plateformes de surveillance environnementale dans les hôpitaux, comme SoundEar (Danemark), intègrent déjà les niveaux de bruits aux tableaux de bord de risque clinique. Des dispositifs d'éclairage adaptatif sont déjà utilisés en Suisse pour la régulation circadienne. Ce qui manque n'est pas la technologie. C'est la volonté institutionnelle.

Dans de nombreux systèmes de santé, publics ou privés, l'espace est traité comme un coût, non comme une variable de résultat. Le lit est comptabilisé par l'occupation et la durée moyenne de séjour. Cela génère une myopie structurelle : on considère le coût du rideau occultant, mais on ignore le coût de l'insomnie induite par la lumière blanche. On calcule le prix d'un panneau en bois naturel, mais pas le coût d'une crise psychotique dans des ailes psychiatriques froides et réverbérantes. L'économie aveugle stérilise le soin. L'éternel dilemme entre le financier qui voit trop de coûts et la nécessité de mettre dans l'équation des variables mieux élaborées et plus complètes se répète — et c'est pourquoi la structure corporative, même au sein d'une clinique ou d'un hôpital, a besoin d'un leadership mature et ouvert à l'innovation, capable d'élargir l'équation du soin et d'insérer des variables plus complexes et intelligentes dans le calcul. Cela inclut les effets des réadmissions, du prolongement du temps avant la sortie et de la moindre efficacité thérapeutique découlant de la négligence de l'environnement. Sinon, mes chers, le tableur de coûts qui définit les investissements en « facilities » adoptera la valeur la plus commode pour une défense budgétaire plus confortable, et nous resterons toujours à discuter de ce qui pourrait être et qui n'a pas été.

Même dans des pays ayant une forte tradition de recherche et d'innovation clinique, l'environnement physique est encore sous-évalué dans les indicateurs de qualité hospitalière. Des métriques comme l'infection nosocomiale, le temps de sortie, la douleur rapportée et le taux de réadmission sont rarement corrélées à la configuration de l'espace. Cela appauvrit le débat. Au lieu de traiter l'environnement comme une technologie de soin, on le traite comme une logistique d'hébergement et cette distinction est brutale : elle définit si le patient sera accueilli ou seulement administré.

Curieusement, des secteurs hors de la santé marchent dans la direction opposée. Le design d'espaces corporatifs, d'écoles, d'aéroports et même de prisons intègre déjà des principes de neuroarchitecture, d'ergonomie émotionnelle et de régulation sensorielle. Google, Apple et l'Université de Stanford investissent depuis des années dans des bureaux biophiliques. Le même raisonnement est valide — et urgent — dans la santé.

Certains centres de référence ressignifient déjà l'environnement comme agent de guérison. Le Maggie's Centre, au Royaume-Uni, possède des centres de soutien oncologique conçus avec une architecture signée par des noms comme Zaha Hadid et Norman Foster, car chaque ligne, fenêtre et texture est pensée pour soutenir émotionnellement le patient durant le traitement. Il n'y a pas de couloirs sentant le formol ni de lumières froides qui laissent n'importe qui en état d'alerte. Il y a des jardins, des bibliothèques, de hauts plafonds et du silence. Et les résultats cliniques apparaissent : plus grande adhésion aux thérapies, niveaux d'anxiété moindres et meilleure qualité de vie durant la chimiothérapie.

Même dans des contextes à faibles revenus, des interventions simples montrent déjà de l'effet. En Éthiopie, le programme Healing Environments de l'ONG MASS Design a introduit des changements basiques dans des hôpitaux communautaires : entrée de lumière naturelle, ventilation croisée et couleurs douces. Les résultats ont inclus une amélioration de la récupération des patients et une augmentation de la satisfaction ainsi qu'une moindre rotation parmi les professionnels de santé : l'environnement est thérapeutique aussi pour ceux qui soignent.

Une étude publiée dans l'*International Journal of Environmental Research and Public Health* a montré que l'insertion de panneaux acoustiques, de plantes et d'art local dans des environnements d'hospitalisation réduisait les marqueurs de stress jusqu'à 28 % chez des patients hospitalisés depuis plus de cinq jours. Cet impact dépasse celui de nombreux médicaments de première ligne — sans effets secondaires. Mais cette « prescription environnementale » n'apparaît pas encore dans les directives et encore moins dans les dossiers médicaux.

Maintenant, parlons du bruit ? Le silence est l'une des thérapies les plus négligées de la médecine moderne. L'absence de bruit permet l'autorégulation vagale, essentielle pour réduire l'inflammation, moduler l'humeur et faciliter les processus de cicatrisation. Dans des USI pédiatriques aux Pays-Bas, l'usage d'écouteurs avec des sons de la nature pour les bébés prématurés a réduit le temps de ventilation mécanique et augmenté le gain de poids moyen par jour. C'est de la médecine de pointe ignorée par l'orthodoxie biomédicale.

Des études dans des hôpitaux aux États-Unis ont montré que des niveaux élevés de bruit en USI sont associés à une augmentation de la pression artérielle, de la fréquence cardiaque et des niveaux de cortisol chez les patients critiques, ce qui peut être décisif dans la récupération de corps en états fragiles ayant besoin de base pour renforcer leur système immunitaire. Au Brésil, une recherche menée dans un hôpital universitaire de São Paulo a révélé que l'exposition continue à des sons au-dessus de 60dB dans des environnements hospitaliers prolonge le temps d'hospitalisation et augmente l'incidence de délire chez les patients âgés. Il y a plus : une revue systématique publiée dans le *Journal of Intensive Care* a souligné que des interventions pour réduire le bruit ambiant, comme l'usage de panneaux acoustiques et de protocoles de sensibilisation de l'équipe, apportent une amélioration significative de la qualité de sommeil des patients, facteur crucial pour la régénération cellulaire et la récupération immunologique.

Cela frôle le surréalisme et dépasse, de façon invisible, l'éthique professionnelle : le fait que des procédures dans les hôpitaux sacrifient souvent le sommeil de leurs patients au bénéfice de la commodité de l'agenda de leurs professionnels, ou que l'on n'offre pas un bain de soleil comme partie des fameuses procédures. Cette négligence est encore institutionnellement acceptée, tout comme il était accepté de fumer dans un avion il y a quelques décennies.

Il en va de même pour l'odeur. Des études d'aromathérapie hospitalière montrent que la lavande et le romarin, en diffusion continue, réduisent l'anxiété préopératoire et améliorent le sommeil chez les patients post-chirurgicaux. Un hôpital à Osaka, au Japon, a introduit cette approche dans des ailes d'hospitalisation oncologique et a rapporté une réduction de 23 % des épisodes d'insomnie sévère. Pourquoi, alors, l'anamnèse ignore-t-elle l'odorat, l'architecture ignore-t-elle les sens et le soin ignore-t-il le corps doté de sens qui interfèrent avec la santé, traitant tout cela comme des « croyances » ou des « choses très alternatives » ? Il est intéressant de noter comment des initiatives activant l'odorat sont souvent comprises comme ésotériques, voire infantiles, par des personnes qui méconnaissent la complexité neurochimique derrière les interactions de l'odorat avec le cerveau et le corps.

Mais la réponse réside peut-être dans le modèle réductionniste qui organise encore le soin comme une somme d'examens, de diagnostics et de conduites standardisées. Tout ce qui échappe au mesurable est traité comme superflu. Mais, nous en avons déjà parlé : c'est une limitation de l'outil, pas de la réalité. Le corps répond à l'endroit où il se trouve et modifie toute la dynamique chimique de manière contondante.

La négligence de l'environnement physique est encore plus grave quand nous considérons que le patient hospitalisé est, souvent, en état d'hypersensibilité perceptive. L'absence de contrôle sur la lumière, le bruit, la température et l'intimité est, en soi, un vecteur de stress. Des chercheurs du Karolinska Institutet ont démontré que les patients parvenant à contrôler l'éclairage et le bruit de la chambre présentaient de moindres niveaux de cortisol et moins d'épisodes de confusion mentale.

Mais cette autonomie est systématiquement retirée, comme si elle était accessoire.

Les unités d'urgence sont un cas à part : elles semblent pensées pour augmenter la sensation d'inconfort et de froideur. Surpopulation, éclairage fluorescent constant, absence de fenêtres, alarmes dont on ne sait d'où elles viennent, et une interaction fragmentée avec les professionnels créent un environnement qui ressemble plus à une usine de processus qu'à un espace de soin. Une étude multicentrique menée en Amérique Latine par l'OPS/OMS a montré que 72 % des patients ont rapporté une sensation de dépersonnalisation durant des hospitalisations aux urgences, beaucoup décrivant le lieu comme « gelé », « chaotique » ou « violent pour les sens ». Nous ne nous en rendons même pas compte, c'est comme s'il devait en être ainsi.

Beaucoup de professionnels associent encore le confort environnemental au luxe, comme si soigner l'environnement était un signe de gaspillage ou d'ostentation. Cette croyance est alimentée par des décennies de formation technique ayant séparé le corps physique de l'expérience vécue. Mais ce dualisme ne tient pas face aux preuves : la douleur est amplifiée par des stimuli négatifs de l'environnement. Les patients exposés à un bruit constant et une luminosité intense rapportent des niveaux de douleur jusqu'à 40 % supérieurs, même avec la même analgésie. C'est de la physiologie, pas des caprices.

Dans les unités publiques, la situation s'aggrave. L'inégalité entre unités publiques et privées de santé est brutale : les patients du réseau public affrontent souvent des environnements détériorés, mal éclairés, avec des infiltrations, du bruit, de mauvaises odeurs, sans ventilation. C'est iatrogène. La précarité physique de l'environnement augmente l'anxiété, réduit la confiance en l'équipe, génère une hyperactivation du système nerveux autonome et peut compromettre le système immunitaire. Ce qui devrait guérir remet en scène la violence structurelle que le patient vit déjà au-dehors.

D'autre part, les mutuelles ont exploré le marketing de l'ambiance sans nécessairement incorporer l'intelligence environnementale. Des salles avec des fauteuils confortables, des cafés et des sandwichs sont offerts comme signe de soin, mais cachent souvent les mêmes bruits, flux stressants et environnements qui n'accueillent pas. L'esthétique, isolée de l'intelligence sensorielle, est du maquillage. Ce que l'on attend vraiment, c'est un environnement qui aide à respirer, faire silence, traiter la douleur, réorganiser les dynamiques du corps.

PORQUOI LES ENVIRONNEMENTS DE SOIN RESTENT HOSTILES

L'architecture hospitalière moderne, rappelons-le, est née de la guerre — et demeure, en grande partie, avec son âme intacte. Tout au long du XXe siècle, le modèle de l'édifice hospitalier s'est fortement inspiré de concepts de contrôle, de surveillance et d'ordre, dérivés d'environnements militaires et carcéraux. Aux débuts de l'institutionnalisation de la médecine, les hôpitaux étaient pensés comme des lieux d'isolement, de contention de la mort et de neutralisation du chaos. Cet héritage se matérialise encore aujourd'hui dans des couloirs interminables, des ailes séparées par fonction, un éclairage artificiel standardisé et la prédominance de la linéarité fonctionnelle sur l'organicité du soin.

Ce dessin physique exprime une vision de ce que signifie soigner. La disposition des lits, la position des infirmeries par rapport aux postes de soins infirmiers, l'absence d'éléments naturels ou de modulateurs sensoriels — tout contribue, ironiquement, à consolider une expérience hospitalière centrée sur le respect des protocoles, comme si son objectif majeur était de respecter le protocole. L'architecture renforce la distanciation entre le savoir technique et le vécu de la maladie. Les hôpitaux continuent, dans leur majorité, d'être des environnements pensés pour discipliner les corps, et non pour restaurer le lien avec la santé. Cette logique, héritée du XIXe siècle et maintenue par inertie, se traduit par des matériaux froids, des surfaces lavables, une absence d'identité dans les chambres et un effort presque chorégraphié pour garantir l'efficacité aux dépens de ce qui fait sens pour un corps affaibli, y compris son processus de guérison.

Ici, nous restons subtils. Dans des cas plus critiques, cela peut effectivement faire la différence entre la vie et la mort d'un patient. Un sommeil qui ne parvient pas à se réguler peut compromettre fortement un système immunitaire déjà fragilisé et augmenter la mortalité en cas d'infection hospitalière — qui, même dans des environnements où l'on prétend prioriser l'hygiène et la stérilisation, continue d'être une grande

« tueuse fantôme », sans signes de réversion de cette tendance effrayante qui pervertit complètement le sens d'être dans un hôpital.

L'impact de cela sur les patients est profond. L'absence de silence, l'excès de lumière artificielle durant la nuit, les bruits constants de machines, d'alarmes, de voix (parlant souvent inutilement fort) et de pas sont enregistrés par le cerveau comme des signaux de menace. Des études sur la pollution sonore hospitalière, comme celles menées par l'OMS et par le *Journal of Environmental Psychology*, montrent que les niveaux de bruit en USI dépassent fréquemment les 80 décibels — bien au-dessus des limites considérées comme sûres pour le repos physiologique.

Dans un hôpital public à São Paulo, une recherche réalisée en 2020 par la Faculté de Santé Publique de l'USP a démontré que 72 % des patients ont rapporté se réveiller au moins quatre fois par nuit durant l'hospitalisation, en raison de bruits, lumières ou interventions de routine. L'architecture et le protocole ne dialoguaient pas avec le cycle du patient, mais avec l'engrenage de l'institution. Ce type de décalage est la règle.

La logique de la contention est aussi cruelle dans des secteurs comme la pédiatrie et les soins palliatifs. Dans les hôpitaux pédiatriques, l'absence de stimuli ludiques, la standardisation de l'environnement et la séparation physique des parents créent un environnement qui intensifie la peur et le stress de l'enfant. L'architecture n'a pas été pensée pour jouer, pour calmer, pour soigner le lien. Dans de nombreux cas, les espaces pour enfants se limitent à des peintures murales colorées dans des couloirs froids. Le contenu de la proposition est le même — seule la couleur change. Dans les soins palliatifs, les derniers jours de vie, qui pourraient être entourés de silence, de beauté, de chaleur humaine et de confort, se déroulent souvent dans une chambre visuellement identique à celle d'un patient qui sera opéré deux jours plus tard (ou dans la même chambre).

La même situation se répète dans les services de santé mentale. Des environnements pensés pour la contention physique et la surveillance, avec des miroirs, des portes avec hublots, des fenêtres verrouillées et une absence de stimuli sensoriels sains finissent par aggraver la souffrance psychique. L'idée que le risque doit être évité à tout prix génère des espaces qui punissent au lieu d'accueillir. Des patients en crises émotionnelles sont enfermés dans des environnements qui, dans de nombreux cas, violent toute notion actuelle de soin en santé mentale.

Des environnements agressifs produisent des réponses agressives. Des environnements restaurateurs activent le système nerveux parasympathique, réduisent la libération de cortisol, stabilisent la pression artérielle et facilitent la régénération. C'est une connaissance consolidée dans les études de neuroarchitecture et de psychologie environnementale. Un article publié dans le *Health Environments Research & Design Journal* a analysé plus de 600 articles sur le design hospitalier et a trouvé des preuves robustes que des éléments comme la lumière naturelle, l'accès visuel à la nature, le contrôle du bruit et la personnalisation des espaces réduisent la durée d'hospitalisation, l'usage de médicaments et l'indice d'infection.

En 2018, le National Health Service d'Angleterre a lancé un programme pilote où les patients palliatifs pouvaient choisir des éléments de l'environnement d'hospitalisation (éclairage, sons, température, œuvres d'art, arômes) pour garantir un plus grand confort et bien-être. L'impact fut direct : réduction de 29 % de l'usage de sédatifs et augmentation de 37 % de la perception de dignité de l'expérience de mourir, selon une enquête auprès des familles.

FOCUS THÉMATIQUE : HÔPITAL - LIEU DE GUÉRISON OU MACHINE À RENDRE MALADE ?

Lumière fluorescente froide et intermittente

- **Impact** : stimule le système sympathique, supprime la mélatonine, réduit la VFC
- **Conditions affectées** : insomnie, douleur chronique, délire, céphalée
- **Pourquoi cela persiste encore** : coût et standardisation de la construction
- **Alternative viable** : lumière naturelle, lampes chaudes avec spectre circadien

Alarmes constantes et bruit d'équipement médical

- **Impact** : déclencheur continu d'hypervigilance et d'anxiété clinique
- **Conditions affectées** : pression élevée, stress oxydatif, aggravation du sommeil et burnout
- **Pourquoi cela persiste encore** : culture de surveillance maximale
- **Alternative viable** : alarmes intelligentes, sons modulés, panneaux visuels

Absence de fenêtres, de plantes et de paysage

- **Impact** : réduit la connectivité neurale, aggrave l'humeur et la résilience
- **Conditions affectées** : lenteur de la cicatrisation, dépression, désorientation
- **Pourquoi cela persiste encore** : design fonctionnaliste, manque de normes
- **Alternative viable** : environnements biophiliques, jardins cliniques, végétation suspendue

Odeur chimique hospitalière

- **Impact** : stimulus olfactif aversif menant à la nausée, à l'anxiété et à des mémoires traumatiques
- **Conditions affectées** : réduction de l'appétit, maux de tête, flashbacks
- **Pourquoi cela persiste encore** : hygiénisme non sensoriel
- **Alternative viable** : aromathérapie clinique, neutralisation organique des odeurs

Uniformité visuelle (murs blancs, sol vinyle, absence de symbolique)

- **Impact** : désoriente, supprime l'affect et l'identité, esthétise l'aliénation

• **Conditions affectées** : dépersonnalisation, anxiété, confusion chez les personnes âgées

• **Pourquoi cela persiste encore** : économie et peur de l'« excès émotionnel »

• **Alternative viable** : chromothérapie architecturale, art contextuel, couleurs naturelles

Barrières à la présence d'accompagnants

• **Impact** : interrompt la sécurité affective et la co-régulation émotionnelle

• **Conditions affectées** : délires, labilité émotionnelle (altérations intenses et disproportionnées de l'humeur), désistement thérapeutique

• **Pourquoi cela persiste encore** : peur institutionnelle de l'interférence

• **Alternative viable** : hôpitaux avec accompagnant à part entière, protocoles de cohabitation

Absence de temps visible (sans horloges, sans fenêtres, sans rituel)

• **Impact** : dérègle le cycle circadien, brouille les chronotypes, aggrave les délires

• **Conditions affectées** : troubles du sommeil, agitation nocturne, angoisse existentielle

• **Pourquoi cela persiste encore** : invisibilité du temps dans la logique médicale

• **Alternative viable** : environnements avec marquage du temps naturel, lumière chronobiologique

Mobilier technique et inconfortable (chaises froides, lits sans ergonomie)

• **Impact** : amplifie la douleur, empêche la relaxation, compromet la sensation d'accueil

• **Conditions affectées** : douleurs musculaires, aggravation de tableaux rhumatologiques et post-opératoires, difficulté à se détendre

• **Pourquoi cela persiste encore** : projet focalisé sur la fonctionnalité stérile

• **Alternative viable** : fauteuils ergonomiques, lits avec textures chaudes, matériaux naturels

Vêtement clinique impersonnel (uniformes, blouses, barrières au toucher)

• **Impact** : renforce la distance hiérarchique et l'impersonnalité

• **Conditions affectées** : peur, rétraction, silence du patient

• **Pourquoi cela persiste encore** : culture biomédicale d'autorité visuelle

• **Alternative viable** : vêtement fonctionnel humanisé, identification par nom et rôle, vêtements colorés

Lorsque nous réalisons que l'environnement, tel qu'il est construit, contredit frontalement son objectif (de guérison), il devient plus facile de comprendre la crise que le monde vit dans la santé et les données préoccupantes de complications ou même de morts qui surviennent dans les hôpitaux pour des facteurs différents de la maladie originale ayant motivé l'hospitalisation. Il n'est pas rare que des patients hospitalisés pour une condition décèdent d'une cause totalement non liée au motif de l'hospitalisation : c'est le corps déjà fragilisé exposé à une batterie de défis imposés par un environnement qui ne se soucie pas de ce qui favorise de fait la guérison, ou pire, de ce qui peut peu à peu miner totalement les chances de récupération.

L'HORREUR INSTITUTIONNALISÉE : QUAND L'AGENDA DU MÉDECIN PRIME SUR LA VIE DU PATIENT

La logique de l'agenda médical prévalant sur le sommeil du patient est un portrait parfait du déplacement de l'axe du soin dans les environnements hospitaliers. Réveiller un patient à 4 heures du matin pour une prise de sang, non pas parce que l'examen doit être fait à cette heure, mais parce que le médecin fera sa visite d'une durée de 3 minutes à 7 heures, révèle que l'institution s'organise autour de la disponibilité du professionnel, non du besoin clinique.

Et ce modèle est omniprésent dans divers hôpitaux et centres de réhabilitation au Brésil et ailleurs. Une étude menée par la Harvard Medical School en partenariat avec le Brigham and Women's Hospital a évalué 93 000 hospitalisations et constaté que 45 % des examens de laboratoire nocturnes n'avaient pas de justification clinique. L'agenda institutionnel, et non le corps du patient, dictait la routine. La conséquence : troubles du sommeil, irritabilité, difficulté de cicatrisation, compromission du système immunitaire et tout ce qui s'ensuit en effet cascade à partir de là (la liste est longue et représente catégoriquement un risque vital pour les corps les plus fragilisés).

Des épisodes similaires se produisent dans l'administration de médicaments, avec des horaires standardisés pour l'équipe, sans considérer le rythme de l'organisme. Des corticoïdes sont offerts le soir, contredisant la recommandation d'administration matinale. Des diurétiques sont donnés en fin de journée, compromettant le sommeil. Des examens exigeant le jeûne sont demandés hors standard, exigeant des privations inutiles. Tout cela par manque d'articulation entre le soin et le flux institutionnel.

Le résultat est ce que nous pouvons appeler des « environnements d'iatrogénie clinique ». Des lieux qui opèrent selon une logique différente de la physiologie du soin et causent des dommages à la santé. Ce sont des institutions qui promeuvent un soin ostensible, mais non restaurateur ; technique, mais non efficace ; continu, mais non humain (fonction qui retombe souvent sur le professionnel infirmier ou le psychologue, et dépend uniquement de la bonne volonté de collaborateurs qui sont souvent eux aussi épuisés). Le corps ne tombe pas malade seulement de la maladie, mais de la façon dont il est traité pendant la maladie.

Cette logique atteint aussi les espaces « d'attente », qui, dans de nombreux hôpitaux et cliniques, sont de véritables déserts sensoriels. Salles froides, avec des chaises inconfortables, un éclairage fluorescent, une télévision allumée sur une chaîne aléatoire et l'absence de tout stimulus réconfortant renforcent l'état d'alerte et de détresse. Nous ne parlons pas simplement d'inconfort esthétique, mais d'une condition qui élève les niveaux de stress, notoirement liés à une issue clinique plus défavorable. Des études de neurosciences montrent que des environnements impersonnels activent l'amygdale cérébrale, région associée à la vigilance et à la peur, ce qui sabote les effets des interventions médicales qui viennent ensuite.

La prémisse myope de la fonctionnalité absolue impose aussi des limites à l'intimité, au repos et à l'autonomie du patient. En ne permettant pas à l'individu de personnaliser un minimum son espace (avec des objets personnels, des photos, des arômes ou de petites adaptations), l'hôpital renforce la sensation d'être la propriété d'un système, et non le protagoniste de son propre processus de guérison. Cet effacement est particulièrement grave lors d'hospitalisations de plus longue durée, comme en oncologie ou en réhabilitation neurologique, où l'environnement cesse d'être un lieu de passage.

Il existe un type de violence ou de négligence protocolaire dans la façon dont les espaces s'imposent, qui n'est pas intentionnelle, mais qui est continue, et l'absence d'un coupable avec nom et prénom ne soulage pas celui qui la subit. Elle se manifeste dans l'impossibilité de fermer un rideau, l'absence d'un endroit pour que la famille puisse s'asseoir confortablement, l'éclairage standardisé qui envahit le visage la nuit, le son ininterrompu de bips et d'alarmes. C'est une violence invisible, minimisée, institutionnalisée et soutenue par des arguments de sécurité et de logistique, mais qui mine silencieusement le bien-être de celui qui devrait être en processus de récupération.

Les hôpitaux qui ont osé rompre avec cette logique ont récolté des résultats expressifs. Le Næstved Health Center, au Danemark, conçu par des architectes renommés pour des patients ayant des besoins complexes de santé, a remplacé l'ambiance hospitalière traditionnelle par des environnements accueillants avec cuisines communautaires, jardins accessibles, salles de lecture et espaces de convivialité. Les métriques cliniques se sont améliorées : moindre consommation d'opioïdes, plus grande adhésion aux traitements et meilleure qualité de sommeil.

Le Brésil compte aussi des cas incipients. L'Hôpital Israélite Albert Einstein, à São Paulo, a inclus dans certaines unités des chambres avec contrôle de luminosité, aromathérapie, bandes sonores et design biophilique — spécialement en soins palliatifs. L'Hôpital des Cliniques de la Faculté de Médecine de l'USP, en partenariat avec l'Institut de Psychiatrie, a mis en œuvre un projet d'architecture sensorielle pour des environnements d'hospitalisation psychiatrique, avec des résultats prometteurs sur la réduction des épisodes d'agitation.

PROTOCOLES QUI AFFECTENT LES SENS — ET LA SANTÉ

La médecine, historiquement, a eu dans le toucher l'un de ses premiers et plus puissants outils diagnostiques et thérapeutiques. La main qui ausculte, qui tient, qui accueille, était aussi essentielle que le regard clinique. Mais, avec l'avancée de la technologie, l'hypertrophie des protocoles de sécurité et la peur institutionnalisée de l'erreur, le toucher a été délégitimé, neutralisé, converti en risque. Au lieu de rapprochement, il a fini par signifier exposition. Au lieu de lien, il a fini par signifier menace juridique. Cette inversion a corrodé la relation médecin-patient et aussi une dimension sensorielle essentielle du soin.

Ce phénomène s'est aggravé avec la pandémie de COVID-19, qui a normalisé la distanciation physique comme forme de protection. Masques, gants, barrières acryliques, protocoles de distanciation, tout le nécessaire dans un contexte d'urgence, a été internalisé. Des professionnels ont rapporté avoir perdu l'habileté de reconnaître des expressions, des tons de voix, des signes subtils d'inconfort ou d'émotion, car le corps de l'autre est devenu inaccessible. Mais le problème précède la pandémie. Depuis avant, l'environnement hospitalier était déjà hostile à l'expérience sensorielle dans son ensemble.

Une étude menée par la Cleveland Clinic (2019) a montré que des patients exposés à des bandes sonores thérapeutiques en environnement contrôlé avaient 30 % moins besoin d'analgésiques en post-opératoire immédiat. La même étude a associé la présence d'arômes naturels, comme la lavande et la menthe poivrée, à une récupération plus rapide chez des patients souffrant de douleur chronique. Au Japon, la pratique du *shinrin-yoku*, ou « bain de forêt », est déjà appliquée dans des environnements cliniques intérieurs avec de vraies plantes et un ombrage naturel, apportant des résultats expressifs sur l'anxiété, la pression artérielle et la fréquence respiratoire.

Il est important de comprendre qu'il s'agit de physiologie. L'activation du nerf vague, responsable du système parasympathique et de la régulation de processus comme la digestion, les battements cardiaques et la réponse immunitaire, est directement influencée par des stimuli tactiles, sonores et olfactifs. La sensorialité est une voie d'accès au tonus vagal. Et le tonus vagal est un indicateur (*proxy*) clinique de bien-être et de résilience physiologique.

Cette connaissance n'est pas incorporée à la pratique et est curieusement peu discutée. Dans de nombreux hôpitaux, l'excès de stimuli est devenu une partie du problème : le son est devenu agression, la lumière oppression, le toucher menace, le temps prison. Et dans ce scénario, le corps tombe plus malade — ou récupère moins. L'architecture sensorielle de la guérison a été remplacée par une ambiance « aseptique » qui ironiquement n'évite pas non plus les infections hospitalières de masse et les morts continues par « infection nosocomiale ».

Cette déconnexion entre routine et rythme physiologique a des conséquences pratiques. Une étude publiée dans le *Journal of Clinical Sleep Medicine* (2019) a démontré que des patients exposés à des perturbations fréquentes du sommeil, comme des prises de sang durant la nuit, présentaient une plus grande dysfonction immunologique et un temps d'hospitalisation prolongé. En d'autres termes, cela rend malade. Dans un hôpital universitaire américain, après le changement de la routine d'examens pour des horaires plus physiologiques, il y a eu une réduction de 25 % du besoin d'interventions médicamenteuses pour la douleur et l'anxiété.

Au Japon, un hôpital pédiatrique de Saitama a mis en œuvre, avec le soutien de l'université locale, un programme appelé *Kimochi no Shikumi* — quelque chose comme « le design des émotions ». Les ailes ont été redessinées sur la base de la perception olfactive et tactile des enfants, avec des cloisons en papier végétal parfumé, des tissus doux et l'usage de matériaux naturels. Le taux de stress des enfants durant les procédures a chuté de 35 % en trois mois, et l'engagement avec les professionnels a augmenté significativement.

Au Brésil, les initiatives explorant cette profondeur sont encore rares, mais certaines signalent des voies possibles. L'Hôpital Sírio-Libanês, à São Paulo, a initié il y a quelques années un projet pilote dans une de ses USI avec l'usage de diffuseurs d'huiles essentielles et de playlists basées sur des échelles de ton pour l'induction du calme. Les rapports montrent moins d'agitation nocturne et un moindre besoin de benzodiazépines. L'approche est encore timide, mais démontre une ouverture institutionnelle.

Au Canada, des hôpitaux publics ont commencé à incorporer la « salle de décompression sensorielle » pour les professionnels de santé : des environnements de 15 minutes de pause avec son binaural (son stéréo qui agit sur la régulation de l'humeur), éclairage ambré, aromathérapie et chaises avec stimulus tactile doux. Le programme a été mis en œuvre durant la pandémie et, selon le rapport officiel, a résulté en une chute de 40 % des arrêts pour burnout au trimestre suivant. Ici, le sensoriel n'est pas seulement un instrument de soin au patient, mais au soignant.

Il est important de souligner que ce sont des interventions cliniques, basées sur la neurophysiologie et les preuves, qui reconnaissent la totalité du corps humain comme interface de soin. Un toucher bien appliqué peut réduire les niveaux de noradrénaline. Une musique adéquate peut moduler la fréquence cardiaque. Un arôme peut activer le système limbique. Un espace silencieux peut restaurer le sommeil et favoriser le système immunitaire. Ce que ces initiatives ont en commun est la rupture avec le protocole qui déshumanise. Il ne s'agit pas d'« améliorer l'ambiance », mais de favoriser la guérison là où, étonnamment, il n'y avait pas de regard pour cela.

Il y a encore des projets pilotes qui enquêtent sur l'usage du toucher comme outil diagnostique élargi. Dans des centres de soins palliatifs en Allemagne, des professionnels sont formés pour reconnaître des schémas de tension musculaire, la texture de la peau et les micro-rétractions comme signes précoces de douleur, même chez des patients qui ne parviennent pas à verbaliser. La réponse à cette écoute tactile a été l'anticipation d'interventions et une plus grande adhésion à l'équipe de la part des familles. Dans la même ligne, l'Université de Zurich étudie l'impact de la « présence tactile silencieuse », c'est-à-dire le simple contact physique continu, sans parole ou stimulus additionnel, chez des patients atteints d'Alzheimer avancé. Une étude longitudinale a montré que ce type de présence stabilise la fréquence respiratoire et réduit les épisodes d'agitation, et constitue une forme de soin sensoriel profondément efficace et peu explorée.

Ce que l'on cherche maintenant avec la technologie et la recherche a déjà été, pendant longtemps, intuitif et organique dans le métier du soin. Infirmières, sages-femmes, médecins de famille et communautaires connaissaient le pouvoir de l'odeur de la chambre, de la température de la main, de la musique ambiante. Mais l'avancée de la rationalité technico-bureaucratique, bien qu'ayant apporté des gains indéniables, a déshydraté le soin jusqu'à le laisser inodore, incolore et insipide — dans la meilleure des hypothèses. Récupérer le sensoriel, c'est récupérer la dimension humaine de la clinique, avec intelligence et rigueur.

LE DESIGN DU SOIN COMME AXE STRATÉGIQUE : ARCHITECTURE, PROTOCOLES ET TECHNOLOGIE

Dans de nombreux hôpitaux, l'expérience d'hospitalisation est fragmentée par des systèmes qui ne dialoguent pas entre eux : la prise de rendez-vous d'examens dépend d'un secteur, le transport interne d'un autre, la prescription de médicaments d'un troisième, et la libération de la sortie d'un quatrième département. La règle est que ces systèmes soient construits à partir de la logique de secteurs administratifs. De ce fait, de petites failles de coordination génèrent des retards, des répétitions d'examens, des oublis d'étapes essentielles et une sensation chronique d'insécurité.

Encore une fois : le design du soin n'est pas neutre. La manière dont les espaces sont construits, les systèmes dessinés, les flux organisés — tout cela communique l'intention et le focus. Même si de nombreux dirigeants de ces institutions (et peut-être même à cause de cela) traitent ces déficiences comme normales et hors de portée, ce sont eux qui peuvent influencer les fournisseurs, développeurs et entreprises partenaires. Et si les environnements de soin sont plus préoccupés par la comptabilisation des procédures que par la culture de la santé, alors nous sommes face à un système qui a perdu de vue sa finalité.

L'absence d'espaces d'écoute est aussi un reflet direct de ce design institutionnel. Cabinets aux portes entrouvertes, sans isolation acoustique, salles de consultation avec circulation constante de personnes, absence de fauteuils confortables pour les accompagnants ou de tables favorisant le dialogue horizontal entre médecin et patient : tout cela communique, même involontairement, que l'écoute n'est pas une priorité. Dans une recherche de l'*Institute for Patient and Family-Centered*

Care, des patients ayant fait l'expérience d'environnements offrant intimité et confort ont décrit des liens plus forts, une meilleure compréhension de leur tableau clinique et une plus grande adhésion au traitement.

L'usage de technologies numériques dans la prise de rendez-vous et le tri initial révèle aussi comment le soin peut être façonné davantage par l'efficacité opérationnelle que par la qualité de la rencontre. Des systèmes de planification qui priorisent des créneaux de 15 minutes, même pour des cas complexes, des algorithmes qui distribuent les patients selon la spécialité sans considérer les préférences, l'historique antérieur ou le lien émotionnel : tous ces éléments font partie d'un écosystème de soin qui fragmente l'expérience et réduit l'être humain à une demande à satisfaire, sans engagement envers le résultat — qui dans le cas de notre contexte, affecte « seulement » des vies entières, ou même l'interruption d'une vie. Et c'est pour cela, mon cher lecteur, qu'il manque d'espace dans cet ouvrage pour « alléger » le poids de toute cette réalité incommode normalisée dans laquelle nous vivons — même avec tant d'opportunités et de preuves de meilleures voies.

Le transport interne des patients est souvent un chapitre à part dans la désorganisation du soin. Parcours longs, peu humanisés, parfois sans accompagnement adéquat, sur des brancards inconfortables, exposés à l'éclairage intense et au bruit de couloirs opérationnels. Le déplacement au sein de l'hôpital devrait être vu comme une partie du parcours clinique, avec le potentiel de générer anxiété, douleur, peur, et demander attention, écoute et accueil.

Et l'alimentation ? Que pouvons-nous en dire ? Bien que ce ne soit pas le cas de nombreux hôpitaux privés d'excellence, l'alimentation hospitalière est souvent standardisée, industrialisée, servie à des horaires fixes qui ne respectent pas l'appétit ou la condition métabolique des patients, et montre aussi comment le design institutionnel peut saboter le processus de récupération. L'absence d'un regard individualisé pour les préférences alimentaires, les restrictions culturelles ou les états émotionnels liés à la nourriture réduit la nutrition à un protocole, et non à un composant thérapeutique intégral.

Même le mobilier révèle les choix institutionnels. Lits automatisés, mais inconfortables. Chaises d'accompagnant qui empêchent presque la permanence prolongée. Absence de balcons, petites fenêtres, rideaux opaques empêchant l'entrée de la lumière naturelle. Tout cela interfère directement avec la régulation du cycle circadien, la perception du temps et la récupération émotionnelle des patients.

Le design du soin doit devenir un axe stratégique, transversal et conscient de la santé. C'est pourquoi la proposition de reconfigurer le design institutionnel de la santé exige plus que des réformes esthétiques ou des ajustements logistiques. Elle requiert de traiter l'environnement comme un co-thérapeute, un agent clinique qui peut amplifier le soin ou le réduire au silence. Des études de diverses institutions et chercheurs pertinents prouvent que des environnements bien planifiés réduisent la durée d'hospitalisation, diminuent les infections et augmentent l'adhésion au traitement. Un environnement qui guérit n'est pas celui qui évite seulement les risques, c'est celui qui éveille la sensation de sécurité, de présence, de reconnaissance et de dignité.

C'est ce saut que nous devons faire. Et cela signifie intégrer architectes, ingénieurs, designers, spécialistes en UX, professionnels de santé et patients dans des processus collaboratifs dès la conception de n'importe quelle structure physique ou numérique. Le soin commence dès la conception.

FOCUS THÉMATIQUE : FACTEURS FAVORISANT LA SANTÉ DU PATIENT EN MILIEU HOSPITALIER

Éclairage naturel

• **Impact** : la présence de lumière solaire aide à la régulation du rythme circadien et améliore l'humeur.

Éclairage artificiel adéquat

• **Impact** : des lumières avec une température de couleur adéquate réduisent la fatigue visuelle et améliorent le confort.

Niveaux de bruit contrôlés

• **Impact** : des environnements silencieux favorisent le repos et réduisent le stress.

Qualité et ventilation de l'air

• **Impact** : un air propre et bien ventilé prévient les infections respiratoires.

Température ambiante adéquate

- **Impact** : des températures confortables évitent l'inconfort thermique et les complications cliniques.

Humidité relative contrôlée

- **Impact** : des niveaux idéaux d'humidité préviennent la croissance de moisissures et de bactéries.

Ventilation efficace

- **Impact** : un renouvellement adéquat de l'air réduit la concentration de pathogènes.

Présence de fenêtres

- **Impact** : l'accès à la vue extérieure améliore le bien-être psychologique.

Espace physique adéquat

- **Impact** : des environnements spacieux évitent la sensation de confinement et facilitent la mobilité.

Confidentialité acoustique

- **Impact** : l'isolation sonore entre les environnements garantit la confidentialité, la sensation de sécurité et le confort.

Couleurs douces sur les murs

- **Impact** : des tons doux favorisent la relaxation et réduisent l'anxiété.

Mobilier ergonomique

- **Impact** : des meubles confortables et adaptés réduisent le risque de lésions et augmentent le confort.

Présence ou vue sur des espaces verts

- **Impact** : le contact avec la nature accélère la récupération et réduit le stress.

Signalisation claire

- **Impact** : des orientations visuelles efficaces réduisent la désorientation et l'anxiété.

Accessibilité

- **Impact** : des environnements adaptés garantissent sécurité et autonomie pour tous les patients.

Contrôle des odeurs

- **Impact** : des environnements aux odeurs agréables améliorent l'expérience du patient.

Réduction des stimuli excessifs

• **Impact** : des environnements aux stimuli contrôlés évitent la surcharge sensorielle.

Espaces pour accompagnants

• **Impact** : des zones adéquates pour les accompagnants favorisent le soutien émotionnel au patient.

Zones d'attente confortables

• **Impact** : des salles d'attente agréables réduisent l'anxiété pré-consultation.

Présence de musique d'ambiance

• **Impact** : des musiques douces peuvent diminuer la perception de la douleur et l'anxiété.

Éclairage réglable

• **Impact** : permettre l'ajustement de l'éclairage offre au patient un contrôle sur l'environnement.

Espaces de socialisation

• **Impact** : des zones communes encouragent les interactions et réduisent l'isolement.

Agencement intuitif

• **Impact** : un design logique facilite la navigation et réduit la confusion.

Espaces personnalisés

• **Impact** : permettre aux patients de personnaliser leur espace augmente le confort.

Technologie conviviale

• **Impact** : des équipements faciles à utiliser réduisent le stress et augmentent l'autonomie.

Réduction des alarmes inutiles

• **Impact** : minimiser les alarmes évite le stress et la fatigue auditive.

Espaces de méditation ou de prière

• **Impact** : des zones dédiées au spirituel favorisent le bien-être émotionnel et influencent la modulation du système immunitaire.

Contrôle strict des infections

• **Impact** : des environnements propres et des protocoles efficaces (principalement avec les collaborateurs, souvent agents de transmission) préviennent les infections et contaminations graves.

Rythme circadien respecté

• **Impact** : des environnements respectant les cycles de lumière naturelle réduisent les délires et l'insomnie.

Absence d'odeurs hospitalières agressives

• **Impact** : réduction des nausées, de l'anxiété et de l'inconfort chez les patients sensibles.

Textures naturelles dans le mobilier et les murs

• **Impact** : des matériaux comme le bois et la pierre augmentent la sensation d'accueil et déclenchent des effets bénéfiques prouvés.

Sons de la nature comme ambiance sonore

• **Impact** : des environnements avec des sons naturels réduisent les battements cardiaques et le cortisol.

Présence d'animaux ou thérapies assistées par l'animal

• **Impact** : amélioration émotionnelle, réduction du stress et signes vitaux plus stables.

Température personnalisée

• **Impact** : le contrôle thermique individualisé augmente le confort et l'adhésion au traitement.

Absence d'éclairage fluorescent direct

• **Impact** : l'éclairage diffus réduit les céphalées et l'inconfort visuel.

Éléments culturels locaux dans l'environnement

• **Impact** : des environnements reflétant la culture du patient favorisent la sécurité psychologique.

Possibilité de contrôle de l'environnement par le patient

• **Impact** : des boutons de lumière, de son et de lit accessibles augmentent le sens de l'autonomie et diminuent le stress.

Matériaux à absorption acoustique efficace

• **Impact** : plafonds et panneaux acoustiques réduisent le bruit hospitalier.

Aromathérapie clinique avec huiles essentielles sûres

• **Impact** : la lavande et la menthe réduisent la nausée, l'anxiété et la douleur. D'autres plantes et modèles olfactifs sont étudiés et utilisés pour divers effets bénéfiques.

Surfaces agréables au toucher

• **Impact** : les surfaces métalliques froides augmentent la sensation d'inconfort et de peur.

Présence d'éléments artistiques interactifs

• **Impact** : l'interaction avec l'art améliore l'engagement et réduit la sensation d'enfermement.

CAPÍTULO 11
LES MALADIES CHRONIQUES ET L'ÉCHEC DU MODÈLE CORRECTIF

LA LOGIQUE AIGUË FACE AU DÉFI CHRONIQUE

La médecine a été façonnée par des paradigmes aigus et interventionnistes, et elle est aujourd'hui visiblement mal à l'aise face au défi chronique. Les outils qui ont permis des avancées extraordinaires dans le traitement des infections, des traumatismes et des urgences échouent systématiquement à apporter des réponses durables aux maladies de longue durée. Ces conditions sont plus lentes, plus silencieuses et plus complexes, traversées par des facteurs sociaux, émotionnels et environnementaux qui défient la linéarité d'une conduite limitée aux prescriptions et aux examens. Et au centre de cette inadéquation réside une erreur structurelle : traiter les maladies chroniques comme s'il s'agissait d'infections. Au lieu de considérer la complexité progressive et multifactorielle de ces conditions, le modèle correctif persiste à opérer par épisodes isolés, en se concentrant sur la remédiation de biomarqueurs ou de symptômes visibles.

Du point de vue du patient, cette approche a un coût élevé. Non seulement au sens financier, mais au sens de l'absence de sens. Un individu qui vit avec une douleur chronique, une fatigue, des oscillations métaboliques ou une souffrance émotionnelle récurrente et qui, pourtant, est considéré comme « stable » par ses examens de routine, vit un décalage violent entre son vécu et ce qui est validé par la médecine. Cette dissonance a un nom : l'invalidation clinique.

Même dans des systèmes de santé qui font des efforts visibles pour être plus intégrés, comme le SUS au Brésil ou le NHS au Royaume-Uni, la fragmentation entreSoins de santé de base, spécialisée et hospitalière est une plaie ouverte, spécialement dans le soin des patients chroniques. Tout ce que nous avons déjà abordé ici prend du poids : le manque d'interopérabilité entre les systèmes, la duplication d'examens, l'absence de dossiers unifiés et la méconnaissance de l'historique intégral du patient font du parcours clinique un labyrinthe, et non un parcours de soin.

Depuis des décennies, nous accumulons des preuves solides que le succès dans le contrôle des maladies chroniques exige continuité, lien, écoute, adaptation et soutien quotidien. L'étude DAWN (*Diabetes Attitudes, Wishes and Needs*), réalisée dans 13 pays avec plus de 5 000 personnes diabétiques, a révélé que les facteurs psychosociaux sont tout aussi déterminants pour le contrôle glycémique que les biomarqueurs. Pourtant, la pratique clinique continue de prioriser les métriques de laboratoire, tout en ignorant le désespoir, la solitude, la peur des complications ou la honte de ne pas réussir à suivre le régime recommandé — même si la littérature est claire sur le sujet.

C'est pourquoi la dichotomie entre savoir et faire le mieux pour le patient s'aggrave autant dans le domaine des maladies chroniques. Ce n'est pas un manque de directives : il existe des *guidelines* robustes de gestion pour le diabète, l'hypertension, la dyslipidémie, l'asthme, l'obésité, etc. Mais ces documents ont été créés sur la base de preuves populationnelles, et non de réalités individuelles. Lorsqu'ils sont transposés mécaniquement dans la clinique, ils échouent à reconnaître que le patient est un organisme social, affectif, avec des habitudes, des routines et des limites concrètes. La directive qui recommande de marcher 30 minutes par jour n'a aucun sens pour le patient qui habite dans une communauté violente, n'a pas de trottoir, et n'a même pas de temps libre dans sa journée pour marcher.

L'adhésion — ce concept dont on parle tant mais qui est si mal interprété, que nous traiterons en profondeur dans un autre volume — est traitée, dans la logique corrective, comme une vertu morale du patient, et non comme une construction relationnelle. On attend de lui qu'il obéisse même lorsque les recommandations entrent en conflit avec sa routine, sa culture, son langage et sa souffrance, comme s'il suffisait de « vouloir » pour pouvoir. Ce raisonnement, en plus d'être dépassé, est cruel : il ignore les déterminants sociaux, les barrières cognitives, l'analphabétisme en santé, les traumatismes, les angoisses, et la fatigue même que la maladie chronique impose.

Le cas de l'obésité est classique : c'est une condition multifactorielle, avec des racines génétiques, psychologiques, sociales, économiques et environnementales. Mais elle est encore traitée majoritairement sous le prisme de la force de volonté et du déficit moral. La correction est dirigée vers le corps, par le biais de régimes, de médicaments, de chirurgies, tandis que le contexte qui soutient la prise de poids, lorsqu'il apparaît, est périphérique. Tout comme cela se produit avec le patient diabétique qui est orienté à « avoir de la discipline », mais vit anxieux et entouré d'aliments ultra-transformés, de graisse animale (liée au développement du diabète de type 2), de publicité agressive et d'absence de soutien communautaire.

Ces preuves sont encore traitées comme « alternatives », tandis que le modèle moins effectif continue d'être hégémonique, même en étant notoirement inefficace. Mais pourquoi ? Le modèle correctif est simple à mesurer, rentable pour la rémunération à l'acte et facilement réplicable par des protocoles. Il génère une prévisibilité administrative et est, par conséquent, une solution institutionnelle pratique, bien que cliniquement insuffisante. Le rompre exige plus que des connaissances techniques : cela exige un changement de culture, d'indicateurs, de formation médicale, d'architecture institutionnelle et de solutions numériques. Et cela exige aussi de dire clairement que ne pas chercher le meilleur pour le patient flirte avec le manque d'éthique professionnelle.

Les programmes de suivi à distance par des solutions numériques de santé, en théorie, devraient servir à soutenir les patients, anticiper les décompensations et moduler les conduites sur la base de données continues. Mais, dans de nombreux cas, ils sont utilisés comme de simples capteurs d'alerte : le dispositif enregistre le problème et génère une réponse automatique, sans qu'il y ait d'espace pour l'écoute ou la personnalisation. La correction numérisée reste de la correction, seulement plus rapide.

Dans les coulisses de la routine clinique, des médecins confessent, entre collègues, qu'ils ne savent plus quoi dire au patient diabétique qui, année après année, ne parvient pas à contrôler sa glycémie. Des infirmiers rapportent sentir de la culpabilité de ne pas réussir à aider de fait le patient atteint de bronchopneumopathie chronique obstructive à abandonner la cigarette. Des psychologues perçoivent que les tableaux anxieux qu'ils traitent sont profondément liés à l'insécurité alimentaire, à des traumatismes non résolus, et à l'absence de but de vie. Et tous ces professionnels, lorsqu'ils opèrent sous la logique corrective, se sentent impuissants, ils savent qu'il manque quelque chose.

Le fait est que cette perception de limite doit être vue comme un point de bascule. L'épuisement du modèle correctif, lorsqu'il est assumé avec honnêteté intellectuelle, ouvre l'espace pour une nouvelle architecture du soin : plus large, plus connectée, plus adaptative.

FOCUS THÉMATIQUE : LES BONS OUTILS AU MAUVAIS ENDROIT — POURQUOI LA MÉDECINE AIGUË NE CONVIENT PAS AU DÉFI CHRONIQUE

Conduite basée sur des protocoles et directives rigides

Origine historique : Guerre et médecine de terrain (OTAN, OMS après-guerre) ◎ **Fonction originale :** Uniformiser les décisions dans des situations de risque imminent ✘ **Contexte chronique :** Ignore les variations individuelles, le contexte biopsychosocial et ne répond pas à la complexité longitudinale ⇢ **Transition nécessaire :** Protocoles adaptatifs, construits sur la base du parcours et du dialogue clinique continu

Élimination de l'agent causal (virus, bactérie, traumatisme physique)

• **Origine historique :** Médecine infectieuse du XIXe siècle ◎ **Fonction originale :** Éliminer rapidement la cause pour restaurer l'homéostasie ✘ **Contexte chronique :** Les maladies chroniques n'ont pas d'« agent unique » — elles ont de multiples vecteurs interdépendants ⇢ **Transition nécessaire :** Raisonnement de réseaux causaux, avec cartographie fonctionnelle et systémique

Résolution par médication ponctuelle ou procédure chirurgicale

• **Origine historique :** Avancée technologique du XXe siècle, boom pharmaceutique et chirurgical ◎ **Fonction originale :** Interventions rapides pour un retour fonctionnel ✗ **Contexte chronique :** Génère des palliatifs de contrôle, une dépendance médicamenteuse et une médicalisation sans restructuration ⇢ **Transition nécessaire :** Interventions multiples intégrées, avec protagonisme du patient

Contrôle des symptômes comme fin clinique

• **Origine historique :** Urgences cliniques : douleur, fièvre, crise hypertensive, traumatisme ◎ **Fonction originale :** Éviter la souffrance ou la mort immédiate ✗ **Contexte chronique :** Chronifie les tableaux en n'agissant pas sur des causes lentes et silencieuses ⇢ **Transition nécessaire :** Surveillance continue avec focus sur la fonction, la vitalité et la réversion de trajectoire

Sortie médicale comme signe de succès

• **Origine historique :** Logique de rotation des lits et efficacité hospitalière ◎ **Fonction originale :** Libérer le patient après un événement aigu résolu ✗ **Contexte chronique :** Le patient chronique a des rechutes, des fluctuations et a besoin de liens soutenus ⇢ **Transition nécessaire :** Modèles de soin longitudinal, avec coordination et continuité relationnelle

Spécialisation verticale du soin (cardiologue, néphrologue, etc.)

• **Origine historique :** Expansion des connaissances biomédicales post-flexnériennes, mécanistes et focalisées sur la maladie ◎ **Fonction originale :** Approfondir l'expérience sur des systèmes spécifiques du corps ✗ **Contexte chronique :** Fragmente le soin, déconnecte les savoirs et empêche la vision d'ensemble ⇢ **Transition nécessaire :** Équipes multiprofessionnelles articulées avec une vision horizontale et intégrative

Examens de laboratoire comme critère principal de décision

• **Origine historique :** Médecine de laboratoire du XXe siècle ◎ **Fonction originale :** Confirmer ou exclure une hypothèse sur la base de biomarqueurs objectifs ✗ **Contexte chronique :** Les maladies chroniques sont fonctionnelles, fluctuantes, contextuelles — souvent sans « altération de laboratoire » claire ⇢ **Transition nécessaire :** Intégration de marqueurs avec écoute, récit et données contextuelles

Temps clinique court, productiviste, orienté vers la demande

• **Origine historique :** Culture hospitalière et ambulatoire massive

◎ **Fonction originale :** Traiter un volume élevé avec une résolutivité aiguë ✗ **Contexte chronique :** Le chronique exige du temps, de l'écoute, la reconstruction de lien et un changement comportemental ⇢ **Transition nécessaire :** Consultations plus longues, plans de soin pactisés et écoute évolutive

La médecine moderne a échoué parce qu'elle utilise ses meilleurs outils sur les mauvaises cibles. Les maladies chroniques n'ont pas besoin d'une attaque ponctuelle, mais d'un écosystème de reconstruction. Tant que le soin restera formaté par la logique aiguë, le résultat continuera d'être un cycle de rechutes, de dépendance clinique, de frustration silencieuse de tous les impliqués et de systèmes surchargés.

LA FRAGMENTATION DE LA CLINIQUE QUI SABOTE LA CONTINUITÉ

Le SUS (Système Unique de Santé brésilien) a affronté ce défi avec la Stratégie Santé de la Famille, qui intègre des équipes composées de médecins de famille et communauté, d'infirmiers, d'agents communautaires de santé et d'autres professionnels. Ces équipes agissent de façon coordonnée pour offrir des soins continus et complets, spécialement pour les patients avec des conditions chroniques et les populations vulnérables. Le programme *Melhor em Casa* (Mieux à la Maison), tourné vers l'attention à domicile, apporte aussi des apprentissages importants. Encore limité en échelle, le modèle montre comment des équipes multidisciplinaires, lorsqu'elles sont bien articulées, parviennent à offrir un soin continu, plus humain et moins centré sur l'hôpital. Le défi est maintenant d'élargir, qualifier et intégrer cette expérience aux réseaux de Soins de santé primaires, avec de la technologie et une gestion centrée sur le cycle du patient.

Lorsque nous regardons les modèles d'attention intégrés qui ont le plus avancé dans le soin des maladies chroniques, comme le *Chronic Care Model*, développé par le MacColl Center aux États-Unis, nous percevons un point commun : la réorganisation du soin autour du temps du patient. Cela inclut tout, du support entre les consultations (communication asynchrone, tri par symptômes, alertes automatisées) jusqu'à l'articulation de multiples professionnels autour d'un plan thérapeutique flexible. La mise en œuvre de ce modèle a montré une amélioration significative des indicateurs de contrôle du diabète, de l'asthme, de la dépression et de l'hypertension.

Le Brésil, bien qu'avec de grandes inégalités structurelles, possède quelques expériences inspirantes qui pointent dans cette direction. Le Programme de Soins à Domicile du Secrétariat Municipal de Santé de Belo Horizonte a mis en œuvre des équipes multiprofessionnelles avec des plans thérapeutiques construits avec le patient et sa famille. Des études conduites par la propre gestion municipale ont indiqué une bonne réduction des réadmissions et une amélioration de la qualité de vie rapportée par des patients avec des conditions chroniques comme la MPOC (maladie pulmonaire obstructive chronique), l'insuffisance cardiaque et le diabète. Ce qui soutient ces résultats est la façon dont la technologie est insérée dans un réseau de soin.

Une étude conduite dans 17 pays a montré que plus de 60 % des patients atteints de diabète de type 2 sentent que leurs professionnels de santé ne comprennent pas les défis émotionnels associés à la maladie. Et cette lacune impacte directement l'adhésion au traitement. Il ne s'agit pas d'offrir des séances de psychothérapie à chaque consultation (comme peuvent le suggérer ironiquement les plus sceptiques), mais d'incorporer un regard plus attentif au contexte, à la souffrance invisible, aux hésitations qui façonnent le comportement clinique et des stratégies faisables pour une influence plus contondante sur la cause profonde.

Dans le domaine des technologies numériques, nous avons des avancées prometteuses. Plateformes de suivi à distance, dispositifs vestimentaires avec alertes prédictives, algorithmes de risque ajustés à la trajectoire clinique — tout cela existe déjà. Des études récentes ont démontré que l'usage de plateformes d'IA pour le tri des symptômes chez les patients atteints de maladies chroniques peut réduire considérablement le temps de réponse aux événements aigus, à condition d'être intégré avec une écoute clinique et une validation humaine. Ce qui fonctionne est la combinaison entre présence, prédiction et personnalisation.

Un patient diabétique peut avoir sa glycémie décompensée pendant des semaines sans que personne ne s'en aperçoive, non par manque de données, mais par manque d'une architecture connectant ces données à la biographie clinique du patient.

À partir du moment où l'on reconnaît que la souffrance émotionnelle n'est pas un « effet secondaire » de la maladie, mais une partie intégrale de l'expérience chronique, le soin se réorganise. Des études avec des patients atteints du VIH montrent que l'inclusion d'un soutien psychosocial continu dans le plan thérapeutique améliore aussi les indicateurs immunologiques. Dans les régions où le système est le plus surchargé, cette inadéquation devient une négligence institutionnalisée.

70 % des ressources du système de santé publique, au Royaume-Uni, sont destinées aux patients avec des conditions chroniques, mais moins de 20 % des stratégies de soin sont conçues pour la continuité. Le reste du budget s'écoule vers la contention de crises, les hospitalisations évitables, les complications qui auraient pu être prévenues avec un suivi plus proche. Cette mathématique du gaspillage est peut-être la statistique la plus scandaleuse de la santé contemporaine — et, pourtant, l'une des moins discutées.

Des données de l'Institut d'Études de Santé Complémentaire indiquent que les patients chroniques répondent de 83 % des hospitalisations chez les mutuelles au Brésil, et de plus de 80 % des coûts assistentiels. Pourtant, l'immense majorité des programmes de gestion des chroniques se résume à des envois de messages génériques et à la surveillance de paramètres biométriques sans contexte. Le résultat est un théâtre du soin, où le patient apparaît comme un numéro, la technologie devient maquillage et le chiffre d'affaires va très bien, merci.

L'innovation en santé a été capturée par une logique qui priorise la scalabilité sur la profondeur. Et cela est létal quand nous parlons de chronicité et de réalités complexes. Parce que ce dont le patient chronique a besoin, souvent, ce n'est pas d'une nouvelle application de surveillance, mais d'une application qui approfondisse et connecte sa condition avec des actions réalistes et pragmatiques, qui considère ses besoins individuels et améliore sa qualité de vie. Ici, le défi de la transdisciplinarité devient évident.

Il y a des exceptions, bien sûr. Le modèle des « maisons médicales centrées sur le patient », mentionné précédemment, possède des variantes au Canada, aux Pays-Bas et en Australie qui incorporent avec succès le concept de longitudinalité. Aux Pays-Bas, le modèle « Buurtzorg » a réorganisé les soins à domicile sur la base de petites équipes autonomes de soins infirmiers, qui accompagnent les mêmes patients au long de mois ou d'années.

Cela nous amène à un point éthique incontournable : le modèle correctif est inadéquat dans son architecture temporelle. Il opère à partir de la prémisse que le soin peut être comprimé dans des fenêtres cliniques de quelques minutes, entre un écran d'ordinateur et un autre, alors que le soin chronique exige une présence étendue et une dynamique différente de celle offerte dans l'immense majorité des cas. Il exige de l'espace pour le non-dit, pour l'imprévu, pour ce qui n'apparaît que lorsqu'on retourne voir le même patient plus d'une fois — et dans cet entre-deux, qui est là où la vie (et la santé) se produit. C'est l'intelligence de la répétition et de la cohérence.

Le modèle correctif échoue à reconnaître aussi le rôle de l'environnement social comme co-auteur de la santé ou de la maladie. Un patient hypertendu qui vit dans un quartier violent, sans accès à des aliments frais, avec des transports précaires et des routines de travail épuisantes n'a pas besoin d'un rappel automatique pour prendre son remède, mais d'un système qui comprenne ce qui conditionne son corps. La logique de la prescription isolée, sans articulation avec des politiques intersectorielles, finit par attribuer à l'individu une responsabilité qu'il n'a souvent pas les moyens d'assumer ou, même en l'assumant, qui ne sera pas suffisante.

Il est courant que les professionnels de santé aient besoin de « chasser » des informations dans différents systèmes, d'appeler des collègues, de vérifier avec le patient si tel examen a été fait. Ce temps perdu en recherche de données est du temps qui manque pour écouter, examiner et penser.

Même les protocoles cliniques, qui devraient orienter avec intelligence, empirent souvent la fragmentation : un patient souffrant d'hypertension, de diabète et de dépression sera soumis à trois pistes distinctes, avec des objectifs, des examens et des conduites qui très probablement ne dialoguent pas entre eux. Le résultat est un soin déconnecté, surchargé de tâches, sans priorisation et sans écoute, comme si le corps n'était pas quelque chose d'extrêmement complexe et interconnecté.

La Stratégie Santé de la Famille, lorsqu'elle est bien mise en œuvre, représente un pari sur la continuité. Des équipes qui accompagnent des familles au fil du temps, qui connaissent le territoire, qui construisent des liens. Mais même ce modèle affronte des défis, comme la rotation des professionnels, la surcharge de demandes et la fragilité des systèmes de soutien. Dans le secteur privé, certains plans de santé ont investi dans des modèles de coordination du soin : l'implantation de « navigateurs de santé », de plateformes de suivi à distance et de programmes de gestion des chroniques sont des pas importants, mais ce sont encore des initiatives ponctuelles, souvent déliées de les Soins de santé primaires et sans intégration avec les autres niveaux de soin.

CAPÍTULO 12
LA SANTÉ COMME SYSTÈME DE PUISSANCE

DÉCONSTRUIRE LA LOGIQUE DE L'ABSENCE

La médecine moderne, en cherchant à quantifier et à contrôler la santé, a fini par la restreindre à un concept limitant : absence de symptômes, absence de douleur, absence d'altérations biologiques. Cette définition minimaliste, bien qu'opérationnellement très utile pour les protocoles, appauvrit profondément l'expérience humaine du « bien vivre » et ignore la quantité de forces qui soutiennent la santé de quelqu'un.

Lorsque l'on définit quelque chose par ce qu'il n'est pas, on déplace son identité vers la négation. Définir la santé comme « ne pas être malade » équivaut à définir la joie comme « ne pas être triste » : une simplification dangereuse. L'absence de maladie ne garantit pas la présence de vitalité, d'énergie créative, de disposition pour un monde qui exige beaucoup — du corps et de l'esprit.

La santé est avant tout la capacité de tolérer les variations de l'environnement. Un organisme sain n'est pas seulement celui qui « fonctionne dans les paramètres », mais celui qui peut osciller, se réinventer, créer de nouveaux équilibres face à l'imprévisible, et non seulement celui qui demeure dans un intervalle statistique de référence. Cette notion d'adaptabilité, amplement soutenue scientifiquement, contraste avec la pensée médicale dominante, qui s'appuie sur des courbes gaussiennes et des valeurs de laboratoire standardisées pour définir la « normalité ».

La définition négative de la santé est renforcée par la structure même des services de santé, qui sont sollicités presque toujours face à un symptôme, un effondrement, un appel au secours — et sont structurés pour cela. Ce n'est pas seulement le concept qui est biaisé : c'est toute la logique opérationnelle. On enseigne peu comment cultiver la vitalité, prévenir les déclins ou accompagner la courbe fonctionnelle du patient sur la base de ses potentiels, et cet espace est intensément occupé par des professionnels qualifiés d'« alternatifs » et par les réseaux sociaux, où d'innombrables profils apportent, souvent de manière intuitive, des informations qui aident les gens à rechercher cette vitalité. Et il est intéressant d'observer que ces informations avaient peu de place là où on les attendrait, dans les systèmes de santé, où ces mêmes informations ont toujours été traitées comme secondaires, hors script, voire non pertinentes.

La logique de « traque de l'anomalie » a été très bien instrumentalisée par l'industrie pharmaceutique, qui au fil des décennies a élargi le concept de maladie pour inclure des conditions asymptomatiques, ou « pré-quelque-chose ». Du pré-diabète au pré-alzheimer, de l'ostéopénie au cholestérol limite, on a créé des zones de risque qui, alors qu'elles pourraient être une opportunité supplémentaire d'agir sur la réversion, finissent par justifier des interventions chimiques précoces, même en l'absence de souffrance ou de perte fonctionnelle — et sans actions contondantes ou préventives. Comme l'alerte l'épidémiologiste John Ioannidis, nous vivons aujourd'hui une « épidémie de diagnostics » qui n'améliore pas nécessairement la santé des gens.

Le langage lui-même reflète cet emprisonnement conceptuel. Quand on dit que quelqu'un a « recouvré la santé », on présuppose qu'elle est quelque chose que l'on a ou que l'on n'a pas, comme un objet. Cela renforce l'idée que la santé est un état statique, qui peut être perdu puis retrouvé. Or, la santé est un processus continu, un équilibre dynamique entre de multiples facteurs en constante négociation : génétiques, environnementaux, émotionnels, sociaux, spirituels.

C'est exactement pour cela que de nombreux courants contemporains de la psychologie et de la médecine intégrative proposent le concept de salutogenèse. La question réside dans la capacité de générer du sens, de la cohésion, une structure de vie — éléments qui échappent aux mesures cliniques traditionnelles.

La salutogenèse reconnaît que la santé n'est pas un point fixe, mais un spectre entre deux pôles : le pathologique et le sain. Nous sommes tous quelque part sur cette échelle, oscillant tout le temps. Ce qui compte, c'est le mouvement, la direction de la trajectoire et les ressources que nous mobilisons pour aller de l'avant. Cette vision est libératrice, car elle sort le patient de la position de « malade en attente de réparation » et l'invite à co-créer sa propre santé à partir des circonstances dans lesquelles il vit.

Mais de nombreux professionnels de santé, formés dans des cursus à prédominance biomédicale, sont encore mal à l'aise avec l'idée de traiter des aspects émotionnels ou existentiels. La science, dans sa quête légitime de précision, a fini par ériger des murs contre tout ce qui ne peut être mesuré, ne serait-ce que par limitation technique.

Voir la santé comme une présence nous invite à créer de nouveaux indicateurs, capables de capter le bien-être de manière plus sensible. Cela ne signifie pas abandonner les biomarqueurs traditionnels, mais les compléter avec des mesures fonctionnelles et relationnelles, auparavant écartées comme intangibles, que la technologie nous permet déjà de mesurer. Nous sommes face à un choix historique : continuer à opérer sous la logique de l'absence, ou migrer vers un nouveau paradigme, où la santé est reconnue comme un champ de puissance. Cette transition n'est pas simple, mais sans elle, nous continuerons à traiter des corps sans soigner des vies — et à confondre silence biologique avec plénitude existentielle.

LA PUISSANCE COMME AXE VITAL : RÉGÉNÉRATION, ADAPTATION ET SENS

La puissance, lorsqu'elle est comprise comme axe vital de la santé, déplace notre regard de la correction vers la création. Un organisme sain n'est pas celui qui ne fait que « fonctionner dans les paramètres », mais celui qui est capable de répondre au monde de façon intelligente, variée et cohérente avec ses propres limites et désirs. La puissance est, en dernière analyse, l'art non seulement de survivre, mais de continuer à advenir.

Sur l'aspect biologique, cette puissance se manifeste clairement dans des processus régénératifs qui nous accompagnent toute la vie. Le tissu épithélial se renouvelle constamment ; le foie est capable de régénérer jusqu'aux deux tiers de sa masse après une lésion ; la moelle osseuse produit des milliards de nouvelles cellules par jour ; de nouvelles connexions neuronales se forment tout le temps. Dans les moments de blessure ou de traumatisme, le corps répond par une chorégraphie complexe d'inflammation contrôlée, de recrutement cellulaire, de réorganisation du collagène, de fermeture du tissu, le tout sans nécessité d'une commande consciente. La puissance est inscrite dans la biologie, comme fondement silencieux. Nous savons même déjà que le vécu de situations adverses, frustrantes, ou qui symbolisent une rupture, est capable de réorganiser et d'activer notre cerveau de telle sorte que nous pouvons devenir plus « intelligents » après la réaction du corps à une frustration ou une situation difficile.

Plus que réparer, l'organisme apprend de l'expérience. Des études sur la neuroplasticité montrent que le cerveau adulte continue de créer de nouvelles connexions synaptiques tout au long de la vie, spécialement lorsqu'il est mis au défi par des expériences significatives. Des recherches récentes, comme celles de Michael Merzenich et du groupe de Norman Doidge, révèlent que le système nerveux est capable de se réorganiser après des traumatismes, des AVC et des lésions, récupérant des fonctions considérées comme perdues.

L'épigénétique renforce cette perspective en montrant que nos gènes opèrent comme des partitions qui se modulent par l'environnement. Des stimuli comme l'alimentation, le sommeil, le lien affectif, l'activité physique et les expériences émotionnelles ont le pouvoir d'activer ou de désactiver des gènes et modulent des processus inflammatoires, hormonaux et immunologiques. Le travail de Moshe Szyf et Michael Meaney montre que des expériences précoces de soin maternel affectent l'expression génique liée au stress, avec des effets qui persistent tout au long de la vie.

La puissance se manifeste également dans la sphère immunologique. Le système immunitaire n'est pas seulement une force de défense, mais un chef d'orchestre de l'équilibre interne, et il négocie tout le temps avec l'environnement. Des recherches récentes sur le concept d'« immunotolérance » montrent qu'un organisme sain est celui qui sait cohabiter avec des agents potentiellement agressifs sans initier de réponses destructrices. La capacité de distinguer menace et bruit est, en ce sens, l'une des expressions les plus raffinées de la puissance. Un corps puissant n'est pas celui qui attaque tout, c'est celui qui sait choisir ses batailles. Ce concept apparaît avec netteté dans les études sur le microbiote intestinal. La présence de milliards de micro-organismes dans le tractus digestif n'est pas une anomalie, mais une alliance évolutive qui soutient des processus métaboliques, neurologiques et immunologiques. La diversité microbienne est puissance. En contrepartie, la perte de cette diversité, par usage excessif d'antibiotiques, aliments ultra-transformés, ou stress chronique, réduit la capacité adaptative du corps et ouvre la voie à des déséquilibres systémiques.

La puissance est aussi cohérence entre systèmes. La santé n'est pas le bon fonctionnement isolé de chaque organe, mais la capacité de l'ensemble à maintenir l'harmonie même sous pression. Le concept d'homéodynamique, proposé par des scientifiques comme Ilya Prigogine et Stuart Kauffman, remplace l'idée d'homéostasie statique par une vision d'équilibre fluide, en constante négociation. Les organismes sains maintiennent leurs paramètres par plasticité, par flexibilité face aux instabilités externes. C'est cette intelligence dynamique qui permet de répondre aux facteurs de stress.

Un sujet sain est celui qui parvient à ressentir la tristesse sans s'y noyer, qui reconnaît la douleur sans s'identifier complètement à elle, qui tolère l'ambiguïté de la vie sans fuir vers des récits rigides. La puissance, ici, se confond avec la capacité d'être présent avec entièreté face à ce qui est. En psychologie, des auteurs comme Donald Winnicott et Carl Rogers ont pointé cet état comme condition essentielle de la maturation émotionnelle : il ne s'agit pas d'éviter la souffrance, mais d'avoir les ressources internes pour la traverser.

Un patient puissant n'est pas celui qui « n'a pas de symptômes », mais celui qui possède des outils internes, des réseaux externes et un répertoire pour comprendre et gérer ses symptômes. Cela implique de reconnaître l'importance de la culture, du sens, de la spiritualité, de l'art, du corps en mouvement, de l'intimité. Et, pour cette raison, cela requiert un soin qui soit transdisciplinaire et techniquement précis en même temps.

Les *Blue Zones* (Zones Bleues) sont des régions cartographiées par le chercheur Dan Buettner et une équipe du National Geographic, où il y a une concentration inhabituelle de centenaires, avec une faible prévalence de maladies chroniques et une haute qualité de vie jusqu'à des âges avancés. Parmi elles figurent Okinawa (Japon), la Sardaigne (Italie), Ikaria (Grèce), Nicoya (Costa Rica) et Loma Linda (Californie). Malgré les différences culturelles, ces communautés partagent des éléments communs : régime basé sur des aliments complets et locaux, connexions sociales fortes, but de vie clair, activité physique modérée et naturelle, sommeil adéquat et un rythme de vie qui respecte le corps. Des études comme celle-ci montrent que les facteurs les plus fortement associés à une vie longue et saine ne sont pas seulement génétiques ou nutritionnels, mais relationnels et existentiels, et même s'ils semblent triviaux, ils maintiennent l'organisme dans un flux, se régénérant silencieusement chaque jour. La puissance, ici, est rythme, légèreté, continuité.

Et cette notion apparaît dans des pratiques thérapeutiques intégratives qui mettent le corps dans un mouvement intelligent : yoga, danse, méditation active, tai-chi-chuan. Comme le montrent des études sur la méditation, comme celle de Lazar et al. (publiée dans *Neuroreport* en 2005), les techniques respiratoires et la conscience corporelle ont un impact sur l'augmentation de l'épaisseur du cortex cérébral, particulièrement dans les régions du cerveau liées à l'attention et au traitement sensoriel, suggérant que la méditation peut compenser l'amincissement cortical lié à l'âge. La science commence à cartographier ce que les anciennes traditions savaient déjà : la santé n'est pas seulement dans les organes, mais dans la manière dont nous bougeons et nous relions au monde.

Cette vision n'est pas spiritualiste, elle est systémique. La puissance est l'opposé de la passivité, et se manifeste tant dans le métabolisme que dans la cognition, les articulations, les muscles et les liens. Lorsqu'elle est cultivée avec attention, elle peut transformer une vie fonctionnellement limitée en une vie existentiellement riche. Et lorsqu'elle est ignorée, elle transforme des corps apparemment fonctionnels en vies chroniquement sans vitalité, sans entrain.

La puissance se révèle aussi dans la capacité du système à anticiper l'effondrement. Au lieu de réagir quand il y a une faille, un organisme puissant est capable de percevoir de petites variations et de corriger les trajectoires avant que le dommage ne s'installe. Cette intelligence prédictive est l'une des caractéristiques les plus sophistiquées des systèmes vivants, et elle est présente depuis la physiologie cellulaire jusqu'à la prise de décisions complexes au quotidien. Un système adaptatif n'attend pas de casser, il se réorganise préventivement.

Dans les domaines de la neuroscience affective et de la psychologie comportementale, il existe des preuves décisives que les émotions positives, les liens sains et la sensation de sens sont associés à une meilleure immunité, un moindre risque cardiovasculaire et une plus grande longévité. Barbara Fredrickson, dans sa théorie des émotions élargissantes (*broaden-and-build*), montre comment des états affectifs positifs, même les plus brefs, élargissent les répertoires cognitifs, renforcent les connexions sociales et activent des circuits de récupération physiologique.

Cet état de « vitalité organisée » requiert des conditions matérielles minimales : logement, alimentation adéquate, sommeil réparateur, temps de repos — mais aussi de la reconnaissance. Être vu, être écouté, être validé dans sa propre expérience de vie contribue à la santé. Dans les communautés marginalisées, les programmes de soutien psychosocial, d'écoute qualifiée et de renforcement des liens sont souvent plus efficaces que des interventions purement pharmacologiques.

Tout cela pointe vers un redessin possible et nécessaire des pratiques de soin. La médecine, lorsqu'elle est mise à jour avec ce regard, cesse d'être un champ de réparations et devient un champ de culture, qui reconnaît les processus de régénération naturels du corps, les circuits émotionnels d'adaptation, les savoirs de l'expérience. Une perte peut révéler du sens, un symptôme peut être une demande pertinente de réorganisation.

FOCUS THÉMATIQUE : NIVEAUX DE PUISSANCE DU CORPS AVANT LA RUPTURE

Une transition fonctionnelle illustrative qui montre la courbe de la puissance du corps avant que l'effondrement ne survienne, les étapes où la médecine ne voit rien, ne mesure rien et ne fait rien — alors que l'organisme est déjà en mode d'adaptation, de compensation, de tentative et d'avertissement. La proposition est de transformer la santé en un continuum de puissance non-binaire de vitalité, avec des jalons que le système actuel ignore, mais qui peuvent être intégrés par une « médecine de puissance ».

Imaginez une courbe descendante de la puissance jusqu'à la disfonction totale. La médecine traditionnelle n'agit que dans le dernier tiers.

Phase 1. Puissance pleine en adaptation

- **Ce que fait le corps** : le corps compense les micro-agressions (sommeil irrégulier, micro-inflammations, tension émotionnelle) avec une élasticité neuroendocrinienne et une modulation immunitaire.
- **Médecine traditionnelle** : « santé parfaite » / « rien à traiter »
- **Signes ignorés** : variations subtiles d'humeur, baisse de performance mentale, oscillations digestives légères
- **Médecine orientée vers la puissance** : renforcer le rythme, l'autoconscience, la variabilité et l'expression émotionnelle

Phase 2. Ajustements silencieux d'équilibre

- **Ce que fait le corps** : le corps change son modèle de base pour maintenir la fonctionnalité ; il commence à « vivre sur ses réserves ».
- **Médecine traditionnelle** : « examens normaux » / « fatigue commune »
- **Signes ignorés** : sommeil non réparateur, irritabilité, dépendance aux stimulants (caféine, sucre), cycles menstruels altérés
- **Médecine orientée vers la puissance** : mesurer la vitalité (VFC, sommeil, lien, énergie), intervenir avant la rupture

Phase 3. Compensation visible, mais subclinique

- **Ce que fait le corps** : le corps commence à exprimer des signes de surcharge ; il module les symptômes pour maintenir la survie.
- **Médecine traditionnelle** : « anxiété », « tension », « style de vie »
- **Signes ignorés** : baisse de libido, compulsions alimentaires, oublis légers, douleur diffuse
- **Médecine orientée vers la puissance** : écouter le corps comme expression fonctionnelle et réorganiser la vie concrète

Phase 4. Atteinte fonctionnelle précoce

• **Ce que fait le corps** : des altérations physiologiques minimes apparaissent, sans franchir encore les seuils diagnostiques.

• **Médecine traditionnelle** : « tout va encore bien aux examens », « normal pour l'âge », « il faut prendre soin de soi »

• **Signes ignorés** : pré-hypertension, glycémie altérée, ferritine basse, dysbiose légère

• **Médecine orientée vers la puissance** : inverser le schéma adaptatif dysfonctionnel avec un plan de puissance

Phase 5. Rupture clinique partielle

• **Ce que fait le corps** : le corps ne soutient plus l'autorégulation ; le symptôme devient un effondrement localisé.

• **Médecine traditionnelle** : « maintenant oui, nous avons quelque chose à traiter »

• **Signes ignorés** : migraine, gastrite, insomnie, épuisement professionnel, SOPK, pré-diabète

• **Médecine orientée vers la puissance** : agir sur les vecteurs larges de l'effondrement et les solutions efficaces

Phase 6. Dysfonction installée et chronifiée

• **Ce que fait le corps** : le corps renonce à moduler ; il entre en mode de survie clinique.

• **Médecine traditionnelle** : traitement correctif continu

• **Signes ignorés** : polypharmacie, perte de sens, adhésion sans autonomie

• **Médecine orientée vers la puissance** : ici, il reste à reconstruire, avec un regard continu et global

PREUVES QUI SOUTIENNENT LA SANTÉ COMME PUISSANCE

La beauté de la santé comme puissance est qu'elle se manifeste avec élégance et force dans différents contextes à travers le monde. Il y a des régions entières, des populations spécifiques, des programmes cliniques et des expériences de soin qui vivent déjà, de façon organique, cette logique plus affirmative du bien-être. Et le plus fascinant est que ces expériences sont rigoureusement observables.

Ces données gagnent encore plus en pertinence lorsqu'elles sont confrontées aux chiffres alarmants de la médecine corrective traditionnelle : les dépenses croissantes pour les traitements de maladies chroniques, l'usage indiscriminé de multiples médicaments, et les indicateurs de santé mentale qui continuent de se détériorer même dans les pays les plus technologiquement avancés. Les Blue Zones n'offrent pas de miracles, mais des pistes pertinentes de pratiques qui soutiennent le corps tout au long de la vie, avec un coût incomparablement plus bas. Cela devrait allumer une alerte dans le système actuel, qui insiste à négliger ce qui fonctionne clairement.

Sont aussi révélatrices les preuves issues des études de réversion de maladies par des changements de style de vie. Le cardiologue Dean Ornish a mené des recherches montrant que des changements intensifs dans le style de vie, comme une alimentation végétale intégrale, des exercices légers, la méditation et le soutien social, peuvent inverser la progression de l'athérosclérose coronarienne. Dans une étude emblématique, des patients atteints de maladie cardiaque grave ont démontré une réduction des plaques artérielles, une amélioration de la fonction cardiaque et une chute expressive des taux d'hospitalisation, tout cela sans chirurgie ni médicament à fortes doses.

Ces découvertes défient le concept traditionnel qui place les maladies chroniques comme des conditions inévitables et irréversibles. Ce qu'Ornish et d'autres chercheurs ont montré, c'est que le corps possède des mécanismes de régénération qui peuvent être activés lorsque les bons éléments sont cultivés avec consistance. Tout aussi décisif est le travail d'Elizabeth Blackburn, Prix Nobel de Médecine, et de sa partenaire de recherche Elissa Epel, qui ont démontré que des pratiques comme la méditation, l'alimentation saine, le sommeil réparateur et les relations positives sont directement associées à la préservation des télomères (les extrémités protectrices des chromosomes), dont l'intégrité est liée au vieillissement cellulaire. En d'autres termes, les états émotionnels et les habitudes quotidiennes ont un impact mesurable sur la longévité biologique. Vivre avec vitalité n'est pas une métaphore, c'est un phénomène moléculaire. Il est aussi intéressant d'observer comment ces approches (hautement efficaces dans de nombreux cas) sont systématiquement placées en marge du système de santé, comme des alternatives moins qualifiées, moins scientifiques ou même moins sérieuses. Bien sûr qu'il faut chercher des preuves d'efficacité, et c'est justement notre point : il en existe beaucoup. Mais tant que la médecine se maintiendra hermétiquement isolée d'autres disciplines et connaissances avancées et scientifiques (peut-être moins pharmacologiques, mais non moins scientifiques), l'avancée ne s'arrêtera pas. D'autres professions et spécialités continueront de surgir comme réponse naturelle à une lacune d'opportunité commerciale claire : celle du secteur de la santé avec du sens et qui respecte la complexité du corps et de la vie.

Ces découvertes sophistiquées ne font que confirmer ce que de nombreuses cultures traditionnelles ont toujours su : la santé n'est pas fragment, elle est flux. La médecine ayurvédique, la médecine traditionnelle chinoise, les pratiques intégratives ancestrales des Amériques et d'Afrique reconnaissaient déjà depuis des siècles l'interdépendance entre corps, esprit et environnement. Ce qui était auparavant considéré comme savoir empirique commence maintenant à être validé en laboratoire, et il n'y a aucune contradiction là-dedans. Au contraire : la science contemporaine la plus raffinée retrouve, avec humilité, beaucoup de ce que la sagesse populaire a préservé.

Dans le domaine de la santé mentale, les preuves pointent aussi vers des chemins de puissance. Des programmes comme l'*Open Dialogue*, développé en Finlande, ont révolutionné le soin des personnes en souffrance psychique grave en remplaçant le modèle biomédical classique par des réseaux d'écoute, un dialogue ouvert avec la famille et le protagonisme du patient. Les résultats sont impressionnants : plus grande autonomie des patients, moindre usage de médication antipsychotique, moins d'hospitalisations et un taux de récupération bien supérieur à la moyenne des modèles traditionnels.

Même dans le domaine de l'oncologie, où l'imaginaire de la guerre contre le cancer est encore dominant, commencent à émerger des approches plus intégrées. Des centres comme le MD Anderson Cancer Center incorporent des pratiques complémentaires, comme l'acupuncture, la thérapie nutritionnelle, le soutien psychologique et des pratiques corporelles, comme partie du traitement standard, en l'élargissant sur la base de preuves que le soin intégral améliore l'adhésion, réduit les effets secondaires et contribue au bien-être général du patient, avec un impact direct sur sa trajectoire de récupération.

Il est vrai aussi que les déterminants sociaux de la santé, comme l'éducation, le revenu, l'accès à des aliments de qualité, la sécurité, les transports et le logement, répondent d'une part bien considérable des résultats en santé, plus que les propres services médicaux. Des études de la Robert Wood Johnson Foundation et des *Centers for Disease Control and Prevention* montrent que seulement 10 à 20 % des facteurs qui impactent la santé sont liés directement aux soins cliniques. Le reste réside dans la façon dont les gens vivent, travaillent, dorment, se lient et s'alimentent.

Et les technologies plus récentes, comme l'intelligence artificielle, les capteurs vestimentaires et les applications de surveillance, ont montré qu'elles peuvent favoriser cette dynamique lorsqu'elles sont utilisées pour promouvoir la conscience et l'engagement du patient.

Toutes ces preuves nous invitent à un changement de posture : au lieu d'attendre que la maladie se manifeste pour agir, nous pouvons construire des solutions, des routines, des relations et des systèmes qui cultivent la santé avant la faille. La puissance n'est pas spontanée, mais elle est cultivable. Elle ne naît pas du hasard, mais de la conjonction entre choix, conditions, liens et attention. Et le plus important : cela peut être fait de façon durable, avec un coût moindre et un impact plus grand.

LA PUISSANCE COMME RESSOURCE CLINIQUE DU FUTUR

Il est curieux et profondément révélateur de percevoir à quel point la puissance, malgré sa présence si évidente dans les phénomènes de la vie, reste absente des pratiques cliniques conventionnelles. En pleine ère d'avancées scientifiques et de technologies prédictives, le soin en santé tourne encore majoritairement autour de ce qui est cassé, de ce qui peut être réparé. Cette omission est structurelle, enracinée dans la formation qui moule encore la majorité des cursus universitaires. Dans la majeure partie des facultés de médecine et de soins infirmiers, on enseigne peu à identifier la résilience silencieuse, la réponse émotionnelle qui insiste pour se manifester malgré le diagnostic et comment tout cela se connecte et interfère directement avec la santé.

Les médecins de soins primaires ne sont souvent pas formés pour discuter sommeil, sexualité, spiritualité ou réseaux de soutien avec leurs patients. Or ce sont ces thèmes qui, selon les patients eux-mêmes, sont centraux dans leur perception de la santé. Il existe un fossé entre ce que le patient vit et ce que le médecin a appris à voir, et ce fossé coûte cher : il coûte en adhésion, en lien, en efficacité thérapeutique et en résultats durables dans le temps.

Pire qu'ignorer la puissance, c'est la traiter comme non pertinente. De nombreux professionnels de santé, par manque de répertoire ou par pression institutionnelle, découragent toute initiative du patient qui sortirait du script biomédical. Une femme qui décide de marcher tous les jours pour gérer son deuil est vue comme « faisant ce qu'elle peut ». Un homme qui trouve dans le soin d'un potager urbain sa respiration face à l'anxiété est loué comme « résilient », mais rarement cela est incorporé comme une stratégie clinique formelle. Dans les deux cas, ce qui devrait être reconnu comme noyau actif de santé est traité comme une curiosité périphérique, qui dans des contextes plus extrêmes en vient à être invalidée.

Cet effacement de la puissance comme ressource clinique se manifeste aussi dans l'absence d'espace pour les pratiques intégratives dans les protocoles traditionnels. Malgré des centaines d'études prouvant les bénéfices de la méditation, de la pleine conscience, de la respiration consciente et de l'acupuncture dans des contextes divers, de la douleur chronique à l'anxiété, de l'oncologie à la réhabilitation cardiovasculaire, ces pratiques continuent d'être offertes dans des niches. Le National Center for Complementary and Integrative Health a déjà réuni des dizaines d'analyses montrant l'efficacité statistiquement pertinente de diverses approches intégratives.

La Southcentral Foundation, en Alaska, a promu une transformation profonde de l'approche. Au lieu de considérer les personnes soignées simplement comme des « patients », la fondation a adopté le terme « customer-owner », qui peut être traduit par « client-propriétaire ». Ce concept reflète un changement fondamental : les individus sont des participants actifs et responsables de leurs propres décisions de santé. L'objectif du Système de Soins Nuka, créé par la fondation elle-même, est de construire des liens durables, basés sur la confiance mutuelle, l'écoute active et la coresponsabilité dans le processus de soin.

Même dans des environnements hospitaliers, traditionnellement tournés vers le soin aigu et correctif, nous voyons des expériences innovantes qui cherchent à sauver la vitalité du patient comme partie du traitement. Le projet Arts in Health at Duke, de la Duke University, intègre musique live, intervention artistique et expériences sensorielles dans le soin hospitalier comme partie du plan thérapeutique. Les rapports indiquent une amélioration de la perception de la douleur, une réduction de l'anxiété et une meilleure issue clinique chez les patients critiques.

Dans les USI pédiatriques de l'Hôpital Israélite Albert Einstein, à São Paulo, une initiative pionnière a adopté l'usage de technologies comme la réalité virtuelle pour fournir des expériences ludiques et relaxantes aux enfants en soins intensifs. L'idée n'était pas seulement de divertir, mais de réactiver le champ du désir, de l'imagination et de l'autonomie de ces enfants et, par là, de renforcer leurs processus d'affrontement. Cet objectif fondamental de renforcer l'organisme pour affronter un tableau complexe de maladie semble avoir été effacé de milliers d'hôpitaux dans le pays et dans le monde.

La puissance se manifeste aussi lorsque le système reconnaît l'importance du facteur culturel. Dans une étude menée par des chercheurs de l'Université de Sydney avec des populations aborigènes, il est apparu clairement que les programmes de santé communautaire ne fonctionnaient que lorsqu'ils intégraient le savoir traditionnel des anciens et le rythme de la communauté au plan clinique. La présence de récits locaux, rituels et pratiques augmentait l'adhésion, et activait des sentiments d'appartenance, de valeur et de soin réciproque. Le protocole qui ignore la culture ignore aussi la puissance.

Repenser la puissance comme une ressource clinique revient, en dernière analyse, à reconnaître que ce que nous amplifions est parfois plus important que ce que nous éliminons.

FOCUS THÉMATIQUE : 6 DIMENSIONS DE LA PUISSANCE EN SANTÉ

Un modèle qui définit 6 forces soutenant la puissance de la santé chez toute personne, même (ou spécialement) en l'absence de maladie. Cette carte n'est pas métaphysique, ni « motivationnelle ». Elle est fonctionnelle, clinique et stratégique, et peut être utilisée par des professionnels, des plateformes, des technologies ou des gestionnaires pour comprendre, cartographier et promouvoir la puissance de santé — avant, pendant ou après toute maladie.

1. Puissance Relationnelle

- **Ce qu'elle représente** : la capacité de se lier, faire confiance, appartenir
- **Comment elle se manifeste** : qualité des liens, présence de réseau affectif, absence de solitude chronique
- **Comment elle peut être cultivée cliniquement** : groupes de soin, écoute active, réintégration sociale, prescription de lien et d'activités sociales

2. Puissance Rythmique

- **Ce qu'elle représente** : capacité de maintenir des rythmes physiologiques et émotionnels stables
- **Comment elle se manifeste** : sommeil réparateur, appétit régulé, cycles hormonaux sains, flux cognitif cohérent
- **Comment elle peut être cultivée cliniquement** : chronobiologie appliquée, hygiène du sommeil, régulation des écrans, ritualisation du quotidien

3. Puissance Expressive

- **Ce qu'elle représente** : capacité de nommer les émotions, créer, mobiliser du sens
- **Comment elle se manifeste** : créativité quotidienne, liberté émotionnelle, vitalité affective

• **Comment elle peut être cultivée cliniquement** : thérapies intégratives, art comme soin, activités sociales et créatives, stimulation à l'autoréflexion

4. Puissance Adaptative

• **Ce qu'elle représente** : capacité de répondre au changement sans s'effondrer

• **Comment elle se manifeste** : résilience émotionnelle, flexibilité cognitive, réorientation dans les crises

• **Comment elle peut être cultivée cliniquement** : interventions de soutien dans les transitions de vie, restructuration narrative, renforcement du corps et de ses nutriments

5. Puissance Somatique

• **Ce qu'elle représente** : énergie corporelle disponible pour l'action

• **Comment elle se manifeste** : envie de bouger, libido, disposition physique, haut niveau d'énergie

• **Comment elle peut être cultivée cliniquement** : prescription d'exercices et d'activités physiques, reconnexion corporelle, soin des douleurs chroniques et des traumatismes

6. Puissance de Cohérence Interne

• **Ce qu'elle représente** : sentiment d'alignement entre la trajectoire personnelle, les choix et la direction de vie

• **Comment elle se manifeste** : clarté, sensation de sens, réalisation personnelle

• **Comment elle peut être cultivée cliniquement** : soutien à la réintégration du « je », accompagnement au long cours, écoute active élargie, soin qui accompagne le patient dans le temps (et entre les consultations)

Ces 6 dimensions ont été conçues comme un artefact conceptuel et didactique pour le livre, ancrées dans certaines disciplines :

Puissance Relationnelle : Théorie polyvagale, Gabor Maté, attachement
Puissance Rythmique : chronobiologie, sommeil, rythmicité hormonale
Puissance Expressive : psychologie positive, régulation affective, neuroesthétique
Puissance Adaptative : résilience émotionnelle, coping, neuroplasticité
Puissance Somatique : neurophysiologie du mouvement, tonus vital, embodiment
Puissance de Cohérence Interne : Antonovsky, Viktor Frankl, médecine narrative

LA SANTÉ COMME CHAMP DE CRÉATION, NON DE MAINTENANCE

Nous arrivons ici à un point central : la puissance n'est pas une abstraction à poétiser hors du cabinet, mais une ressource clinique légitime, précieuse et souvent plus décisive que la conduite « technique » isolée. L'ignorer, c'est gaspiller l'un des outils les plus puissants que nous ayons pour générer la santé pour de vrai. Et l'incorporer ne signifie pas abandonner la science, mais la compléter avec ce qui la fait science — l'incorporation de nouvelles découvertes, même si cela implique un effort de réorganiser profondément la pratique.

Et peut-être que le pas le plus urgent pour que cela devienne possible soit celui de démédicaliser le regard clinique, au sens de libérer le professionnel de la prison diagnostique qui l'empêche de voir ce qui est devant lui : une personne, avec des histoires, des forces, des afflictions, des rêves et une biographie vivante, qui a besoin de soin. Que serait-il possible si nous reconnaissions la santé comme un champ de construction active au lieu de seulement préservation ?

Cette compréhension déplace considérablement la fonction du soin par rapport à la forme dont il est pratiqué aujourd'hui. Le professionnel de santé cesse d'être le pompier et devient un partenaire de la construction, quelqu'un qui accompagne les cycles, les détours, les sauts de trajectoire. C'est beaucoup plus complexe que de maintenir ce qui existe déjà, mais l'augmentation de la complexité dans le monde est là pour tous — pour le meilleur et pour le pire.

Un vieil homme qui, à 82 ans, décide de commencer des cours de peinture et se met à mieux dormir, rire plus, converser avec les voisins et abandonner l'usage d'anxiolytiques. Une patiente atteinte de fibromyalgie qui, après avoir initié des pratiques d'improvisation théâtrale, réduit ses épisodes de douleur, récupère une autonomie émotionnelle et acquiert à nouveau confiance en son corps. Un adolescent diagnostiqué avec un TDAH qui, en étant invité à participer à la co-création d'un potager scolaire, expérimente pour la première fois une sensation d'appartenance, de but et de stabilité affective. Ces cas sont des expressions d'une santé qui ne tient pas dans les examens.

La puissance créative se révèle aussi dans les moments de réorganisation de l'identité, quand la personne assume de nouveaux rôles, revisite ses priorités, transforme ses relations. C'est ce que montrent les recherches sur les transitions de vie conduites par l'Université de Chicago, qui associent des ruptures existentielles (comme divorces, retraites ou changements professionnels) à des pics inattendus de santé perçue, lorsqu'elles sont accompagnées de support émotionnel et de reconnexion avec le sens personnel. Le changement, lorsqu'il est soutenu par un contexte, peut être thérapeutique. Il nous réorganise en de nouvelles versions de nous-mêmes. Et ce type de santé fleurit quand il y a de l'espace. Comme l'a écrit la philosophe Vinciane Despret, « ce n'est pas le savoir qui guérit, c'est l'écoute qui permet à l'autre de devenir différent de ce qu'il s'imaginait être ». La santé, en ce sens, est le processus de devenir — et non de se maintenir.

En pédiatrie, ce regard est déjà plus incorporé. Des initiatives comme celle du Boston Children's Hospital, qui inclut des artistes, des thérapeutes occupationnels et des soignants à temps plein comme partie de l'équipe clinique, montrent que le développement sain de l'enfant inclut jouer, explorer, tester des limites, imaginer des futurs. Et c'est dans cette création que le corps s'organise, que le langage s'étend, que les circuits cérébraux s'affinent.

L'OMS elle-même, dans son rapport Health 2020, reconnaît que les politiques publiques doivent aller au-delà de la prévention des maladies et chercher à promouvoir la santé comme une ressource pour la vie quotidienne. Cela signifie investir dans des environnements urbains qui invitent au mouvement, dans des écoles qui cultivent des liens, dans des espaces publics qui inspirent l'appartenance. La création de la santé n'est pas et n'a jamais été la tâche du cabinet médical, c'est la tâche de tous les lieux où la vie se passe. Et le cabinet a aussi besoin d'incorporer ce fait à sa pratique de façon structurée.

CAPÍTULO 13
LES PROFESSIONNELS DANS LE PARCOURS DE SOIN DU FUTUR

INVISIBILISÉS DANS LE DISCOURS, INDISPENSABLES DANS LA PRATIQUE

Les discours et l'imaginaire collectif autour de la santé gravitent généralement autour d'une trinité : médecins, hôpitaux et médicaments. Cette triade a façonné l'imaginaire populaire, les politiques publiques, les investissements et la structure même des systèmes de santé. Or, la réalité quotidienne du soin est infiniment plus vaste, plus plurielle et plus interdépendante. En son sein, des professionnels tels que les infirmiers, les aides-soignants, les psychologues, les kinésithérapeutes, les ergothérapeutes, les nutritionnistes, les orthophonistes, les pharmaciens, les éducateurs sportifs, les agents communautaires, les auxiliaires de vie et les assistants sociaux soutiennent, avec peu de reconnaissance, la santé des gens.

Ces acteurs, bien qu'absolument majoritaires dans le secteur, continuent d'être invisibilisés dans les décisions stratégiques, les sphères de pouvoir, les représentations publiques et même dans la littérature scientifique dominante. Une simple recherche d'articles contenant le mot « *nursing* » ou « soins infirmiers » dans des revues biomédicales de prestige révèle encore un abîme de visibilité par rapport à la catégorie médicale. La production de connaissances, lorsqu'elle existe, circule souvent dans des revues de niche, avec un facteur d'impact moindre.

L'organisation même du travail en santé, surtout au Brésil et dans d'autres pays au modèle biomédical, se structure autour d'une hiérarchie qui confond encore autorité et supériorité. Au lieu de reconnaître des compétences complémentaires, le système opère fréquemment comme une pyramide rigide, où le savoir médical occupe le sommet, suivi par les autres professions disposées en strates de subordination. Cela génère des tensions au sein des équipes et compromet l'intelligence collective du soin.

Les données du Conseil Fédéral de Soins Infirmiers (COFEN) montrent que le Brésil compte plus de 2,7 millions de professionnels dans ce domaine, entre auxiliaires, techniciens et infirmiers diplômés, constituant la plus grande force de travail de la santé dans le pays. Malgré l'importance de cette catégorie, les soins infirmiers font encore face à une faible rémunération, des journées épuisantes, des risques psychosociaux élevés et peu d'espace pour la décision clinique. Durant la pandémie de COVID-19, les infirmiers ont été ceux qui ont le plus souffert mentalement, selon une recherche de la Fiocruz (2021), et aussi ceux qui sont restés le plus exposés et en première ligne du soin direct.

La réalité n'est pas très différente pour les autres catégories. Les psychologues desSoins de santé de base agissent dans des contextes de haute complexité sociale, gérant violences, crises familiales, souffrance psychique chronique et vulnérabilités extrêmes, souvent avec des contrats précaires, une haute rotation et une absence de supervision clinique. Les kinésithérapeutes hospitaliers, pièces maîtresses dans la récupération des patients graves, sont encore traités par de nombreux gestionnaires comme un coût additionnel. Les ergothérapeutes, bien que fondamentaux en réhabilitation neurologique, gériatrie et santé mentale, font face à une méconnaissance y compris parmi leurs collègues du domaine de la santé.

Cette dévalorisation a des racines culturelles profondes. La figure du médecin comme « détenteur du savoir » a été consolidée historiquement non seulement par sa formation universitaire, mais par la façon dont la société a construit l'autorité symbolique de la médecine. Dans une situation bien différente, les professionnels infirmiers ont été pendant des décennies associés à des fonctions « de *care* » (soin), vues comme moins techniques — un vestige de la logique patriarcale qui associe le soin à la servitude. Ce stigmate persiste encore dans une partie de la population et dans les environnements institutionnels. Il suffit de regarder n'importe quel concours public et de comparer les salaires pour les postes de médecin, infirmier, psychologue, et ainsi de suite. La différence est considérable.

Mais c'est précisément cette place du soin qui révèle la force transformatrice de ces professionnels. Alors que le modèle biomédical opère avec un focus sur la maladie, ces professionnels cohabitent avec le patient dans son entièreté : ils observent l'humeur, perçoivent le rythme, détectent des variations subtiles d'état, écoutent des angoisses qui ne rentrent pas dans le dossier médical. L'infirmière qui remarque un regard différent, l'ergothérapeute qui perçoit un geste de régression, le nutritionniste qui décèle une relation émotionnelle avec la nourriture, tous pratiquent une clinique raffinée, mais peu reconnue institutionnellement. Ici réside une opportunité latente, potentialisée par la consolidation des technologies émergentes, d'augmenter la multidisciplinarité du soin de manière systématique, avec un accroissement de la participation stratégique de ces professionnels tout au long du parcours du patient.

Le Brésil manque encore d'une politique nationale robuste qui intègre formellement les professionnels de santé comme protagonistes de la stratégie. Bien que le SUS (Système Unique de Santé) reconnaisse le travail multiprofessionnel comme idéal, en pratique, de nombreuses municipalités maintiennent des structures rigides, où seuls le médecin et l'infirmier-chef ont une voix délibérative. Les psychologues sont appelés quand il y a un « problème », les nutritionnistes sont sollicités pour « corriger un régime », et les ergothérapeutes, souvent, ne sont même pas inclus dans les équipes.

L'expérience de pays qui valorisent les modèles interdisciplinaires montre une voie différente. Au Canada, des centres de soins primaires adoptent le modèle des *Family Health Teams*, dans lesquels médecins, infirmiers, nutritionnistes, psychologues et pharmaciens partagent les décisions cliniques en temps réel. L'autorité est diluée dans la compétence, et le résultat est un soin plus intégral, moins médicalisé et avec une moindre dépense publique. Ce qui vaut là-bas n'est pas le tampon du conseil de l'ordre, mais la capacité d'écouter, d'agir et de collaborer.

Il est fondamental de reconnaître que cette invisibilisation a des conséquences concrètes. Les professionnels ayant une moindre reconnaissance institutionnelle font face à plus de épuisement professionnel, moins d'autonomie et une plus grande rotation (*turnover*), ce qui nuit à la continuité du soin. Selon le rapport *The State of the World's Nursing 2020* de l'OMS, il existe une corrélation directe entre valorisation professionnelle, stabilité des équipes et résultats cliniques positifs. Des professionnels écoutés et respectés soignent mieux parce qu'ils se sentent eux aussi soignés.

Dans le contexte de la santé mentale, la présence de professionnels diversifiés est encore plus cruciale. L'expérience brésilienne avec les CAPS (Centres de Soins Psychosociaux) montre que c'est précisément la présence de techniciens en soins, d'ergothérapeutes et de psychologues dans le quotidien des patients qui crée l'espace relationnel nécessaire au soin.

Un autre exemple emblématique vient des expériences en santé indigène au Brésil, où agents de santé indigènes, sages-femmes traditionnelles et professionnels de la communauté elle-même ont un rôle essentiel dans la médiation culturelle du soin. Ce sont eux qui rendent possible le dialogue entre le savoir technique et le savoir ancestral, et sans eux, le système ne fonctionne tout simplement pas. Mais ces figures demeurent sous-payées, peu formées institutionnellement et rarement incluses dans les décisions les plus stratégiques des équipes.

De même, les pharmaciens, malgré leur formation technique hautement spécialisée, sont sous-exploités. Une étude publiée dans la *Revista Panamericana de Salud Pública* a montré que la présence du pharmacien clinicien dans les soins primaires réduit les événements indésirables liés aux médicaments et améliore l'adhésion thérapeutique, spécialement chez les patients atteints de maladies chroniques. Pourtant, de nombreux gestionnaires les traitent comme de simples « magasiniers » d'intrants, ignorant leur potentiel clinique.

Orthophonistes et éducateurs sportifs, à leur tour, sont fréquemment perçus comme des « services de soutien » plus que comme des piliers de réhabilitation et de prévention. Et ce, malgré des preuves robustes liant l'intervention précoce de ces professionnels à des gains fonctionnels, une réduction des hospitalisations et une augmentation de l'autonomie du patient, spécialement chez les populations vieillissantes, atteintes de maladies neurologiques ou de troubles du développement.

L'invisibilisation de leur fonction clinique est, avant toute chose, un gaspillage stratégique.

Les agents communautaires de santé sont un autre cas pertinent. Créés pour rapprocher le SUS des périphéries et des communautés vulnérables, ces professionnels vivent à l'intersection entre l'institutionnel et le quotidien. Ce sont eux qui entrent dans les maisons, qui écoutent les histoires, qui identifient des souffrances non verbalisées. Et, malgré cela, ils affrontent des contrats fragiles, la surcharge, des risques de violence et, souvent, le mépris de professionnels qui les voient comme des auxiliaires sans qualification. Le Brésil compte aujourd'hui des dizaines de milliers d'agents communautaires actifs. Combien de fois leurs voix sont-elles entendues dans les décisions ?

Au fil du temps, cette structure a généré une double souffrance : celle des patients, qui ne se sentent pas écoutés, et celle des professionnels, qui ne peuvent exercer leur puissance. Les deux tombent malades. La conséquence est un système techniquement robuste, mais symboliquement appauvri et qui ne résout tout simplement pas la crise sanitaire. Et c'est justement pour cela que beaucoup de ces professionnels, même passionnés par leur vocation, envisagent de quitter le domaine, de chercher d'autres professions ou d'accepter des postes précarisés.

LES PROFESSIONNELS DE SANTÉ QUI SOUTIENNENT LA PRÉSENCE

Il existe une écoute qui s'apprend dans le temps, dans l'observation subtile, dans la coexistence avec la complexité de la vie. Cette écoute a lieu au bord du lit, lors du retour inattendu d'un patient, dans la conversation interrompue par une larme, dans le silence inconfortable entre une nouvelle et une réaction. C'est cette écoute que développent de nombreux professionnels de santé, spécialement ceux qui accompagnent le patient avec plus de constance et moins d'appareil technique.

Infirmiers, aides-soignants, ergothérapeutes, psychologues, kinésithérapeutes, agents communautaires et tant d'autres professionnels sont là où le soin se produit quand le médecin a déjà quitté la pièce. Ils perçoivent ce qui n'a pas été dit, notent des variations que les examens ne montrent pas, reconnaissent des schémas émotionnels, familiaux, relationnels. Le professeur et psychothérapeute Carl Rogers affirmait déjà que l'écoute authentique, empathique et présente est en soi thérapeutique. Dans son approche centrée sur la personne, il a démontré que le simple fait que quelqu'un se sente écouté, de façon non jugeante et avec une présence véritable, mobilise des processus internes de réorganisation, d'autorégulation et même de guérison. Rogers disait que l'écoute est le sol où naît la transformation. Et dans la santé, cela devient visible dans des gestes simples et cliniquement puissants.

Une infirmière qui perçoit que le patient ne touche plus à sa nourriture, bien qu'il dise qu'il va bien ; un agent de santé qui remarque que la dame âgée a arrêté d'arroser ses plantes, bien qu'elle nie être triste ; une kinésithérapeute qui entend l'effort exagéré dans la façon dont quelqu'un dit « tout va bien » — c'est dans ces détails que la santé se révèle dans sa couche la plus sensible. Et, s'ils sont accueillis avec présence, ces signes peuvent être plus diagnostiques que n'importe quel examen d'imagerie.

Le neuropsychiatre français Boris Cyrulnik, en étudiant les chemins de la résilience, a montré que le premier facteur protecteur chez les personnes ayant traversé de grands traumatismes était la présence de quelqu'un qui les avait écoutées de manière accueillante. Écouter sauve, réorganise, traite. Quiconque a déjà été dans un hôpital, public ou privé, a déjà vu le temps que le médecin passe habituellement en contact avec le patient dans la chambre, et sait que cela peut ne pas dépasser 2 minutes par jour, non pas comme une exception, mais comme une pratique complètement institutionnalisée et qui, selon toute apparence, ne blesse pas l'éthique médicale. Soyons pragmatiques : il y a beaucoup plus de pratique d'écoute exercée par les infirmières que par les médecins, en moyenne. Et ici réside un trésor que la pratique clinique va encore apprendre à exploiter bien davantage — et de manière accélérée avec des technologies qui permettent une vision plus continue et large du patient.

C'est pourquoi beaucoup de ces professionnels rapportent fréquemment qu'ils deviennent les « confidents », les « soupapes de sécurité », les « ports sûrs » de leurs patients. Mais cette fonction est souvent vue comme une perte de temps, comme « trop de bavardage », comme quelque chose qui échappe au focus clinique, et cette dévalorisation retombe sur le professionnel lui-même. Un aide-soignant qui passe des nuits à accompagner la douleur d'un patient, mais n'est pas inclus dans la discussion du cas ; ou un psychologue qui identifie un schéma émotionnel récurrent chez un patient chronique, mais n'a pas d'espace pour présenter sa lecture à l'équipe.

Dans une étude menée par l'Université Fédérale de Santa Catarina avec des professionnels des soins primaires, des techniciens en soins infirmiers ont rapporté se sentir émotionnellement épuisés d'accumuler la fonction d'écoute des patients et des autres membres de l'équipe, sans avoir d'espace pour prendre soin d'eux-mêmes. L'écoute est un don, mais elle a aussi besoin d'écoute en retour. Autrement, le professionnel implose.

Le plus émouvant est que, même sans reconnaissance formelle, beaucoup de ces professionnels connaissent la valeur de l'écoute. Et ils continuent d'exercer ce soin avec dignité, créativité et présence. Parce qu'ils savent que c'est là que réside l'âme du soin. Une kinésithérapeute a raconté, lors d'un congrès, qu'elle avait passé trois semaines à accompagner un patient tétraplégique sans obtenir aucune avancée motrice. Mais, à la fin, il lui a dit : « Vous êtes la seule personne qui m'ait fait me sentir vivant dans cet hôpital. » Parfois, c'est tout ce qui compte.

Les systèmes qui fonctionnent le mieux sont ceux qui ont su organiser le soin autour de la présence. L'écoute qualifiée précède la prescription. Elle oriente, aligne, sensibilise. Et lorsqu'elle est incorporée avec conscience, le système lui-même devient plus sensé et plus efficace.

LE PROFESSIONNEL DE SANTÉ RÉDUIT AU SILENCE

Bien qu'ils soient décisifs dans la continuité du soin et figurent parmi les premiers à capter des changements subtils dans l'état d'un patient, des professionnels comme les infirmiers, kinésithérapeutes, ergothérapeutes, psychologues, nutritionnistes, pharmaciens et agents communautaires de santé continuent de faire face à des obstacles structurels profonds qui limitent leur puissance clinique. Ces obstacles sont l'expression d'un système historiquement médico-centré, qui a façonné des formes d'invisibilisation qui continuent d'opérer même lorsque le discours prône l'intégralité. Le résultat est un paradoxe appauvrissant (oui, nous allons confronter de nombreux paradoxes tout au long de l'ouvrage) : les professionnels les plus proches de la vie quotidienne du patient sont aussi ceux dont les perceptions et savoirs sont le plus bloqués ou déconsidérés par les structures de décision clinique.

Ce blocage se produit à de multiples niveaux. Une étude intitulée « *Multiprofessional Teamwork in Primary Care: Barriers and Facilitators* », qui a interrogé plus de 300 professionnels des soins primaires dans quatre pays, a identifié la présence constante de hiérarchies implicites dans les décisions cliniques, même dans des contextes qui s'autodéclarent interdisciplinaires. Selon les données, les infirmiers ont rapporté que leurs observations sur le patient étaient fréquemment écartées par les médecins, même lorsque ces observations impliquaient des alertes cliniques pertinentes. Cette exclusion de l'écoute technique frustre le professionnel et compromet le résultat clinique. Comme l'a affirmé une infirmière participant à l'étude : « Vous pouvez dire que la douleur empire, que le schéma respiratoire a changé, mais si cela ne vient pas avec la bonne signature, personne n'écoute. »

Ce type d'effacement a également été identifié par des chercheurs brésiliens dans le projet ObservaRH (Fiocruz, 2021), où kinésithérapeutes et ergothérapeutes du réseau public ont rapporté l'expérience récurrente d'être appelés pour « faire de la réhabilitation motrice » ou des « activités ludiques », même lorsqu'ils identifiaient, au quotidien, des altérations cognitives, des signes précoces de dépression ou d'atteinte fonctionnelle plus large. Le rapport montre qu'environ 60 % de ces professionnels ont affirmé ne pas être invités aux réunions d'équipe ou à la construction du plan thérapeutique, bien qu'ils accompagnent les patients avec une fréquence supérieure aux autres membres de l'équipe.

Cette absence d'espace est directement liée à des structures légales et institutionnelles qui traitent la clinique comme une prérogative exclusive de la médecine. La discussion sur l'« Acte Médical » (*Lei do Ato Médico*), largement débattue au Brésil après l'approbation de la Loi 12.842/2013, a exposé avec clarté le conflit entre pratiques cliniques multiprofessionnelles et une logique corporatiste cherchant à préserver l'autorité médicale comme seule référence légitime. La Loi de l'Acte Médical a défini quels actes sont exclusifs aux médecins, comme le diagnostic de maladies et la prescription de traitements. Certains passages de la loi ont fait l'objet d'un veto présidentiel, spécialement celui qui rendait le diagnostic nosologique (identification de la maladie) un acte exclusif aux médecins. Ce veto a été posé pour éviter de porter préjudice aux programmes de santé publique, où d'autres professionnels, comme les infirmiers, agissent déjà sur la base de protocoles établis. Le veto ne donne pas l'autorisation à d'autres professionnels de santé de diagnostiquer des maladies de façon autonome, il préserve seulement ce qui était déjà prévu dans les lois des professions respectives.

Mais bien que la législation ait subi des vetos importants, elle a produit un effet secondaire silencieux : la peur institutionnelle. Des professionnels se sont mis à rapporter une insécurité juridique pour exercer des activités impliquant évaluation, prescription de conduites non pharmacologiques ou participation aux décisions thérapeutiques. Le COFFITO (Conseil Fédéral de Physiothérapie et Ergothérapie) manifeste des inquiétudes sur la restriction des professionnels. Cette crainte vient de la façon dont la loi est interprétée et opérationnalisée au sein des institutions. Il est courant de trouver des gestionnaires qui restreignent les attributions des nutritionnistes à la fourniture de régimes standardisés, même lorsque ces professionnels possèdent la qualification et pourraient agir sur l'adhésion thérapeutique de patients chroniques.

Dans de nombreux services, les moments de discussion de cas sont centrés sur l'agenda médical, avec peu ou pas d'espace pour que les autres professionnels apportent leurs perceptions cliniques. Même lorsque des réunions d'équipe sont réalisées, comme dans le modèle des Équipes de Santé de la Famille, diverses études soulignent que la construction du plan thérapeutique reste dominée par une logique verticalisée. Selon une recherche de l'ENSP/Fiocruz (2022), réalisée auprès de 400 professionnels dans des Centres de santé de quatre capitales brésiliennes, 65 % des professionnels non-médicaux ont rapporté que leurs suggestions sur la gestion clinique du patient étaient « fréquemment ignorées ou déconsidérées ». La sensation la plus rapportée fut celle « d'être dans l'équipe, mais de ne pas faire partie de la décision ».

Dans de nombreux dossiers médicaux, spécialement ceux numérisés, les champs dédiés aux professionnels non-médicaux sont restreints à des registres opérationnels ou des observations administratives, ce qui empêche que leurs interprétations cliniques ne deviennent partie du raisonnement thérapeutique. Un kinésithérapeute ne peut pas enregistrer que le patient a « exprimé une résistance émotionnelle au mouvement », une ergothérapeute ne trouve pas d'espace pour relater une «

insécurité face au retour au domicile », et un agent communautaire de santé n'a pas où insérer le récit selon lequel « la patiente a pleuré et tremblé en parlant de son mari, mais a dit que ce n'était que de la fatigue ». Ce qui ne dispose pas d'un champ dédié n'a pas de valeur.

Dans un témoignage de l'infirmière Mariana Floriano, publié dans le livre « Clínica Comum » (2021), elle décrit comment, après des mois à être désavouée par un gestionnaire en proposant des changements dans la routine de soins palliatifs d'un hôpital public, elle s'est mise à enregistrer le minimum dans le dossier. Ce type de renoncement est corrosif et est également ressenti par les patients. Dans une recherche qualitative menée par l'UFMG (2020) auprès de patients chroniques suivis par des équipes multiprofessionnelles, divers interviewés ont dit qu'ils « faisaient plus confiance à celui qui était toujours là ». Mais lorsqu'on leur demandait si ce professionnel était celui qui décidait du traitement, tous disaient que non.

Malgré cela, le blocage de la puissance de ces professionnels n'a pas empêché qu'elle se manifeste. Dans de nombreux services, ce sont ces professionnels qui créent des stratégies silencieuses pour soutenir le lien : qui appellent pour savoir comment va le patient, qui ajustent la conduite au mode de vie de la personne, qui font des articulations informelles avec le réseau de soutien. Ces pratiques ne figurent pas dans les rapports de productivité, mais ce sont elles qui empêchent l'effondrement de nombreux liens. Et bien que le système ne les reconnaisse pas, le patient les reconnaît — et remercie.

Face à tout cela, il ne suffit pas que le discours institutionnel parle de multidisciplinarité. Il faut reconstruire les structures qui opèrent ce discours : écoute, dossier médical, gouvernance, légalité, rémunération, flux, langage. Ce n'est pas rien, tout comme ne sont pas rares les cas de personnes en souffrance qui manquent d'avoir une meilleure santé par manque de soutien aux professionnels décisifs dans ce parcours.

FOCUS THÉMATIQUE : UN CORPS, PLUSIEURS LENTILLES - CE QUE CHAQUE PROFESSIONNEL VOIT VRAIMENT QUAND IL ENTRE DANS LA PIÈCE

Le même patient. Le même symptôme. Mais 8 interprétations complètement différentes — toutes justes.

Ce tableau simule le même patient entrant dans une salle de consultation, mais vu par différents professionnels et révèle comment chaque formation, approche et cadre clinique voit des fragments du même être humain de façon complémentaire et non nécessairement convergente.

Patient : femme, 39 ans, travaille en milieu corporatif, présente une douleur diffuse dans le corps, fatigue persistante, sommeil irrégulier, irritabilité, cycle menstruel altéré, examens de laboratoire dans la normalité.

Médecin généraliste / Interniste

- **Ce qu'il voit d'abord** : tableau de fatigue et douleur sans altération biologique
- **Comment il interprète le tableau** : « tableau fonctionnel. Peut être du stress ou quelque chose de somatoforme »
- **Conduite typique (isolée)** : prescrit des symptomatiques légers, demande un nouvel hémogramme
- **Ce qui manque sans les autres lentilles** : ignore le cycle émotionnel, les habitudes, l'intestin, le lien

Endocrinologue

- **Ce qu'il voit d'abord** : irrégularité hormonale et fatigue
- **Comment il interprète le tableau** : « il peut y avoir une dysfonction thyroïdienne légère, même avec une TSH normale »
- **Conduite typique (isolée)** : évalue T3/T4, propose une éventuelle substitution hormonale
- **Ce qui manque sans les autres lentilles** : ne traite pas le sommeil, le lien ou l'émotion — focus sur l'axe hormonal

Psychologue clinicien

- **Ce qu'il voit d'abord** : irritabilité, tension, insatisfaction
- **Comment il interprète le tableau** : « récit de surcharge émotionnelle non métabolisée »
- **Conduite typique (isolée)** : écoute active, soutien, nomination du conflit
- **Ce qui manque sans les autres lentilles** : n'agit pas sur les schémas alimentaires, le sommeil ou le physique

Nutritionniste fonctionnel

- **Ce qu'il voit d'abord** : pic de compulsion, fatigue post-prandiale, intestin oscillant
- **Comment il interprète le tableau** : « tableau inflammatoire léger par alimentation et dysbiose »
- **Conduite typique (isolée)** : ajustement diététique, soin de la flore intestinale
- **Ce qui manque sans les autres lentilles** : n'accède pas au trauma, au lien ou à la perception émotionnelle

Éducateur sportif

- **Ce qu'il voit d'abord** : rigidité corporelle et fatigue chronique
- **Comment il interprète le tableau** : « la désuétude et l'inactivité perpétuent la fatigue musculaire »
- **Conduite typique (isolée)** : introduit un plan de mouvement progressif
- **Ce qui manque sans les autres lentilles** : peut aggraver s'il ignore l'épuisement émotionnel ou les douleurs chroniques

Kinésithérapeute

- **Ce qu'il voit d'abord** : schémas posturaux compensatoires, blocages myofasciaux
- **Comment il interprète le tableau** : « tableau de tension accumulée, sans libération adéquate »

- **Conduite typique (isolée)** : thérapie manuelle, respiration, conscience corporelle
- **Ce qui manque sans les autres lentilles** : n'accède pas au récit émotionnel ni au rôle de l'environnement de travail

Ergothérapeute

- **Ce qu'il voit d'abord** : chute de fonctionnalité au quotidien et gestion du temps
- **Comment il interprète le tableau** : « désalignement entre routine et capacité fonctionnelle »
- **Conduite typique (isolée)** : redessin du rythme, sauvetage de l'autonomie
- **Ce qui manque sans les autres lentilles** : isolément, peut ne pas interférer sur les facteurs internes de la maladie

Infirmier (avec écoute élargie)

- **Ce qu'il voit d'abord** : rythme de vie, habitudes d'autosoins, adhésion aux conduites
- **Comment il interprète le tableau** : « patiente qui s'occupe de tous, mais pas d'elle-même »
- **Conduite typique (isolée)** : conseil, éducation à la santé, lien de confiance
- **Ce qui manque sans les autres lentilles** : manque de pouvoir de décision diagnostique, mais soutient la confiance

TOUS ONT RAISON — À TRAVERS LEUR PROPRE PRISME. Le problème est quand la lentille devient une frontière. Le parcours de soin commence quand ces lentilles se superposent, s'écoutent, se défient et s'entrelacent. Parce qu'aucun patient n'est qu'une douleur, un symptôme, un examen. Il est un ensemble de vecteurs qui ne peut être compris que par un ensemble de regards.

LE PROTAGONISME MULTIDISCIPLINAIRE DANS LE SYSTÈME DE SANTÉ DU FUTUR

Quand on regarde de près les moments où des professionnels qui restent normalement de côté dans les hiérarchies cliniques gagnent de l'espace pour travailler avec plus de liberté, il est clair que la façon de soigner change. C'est un changement dans l'intelligence même du système et les effets de cela sont mesurables.

À l'Hôpital Sírio-Libanês, une expérience de réorganisation clinique est partie du secteur de la réhabilitation. Au lieu de maintenir les kinésithérapeutes et ergothérapeutes comme bras exécutants de plans médicaux, l'hôpital les a repositionnés comme coordinateurs des trajectoires de réhabilitation post-USI (Unité de Soins Intensifs). Sur la base de preuves internationales sur le syndrome post-soins intensifs, ils ont commencé à diriger des conduites centrées sur la fonctionnalité du patient et sur sa réintégration à la vie quotidienne. La *Revista Brasileira de Terapias Cognitivas* a documenté l'amélioration significative de la qualité de vie des patients en 3 mois, avec réduction du temps moyen d'hospitalisation et gains en autonomie.

Des professionnels comme les ergothérapeutes, lorsqu'ils dirigent des projets de reconstruction de sens dans des centres de santé mentale, parviennent à accéder à des couches que même le psychiatre le plus attentif ne parviendrait pas à aborder seul.

L'Institut de Médecine Physique et Réhabilitation de l'Hôpital des Cliniques (HC-USP) a construit un modèle de réhabilitation post-COVID basé sur l'action intégrée de kinésithérapeutes, orthophonistes, psychologues et ergothérapeutes. Ces professionnels, au lieu d'attendre l'orientation médicale, ont organisé entre eux les axes de réhabilitation motrice, cognitive et émotionnelle sur la base de l'historique fonctionnel et du rythme de chaque patient.

Et les professionnels rapportent une augmentation du sens du travail, une réduction de l'épuisement émotionnel et une amélioration de la coopération entre équipes. Dans une enquête réalisé par le Conseil Régional de Psychologie-SP, les interviewés qui agissaient dans des équipes avec des décisions cliniques partagées ont rapporté une plus grande satisfaction quant à la pratique professionnelle et un sentiment de reconnaissance. Quand la clinique est réellement partagée, chaque écoute devient une possibilité de réorganisation. C'est la santé qui commence à se dessiner comme un nouvel horizon possible.

LE FUTUR EST TRANSDISCIPLINAIRE : L'INTELLIGENCE COLLECTIVE DANS LA SANTÉ

L'émergence d'un nouveau modèle de soin, plus collaboratif, plus transversal et plus sensible aux faits de la vie est une possibilité concrète, basée tant sur les nouvelles technologies disponibles que sur des pratiques cliniques qui ont déjà lieu ici et là. Mais, pour que cela soit la règle, et non l'exception, il faut déplacer la logique de la centralisation clinique et remplacer l'ancien monopole décisionnel par l'intelligence collective qui pulse déjà, même à la marge, dans tant d'équipes multidisciplinaires. Et ce déplacement a besoin d'être structuré, soutenu, légitimé, opérationnalisé.

Des technologies comme l'Internet des Objets (IoT), les capteurs vestimentaires, les dossiers médicaux intégrés, les tableaux de bord de données cliniques et les applications de santé connectées ont rendu possible une chose auparavant inimaginable : le suivi continu de l'état de santé d'un patient par de multiples professionnels, de multiples domaines, avec un accès partagé aux données et une possibilité d'action immédiate et coordonnée. Le potentiel de ces outils dépend moins de la sophistication technique et plus de la façon dont ils sont utilisés : pour concentrer (et limiter), ou pour distribuer le pouvoir de soigner.

Dans un système centré sur la collaboration, comme le sera celui de la santé dans quelques années (que nous le voulions ou non), ces données deviennent une matière première légitime pour que différents professionnels exercent leur autonomie clinique. Un kinésithérapeute peut proposer des adaptations dans un plan de réhabilitation à domicile sur la base de modèles de sommeil et d'activité collectés par des dispositifs mobiles. Un nutritionniste peut évaluer, avec plus de précision, les effets métaboliques d'un plan alimentaire sur la base de données glycémiques quotidiennes connectées. Un psychologue peut surveiller des modèles d'humeur et construire des interventions précoces pour prévenir des rechutes.

La numérisation peut être le pont entre les savoirs. Mais seulement s'il y a, avant, une décision politique claire : celle que le système de santé est pluriel par nature et doit être construit par ceux qui soutiennent de fait le soin au quotidien. La coordination du cas peut changer selon le moment du parcours, en respectant la complexité et la quantité de facteurs impliqués : des pharmaciens dirigent des interventions liées à de multiples médicaments ; des kinésithérapeutes assument des patients souffrant de douleur chronique ; des assistants sociaux coordonnent des stratégies de soutien dans des contextes de vulnérabilité.

Le ConecteSUS représente l'un des plus grands efforts d'interopérabilité en santé jamais réalisés au Brésil. Dans les municipalités où le système est bien opéré, comme Aracaju et Vitória da Conquista, les agents communautaires peuvent enregistrer des situations sensibles, et ces informations parviennent à l'équipe clinique sans distorsion. Cela permet que des décisions soient prises sur la base de preuves qui vont au-delà du cabinet médical et l'agent de santé cesse d'être un transmetteur d'informations pour devenir un analyste de territoire.

L'intégration entre données cliniques et l'écoute qualifiée de ces professionnels ouvre un espace pour une clinique plus réactive. Imaginez une équipe dans laquelle le technicien en soins infirmiers perçoit, à partir de la visite à domicile, qu'un patient âgé a une interaction sociale moindre. Cette information, combinée à une chute des niveaux d'activité physique captés par des capteurs, peut amener le kinésithérapeute et l'ergothérapeute à proposer un plan de réhabilitation élargi avant qu'il y ait une décompensation clinique ou une hospitalisation évitable. Cela se produit déjà dans diverses unités de santé de l'intérieur de l'État de São Paulo.

Les possibilités ouvertes par des systèmes prédictifs basés sur l'IA gagnent aussi en puissance clinique si elles sont utilisées par différentes écoutes humaines. Un algorithme peut indiquer un risque accru d'hospitalisation pour insuffisance cardiaque, mais ceux qui vont interpréter ce risque avec densité, en tenant compte de l'adhésion affective du patient, de son historique familial, de ses conditions de logement et de la complexité émotionnelle du moment, sont les professionnels de première ligne.

L'interdisciplinarité devient plus opérationnelle quand la technologie favorise le flux. Au lieu de dossiers isolés, les professionnels se mettent à écrire dans un langage commun, construire des raisonnements conjoints, réviser des conduites de façon transparente. L'ergothérapeute n'écrit pas pour elle-même, mais pour l'équipe. Le pharmacien ne pointe pas un problème, mais propose une solution conjointe. Le soin cesse d'être une somme de rapports et devient une construction collective.

L'usage de dossiers électroniques intégrés, comme le Tasy, facilite cet échange. Le système permet à différents professionnels de la santé d'accéder aux informations du patient en temps réel, de partager des notes, de définir des plans de soin conjoints et de surveiller l'évolution clinique de façon coordonnée. Les patients eux-mêmes deviennent aussi agents du soin. Des patients atteints de maladies chroniques qui utilisent des applications pour enregistrer symptômes, variations d'humeur, modèles de sommeil ou habitudes alimentaires, découvrent souvent avec les professionnels des corrélations qu'ils ne percevraient jamais seuls.

La transformation numérique, à elle seule, ne démocratise pas la santé. Elle doit être accompagnée d'une transformation institutionnelle qui reconnaisse la valeur clinique de ceux qui ont toujours été proches du patient. Cela exige de changer les réunions d'équipe, les flux de décision, la rémunération, la formation continue et, par-dessus tout, de changer l'imaginaire de qui peut être clinicien. Et il ne suffit pas d'appeler tout le monde à la table — il faut écouter et légitimer. La différence maintenant est que la collaboration peut s'appuyer sur des systèmes qui documentent, connectent et articulent et évitent que des observations précieuses ne se perdent en chemin.

La pandémie a accéléré ce processus. Des professionnels de la réhabilitation qui avaient auparavant une action locale ont commencé à accompagner des patients par téléconsultation, créant des protocoles hybrides de soin qui mélangeaient observation présentielle, enregistrement à distance et prise de décision collective. Dans de nombreux réseaux, cela a rendu possible une continuité de soin. Les gestionnaires qui comprennent cela redessinent les protocoles. À Belo Horizonte, le Secrétariat Municipal de Santé a créé des flux interdisciplinaires numériques dans lesquels chaque professionnel, en enregistrant une donnée, actionne automatiquement les autres. La décision finale appartient au consensus de ceux qui connaissent différentes couches du patient. Et cela a impacté directement les indices de ré-hospitalisation, qui ont chuté dans des unités-pilotes.

Le même mouvement se produit dans des réseaux privés. Des hôpitaux comme l'Albert Einstein et le HCor ont investi dans des plateformes cliniques qui intègrent les décisions de kinésithérapie, nutrition, pharmacie clinique, psychologie et médecine. La performance de ces équipes — et des patients — s'est améliorée. Parce que les professionnels ont été repositionnés comme agents centraux de la stratégie de soin.

Les universités les plus à jour ont inclus des disciplines de pratique interprofessionnelle avec des simulations basées sur des dossiers intégrés et des cas réels partagés. Le futur du système de santé est entraîné non pas comme vertical, mais comme horizontal. Et cela va se refléter, dans quelques années, sur la façon dont les systèmes de santé opèrent. La clinique du futur sera, nécessairement, une clinique de présence articulée par des données, où l'algorithme aide à mieux diriger l'écoute et le capteur n'élimine pas la conversation, mais la prépare. Où les professionnels de différents domaines ne sont pas en compétition pour l'autorité, mais s'appuient les uns sur les autres pour soutenir le soin dans sa complexité. Et quand ils savent que leurs observations seront considérées, ils écrivent mieux, s'écoutent plus, s'exposent avec plus de courage. La qualité des enregistrements s'améliore et l'analyse clinique gagne en profondeur.

Cela ne signifie pas l'absence de conflit. Les équipes réelles ont des tensions, des limites, des disputes. Mais la donnée partagée, le plan de soin et la confiance construite entre professionnels permettent que ces tensions soient productives, et non paralysantes. Ce qui était auparavant une lutte pour l'espace peut devenir un affinement de l'écoute. C'est de la maturité institutionnelle et le système dans son ensemble y gagne, car lorsqu'il y a coresponsabilité, les erreurs chutent, l'adhésion augmente, les coûts diminuent, et les résultats se maintiennent. La littérature internationale est catégorique sur ce point : la clinique interprofessionnelle bien opérée est plus efficace que la clinique segmentée. Et maintenant, avec les ressources numériques, elle est aussi plus possible.

Le protagonisme des professionnels de santé non-médicaux n'est pas une concession : c'est une condition pour que la clinique se maintienne. C'est ce que les données montrent, que les cas révèlent, que les patients sentent. Et c'est ce que les gestionnaires les plus attentifs intègrent déjà dans leurs politiques et décisions.

Dans certains réseaux, c'est déjà une réalité consolidée. Dans d'autres, c'est encore une lutte. Ce qui est en jeu est l'efficacité du système et la dignité des professionnels qui soutiennent la santé tous les jours. La technologie peut, enfin, rendre à ces professionnels ce qui a toujours été à eux : la place au centre de la clinique.

Et l'ouvrage que vous lisez est une construction détaillée à ce sujet : comment faire du soin une pratique d'intelligence distribuée, sensible, où chaque professionnel est plus qu'un exécutant et où chaque patient est plus qu'un récepteur. C'est la nouvelle clinique qui commence à émerger : technologique, oui. Mais profondément humaine. Et, pour cette raison même, plus puissante que n'importe quel algorithme isolé ou nouvelle technologie sous-exploitée ne pourrait jamais l'être.

CAPÍTULO 14
LE DÉFI DE SOUTENIR LA SANTÉ

LE CONCEPT DE RÉGÉNÉRATION : NON SEULEMENT TRAITER, MAIS SOUTENIR LA SANTÉ

Lorsque nous parlons de santé régénérative, nous faisons référence à une logique clinique et systémique qui part du constat que la vie est mouvement, et que le soin implique de soutenir les conditions pour que l'organisme réorganise ses propres équilibres, dynamiques et adaptations ; c'est créer un terrain fertile pour que la vitalité advienne.

Et cela est déjà présent sur divers fronts scientifiques et dans des pratiques cliniques, de manière de plus en plus articulée. En biologie cellulaire, les études démontrent que le corps humain répare et reconfigure ses fonctions à partir de l'interaction continue avec des stimuli internes et externes. Dans le domaine de la médecine régénérative, les thérapies par cellules souches, la bio-impression tissulaire et l'ingénierie moléculaire démontrent déjà que la régénération est une frontière scientifique.

Mais le concept va au-delà du niveau moléculaire et s'étend au niveau systémique du soin : régénérer signifie construire des réseaux de soutien qui favorisent la plasticité de l'organisme et de la subjectivité face aux adversités. Cela signifie considérer que le sujet tombe malade par cycles, dans des contextes, selon des dynamiques qui ne sont pas linéaires, et que la proposition clinique ne peut se limiter à effacer des symptômes, mais doit offrir des outils, des environnements et des relations qui soutiennent le processus continu de réorganisation, y compris pour être économiquement plus viable à long terme.

La médecine du style de vie est l'un des domaines qui se rapproche le plus de cette logique. Diverses études ont déjà démontré depuis longtemps que des interventions sur le sommeil, l'alimentation, l'activité physique, la gestion du stress et les relations interpersonnelles préviennent les maladies et renversent également des conditions chroniques auparavant considérées comme irréversibles.

Et ce terrain est, en grande partie, relationnel. La psychologie, spécialement dans les approches intégratives et systémiques, reconnaît déjà que la réorganisation émotionnelle d'un sujet dépend moins de l'élimination des traumatismes que de la construction de nouveaux réseaux de soutien, d'appartenance et de sens. Des modèles de psychothérapie comme l'*Internal Family Systems*, la thérapie d'acceptation et d'engagement (ACT) et des pratiques de *mindfulness* basées sur la compassion agissent sur l'élargissement de la capacité de régénération interne du sujet face à la douleur.

La médecine fonctionnelle s'appuie aussi sur cette idée. En cherchant à identifier les déséquilibres derrière les manifestations cliniques, elle propose des plans thérapeutiques qui priorisent la restauration de l'axe intestinal, du métabolisme mitochondrial, de l'immunomodulation. Mais c'est peut-être dans l'articulation entre la dimension clinique et la dimension environnementale (au sens large du terme) que l'idée de régénération devient la plus puissante.

Du point de vue technologique, la régénération devient aussi plus possible avec l'avancée de l'analyse de données en temps réel, la génomique personnalisée, l'intégration entre signaux environnementaux et variables physiologiques, la sensorisation continue, les algorithmes prédictifs appliqués à la santé, les agents d'IA, et même la ludification (*gamification*). Un système qui capte les micro-variations du rythme cardiaque, les modèles respiratoires, les niveaux de glucose et la température périphérique peut anticiper des décompensations et permettre des interventions précoces, orientées par des modèles spécifiques à cet organisme. La médecine dite des 5P — personnalisée, prédictive, préventive, participative et de précision — s'aligne également avec ce mouvement. Au lieu d'attendre que la maladie s'installe, elle cherche à identifier les vulnérabilités, interpréter les modèles et agir à de multiples niveaux.

Soutenir, d'ailleurs, est un verbe qui doit être revalorisé dans la clinique. Soutenir, c'est être présent même lorsqu'il n'existe pas de solution rapide, accompagner le patient à son rythme, offrir une présence qualifiée, une écoute active, une adaptation. La régénération exige du temps pour observer, s'adapter, faire confiance, essayer de nouveau, apprendre à faire différemment. Du point de vue organisationnel, elle exige des flux favorisant le retour du patient vers le soin chaque fois que nécessaire, sans que cela soit interprété comme un échec. Au contraire : le retour est une opportunité pour exprimer la confiance, le sens de la continuité.

NOUS VIVONS UN MOMENT HISTORIQUE

Nous sommes arrivés à un point de l'Histoire où la possibilité de transformer le système de santé en quelque chose de profond, continu et régénératif est une réalité. Nous vivons une sorte de décalage sophistiqué : un système qui opère avec des technologies extrêmement avancées dans certains secteurs et avec d'autres tout à fait dépassées et pires que celles d'autres marchés.

Nous n'affirmons pas que le secteur de la santé est technologiquement en retard — ce serait imprécis. Ce qui se passe est un déphasage entre le potentiel technique existant et la manière dont ce potentiel est incorporé aux pratiques de soin, aux flux et aux engagements sociaux. La technologie est là, présente. Les connaissances scientifiques sont là pour la guider. Et elle n'est pas toujours coûteuse. Ce qui manque, c'est un enracinement clinique, une maturité institutionnelle et une clarté éthique sur la façon dont ces outils doivent être utilisés pour générer de la santé et non seulement de l'efficacité procédurale ou une meilleure correction tardive.

Pourquoi, même avec toutes ces ressources, continuons-nous d'échouer sur les indicateurs les plus fondamentaux de la santé collective ? Pourquoi la chronicité, la souffrance évitable, la rotation hospitalière, la judiciarisation, le sentiment d'abandon des patients et le *burnout* des professionnels augmentent-ils ? N'avons-nous pas, chacun de nous, la responsabilité non seulement de comprendre cela, mais de nous positionner comme patients et comme professionnels qui voient qu'il existe de meilleurs chemins, et d'exiger certaines choses qui aujourd'hui sont déjà le minimum, et non un élément différenciateur ?

La majeure partie des institutions de santé, publiques ou privées, cliniques ou hospitalières, régulatrices ou opérationnelles, est encore emprisonnée dans une logique de productivité, de fragmentation et de défense juridique, et cela n'est productif pour (presque) personne. Les données sont collectées pour justifier des actions, non pour construire des liens ou de l'intelligence. Les plateformes sont conçues pour l'audit, non pour l'écoute. Allô ? Bonjour ! Allons-nous parler de choses évidentes qui ne peuvent plus être traitées comme normales ?

Les politiques publiques, les modèles de rémunération, les indicateurs de qualité et les flux de décision clinique opèrent encore sous une logique d'événements, et non de trajectoire. Nous sommes, à bien des moments, en train de sophistiquer ce qui aurait déjà dû être dépassé (compte tenu de la capacité technique, des connaissances scientifiques et du bien-être du patient), et nous appelons cela de la transformation.

En même temps, nous voyons surgir, aux limites de ce système, un nouveau type d'intelligence sociale. Des professionnels de santé cherchant l'autonomie pour créer des plans de soin plus sensibles et des disciplines plus actuelles qui intègrent et incluent le style de vie et le récit du patient comme intrants fondamentaux. Des patients exigeant plus de participation et de transparence. Des familles s'organisant en réseaux de soutien. Des plateformes numériques promouvant l'autosoins, l'éducation, le suivi à distance et la construction collective de connaissances. De nouveaux professionnels avec des savoirs diversifiés.

On parle de soin intégral, mais on finance la productivité isolée. On parle d'écoute active, mais on chronomètre la consultation en quelques minutes. On parle de technologie de pointe, mais là où l'algorithme est le plus utilisé, c'est dans les mécanismes anti-fraude pour refuser des procédures. Cet abîme entre discours et pratique ne sera pas résolu par plus de technologie, mais par de nouvelles exigences, une révision des cursus et un contrôle qualité des cours universitaires, et par l'action de personnes comme vous qui veulent et peuvent faire et parler de meilleurs chemins — et de choses dont nous ne pouvons pas feindre qu'elles sont pro-santé.

L'État doit aussi se positionner comme financeur et articulateur stratégique de politiques intersectorielles et transdisciplinaires effectives, qui considèrent de manière holistique la toile complexe des déterminants sociaux de la santé. Il ne sert plus à rien de lancer des programmes de santé fragmentés si la logique d'urbanisation continue de favoriser des modèles excluant et non durables, non pensés pour les personnes ; si la chaîne de production alimentaire adopte des standards ultra-transformés notoirement nocifs pour la santé sans avertissements adéquats sur les emballages ; ou si les conditions de travail des professionnels de santé maintiennent des dynamiques précaires et épuisantes.

La santé ne sera régénérative que lorsqu'elle sera au centre de la politique publique, orientant des décisions dans des domaines comme les transports, le logement, l'éducation et l'environnement. L'exemple de villes ayant adopté le concept de « La Santé dans toutes les politiques », comme Helsinki et Toronto, démontre que cette approche n'est pas utopique.

Au Brésil, des initiatives dans des villes comme Curitiba, avec sa planification urbaine intégrée et son accent sur les espaces verts, montrent des résultats positifs sur la qualité de vie de la population. L'intégration de la santé dans les politiques publiques est viable et bénéfique dans différents contextes socio-économiques. Il est donc impératif que la santé cesse d'être traitée comme un secteur à part, limité à la gestion des maladies, et devienne un axe central structurant des politiques publiques.

Les universités et les centres de formation, également, doivent sortir de la rhétorique de l'« innovation » et assumer leur responsabilité dans la formation de professionnels qui opèrent la clinique du futur. Cela signifie préparer à gérer la complexité, l'incertitude, l'écoute, l'IA conversationnelle, et non seulement les procédures (qui, de plus en plus, seront substituables par des technologies autonomes et l'IA...). Et cela signifie construire des ponts entre disciplines, entre savoirs. La connaissance doit cesser d'être verticale pour devenir transversale. Et, sur ce chemin, elle doit inclusivement recruter d'autres savoirs et d'autres professionnels : designers, développeurs de logiciels, psychologues, chefs de produit, *data scientists*, biomédicaux, et ainsi de suite.

Et s'il y a, en ce moment, un récit erroné qui règne encore dans de nombreux cercles décisionnels, c'est celui selon lequel le passage à un modèle de soin plus intelligent, continu et humain serait trop cher, trop lent ou trop incertain. La vérité, soutenue par des preuves abondantes, est exactement l'inverse : maintenir le système actuel est ce qui coûte cher. Insister sur la fragmentation, la répétition d'examens inutiles, les ré-hospitalisations évitables, le manque de coordination, la discontinuité des plans de soin génère un cycle de gaspillage immense, de judiciarisation et d'inefficacité structurelle qui compromet la durabilité du système dans son ensemble.

Mais ce qui n'est peut-être pas encore suffisamment clair, c'est que ce nouveau modèle représente aussi une énorme opportunité de marché pour tous les acteurs impliqués. Les entreprises de technologie en santé qui parviendront à aligner leurs solutions avec cette logique régénérative auront plus d'adhérence à un marché hyperconnecté, plus d'impact, plus de fidélisation. Les hôpitaux qui migreront du modèle centré sur le volume vers le modèle centré sur la valeur seront plus durables. Les plans de santé qui comprendront que la prévention et le lien sont des sources d'économie auront un avantage compétitif. Les professionnels qui se positionneront comme gestionnaires de trajectoires, et non comme simples exécutants de procédures, auront le protagonisme et la préférence.

La société change plus vite que les systèmes. Les gens attendent déjà plus de transparence, plus de continuité, plus d'autonomie, plus d'écoute. Ils vivent déjà connectés, surveillent déjà leur propre corps, cherchent déjà de l'information qualifiée, partagent déjà des expériences. Il y a un décalage entre la culture de la santé et la culture de la société. Et ce décalage est, en même temps, un problème et une opportunité. Celui qui saura occuper ce vide avec intelligence, intégrité et compétence mènera la transformation, et grandira avec elle.

Cela vaut aussi pour le système public. L'adoption de modèles plus intégrés, territoriaux, sensibles et numériquement articulés peut améliorer radicalement l'effectivité des politiques publiques, optimiser les ressources et augmenter la confiance de la population dans le SUS (Système Unique de Santé). Des expériences réussies dans des villes comme Recife, Vitória da Conquista et Aracaju montrent qu'il est possible d'articuler des données de surveillance, desSoins de santé de base, de santé mentale et d'urgence avec des protocoles intelligents et une écoute qualifiée. Les gains sont cliniques, mais aussi politiques : un système qui écoute est un système qui reconstruit sa légitimité.

Le marché comprend que la véritable disruption réside dans le redessin du parcours de soin sur la base du lien, des vecteurs, des données et de la régénération. Cela exige un autre type d'intelligence qui déborde de la médecine, tout comme elle déborde de la technologie, de la psychologie, du design, des neurosciences.

Il y a aussi un rôle décisif pour les financeurs : banques, fonds d'investissement, organisations multilatérales, incitations fiscales. Le capital doit comprendre qu'investir dans la santé régénérative, c'est investir dans la stabilité sociale, la productivité économique, la résilience de la population. Le retour est aussi financier. Un pays avec moins de malades chroniques, moins de judiciarisation, moins de gaspillage est un pays avec plus de marge budgétaire, plus de force de travail, plus de bien-être.

C'est pourquoi ce que ce « chapitre-livre » propose est un changement de lentille qui révèle que la santé est une construction. Et que cette construction a besoin, plus que jamais, d'accords explicites, généreux, intelligents et engagés envers la régénération de la vie.

Ce que nous commençons à faire ici, avec des références, des cas et des pondérations, c'est placer une loupe pour reconnaître ces signaux et proposer qu'ils cessent d'être l'exception.

Parce que nous n'avons jamais eu autant de ressources, autant de science, autant de technologie et autant d'urgence à réorganiser le soin, et nous sommes au début du voyage vers un grand tournant de la médecine et de la santé.

À PROPOS DE L'AUTEUR

João Guilherme Franco est brésilien, expert en communication et publicitaire formé à l'Université de São Paulo (USP), titulaire d'un MBA en *Internet of Things* (IoT) de la École Polytechnique - USP et d'un cycle supérieur en Marketing Stratégique de l' Institut Insper. Cadre dirigeant en Marketing, Gestion de Produits et Innovation avec plus de 22 ans d'expérience, il a bâti son parcours en développant des services et des stratégies sur des marchés alliant technologie, comportement, design, langage et création de valeur.

Sa carrière se distingue par une approche essentiellement transdisciplinaire, reflet de sa passion pour la connexion de visions et de connaissances distinctes et complémentaires afin de « voir la magie opérer ». Il a évolué dans le secteur des assurances, des entreprises technologiques, des startups et de grandes sociétés telles que BTG, Vivo, Michelin et Clearsale. Aujourd'hui, il consacre son expertise à sa véritable passion : provoquer une transformation profonde de notre manière de percevoir, d'idéaliser et de pratiquer le *Soins* — en apportant clarté et visibilité aux nouvelles opportunités qui redessinent, progressivement ou non, l'un des domaines les plus complexes et stratégiques au monde : la santé.

Tout au long de son parcours professionnel, il a toujours été au cœur de défis complexes exigeant non seulement la création de valeur et de différenciation, mais aussi la garantie de la demande et de la rentabilité pour des services et solutions innovants. Pendant des années, l'auteur a structuré ses idées et ses notes sur les dysfonctionnements profonds qu'il a étudiés et observés : des modèles de rémunération dissociés des résultats pour le patient, des pratiques ignorant les causes structurelles et la fragmentation du soin, isolant le patient au milieu d'examens et de données déconnectés ; tout un arsenal de protocoles et de procédures qui transforment peu le paysage de la santé au Brésil et dans le monde.

Ce malaise s'accentue face au contraste entre ce qu'il est possible de faire et ce qui est systématiquement négligé par l'hermétisme du savoir clinique.

Nous vivons un moment d'inflexion, et l'auteur se penche sur les contrastes et les opportunités pertinentes que présentent la pratique clinique et les solutions de Soins de santé, sans détours ni futurologie inapplicable.

Avec indépendance intellectuelle, clarté et sans engagements institutionnels limitant sa vision, João Guilherme Franco s'attache à mettre en lumière les « éléphants dans la pièce » que la pratique préfère ignorer et que de nombreuses institutions d'enseignement n'abordent même pas. Son engagement est de susciter des discussions fondamentales pour l'avenir de la santé, sans romantisme, sans fioritures et, surtout, en allant au cœur des opportunités — en pointant des solutions concrètes qui peuvent être mises en œuvre dès aujourd'hui.

BIBLIOGRAPHIE

CHAPITRE 1

ANTONOVSKY, A. *Health, Stress, and Coping*. San Francisco : Jossey-Bass, 1979.

BARRATT, A. Overdiagnosis in mammography screening: a 45 year journey from shadowy idea to acknowledged reality. *BMJ*, vol. 350, mars 2015. DOI : 10.1136/bmj.h867.

CANGUILHEM, G. *Le Normal et le Pathologique*. 5e éd. rev. et augm. Rio de Janeiro : Forense Universitária, 2002.

CSIKSZENTMIHALYI, M. *Vivre : La psychologie du bonheur* [Titre original : *Flow*]. New York : Harper & Row, 1990.

DAMASIO, A. *L'Erreur de Descartes : La raison des émotions*. Traduit par Dora Vicente et Georgina Segurado. São Paulo : Companhia das Letras, 1996.

DESCARTES, R. *Méditations Métaphysiques*. São Paulo : WMF Martins Fontes, 2021.

ENGEL, G. L. The Need for a New Medical Model: A Challenge for Biomedicine. *Science*, vol. 196, n° 4286, p. 129–136, 8 avr. 1977. DOI : 10.1126/science.847460.

GRUNDY, Scott M., et al. Guideline on the Management of Blood Cholesterol: A Report of the American College of Cardiology/American Heart Association Task Force on Clinical Practice Guidelines. *Journal of the American College of Cardiology*, vol. 73, n° 24, p. e285-e350, juin 2019. DOI : 10.1016/j.jacc.2018.11.003.

HORVATH, S. DNA methylation age of human tissues and cell types. *Genome Biology*, vol. 14, n° 10, p. R115, 2013. DOI : 10.1186/gb-2013-14-10-r115.

INSTITUT D'ÉTUDES DE Santé Complémentaire (IESS). *Fraudes et Gaspillages dans la Santé Complémentaire*. Étude réalisée par EY. : IESS, 2023. Disponible sur : https://www.iess.org.br/biblioteca/tds-e-estudos/estudos-especiais-externos/fraudes-e-desperdicios-em-saude-suplementar

WU J, Gao X, Yang Z, Yang Y, Galea G, Wang L et al. Non-pharmacological interventions for prevention and treatment of non-communicable diseases with experiences from China. *BMJ*, 2024 ; 387 :e076764. DOI : 10.1136/bmj-2023-076764

MATURANA, H. R. ; VARELA, F. J. *L'Arbre de la connaissance : Racines biologiques de la compréhension humaine*. São Paulo : Palas Athena, 2001.

MCEWEN, B. S. Physiology and Neurobiology of Stress and Adaptation: Central Role of the Brain. *Physiological Reviews*, vol. 87, n° 3, p. 873–904, juill. 2007. DOI : 10.1152/physrev.00041.2006.

MOSCATELLO, E. et al. Delayed diagnosis adversely affects outcome in systemic lupus erythematosus: Cross sectional analysis of the LuLa cohort. *PLoS One*, vol. 16, n° 1, p. e0244783, 2021.

ORGANISATION MONDIALE DE LA SANTÉ (OMS). *Constitution de l'Organisation Mondiale de la Santé*. New York : World Health Organization, 1946.

SALLNOW, L. et al. Report of the Lancet Commission on the Value of Death: bringing death back into life. *The Lancet*, vol. 399, n° 10327, p. 837-884, 2022.

SELIGMAN, M. E. P. *Vivre la psychologie positive* [Titre original : *Authentic Happiness*]. New York : Free Press, 2002.

SHRANK, W. H. ; ROGSTAD, T. L. ; PAREKH, N. Waste in the US Health Care System: Estimated Costs and Potential for Savings. *JAMA*, vol. 322, n° 15, p. 1501–1509, 2019. DOI : 10.1001/jama.2019.13978.

SUKHODOLSKY, D. G. et al. Traditional and atypical presentations of anxiety in youth with autism spectrum disorder. *Journal of Autism and Developmental Disorders*, vol. 47, n° 6, p. 1773-1784, 2017.

VARELA, F. J. ; THOMPSON, E. ; ROSCH, E. *L'Inscription corporelle de l'esprit*. Cambridge, MA : MIT Press, 1991.

ZEEVI, D. et al. Personalized Nutrition by Prediction of Glycemic Responses. *Cell*, vol. 163, n° 5, p. 1079–1094, 19 nov. 2015. DOI : 10.1016/j.cell.2015.11.001.

CHAPITRE 2

BLACKBURN, Elizabeth ; EPEL, Elissa. *L'Effet télomère*. New York : Grand Central Publishing, 2017.

BROWNLEE, Shannon. *Overtreated: Why Too Much Medicine Is Making Us Sicker and Poorer*. New York : Bloomsbury Publishing, 2007.

CANGUILHEM, Georges. *Le Normal et le Pathologique*. 3e éd. Rio de Janeiro : Forense Universitária, 1990.

CONRAD, Peter. *The Medicalization of Society: On the Transformation of Human Conditions into Treatable Disorders*. Baltimore : Johns Hopkins University Press, 2007.

COOTER, Roger ; HARRISON, Mark ; STURDY, Steve (éd.). *Medicine and modern warfare*. Amsterdam : Rodopi, 1999. (Clio medica, vol. 55).

DAMASIO, Antonio R. *L'Erreur de Descartes : La raison des émotions*. New York : GP Putnam, 1994.

FOUCAULT, Michel. *La Naissance de la clinique*. 7e éd. Rio de Janeiro : Forense Universitária, 2011. Traduit par Roberto Machado.

FOX, Renée C. *Experiment Perilous: Physicians and Patients Facing the Unknown*. Éd. rév. New Brunswick : Transaction Publishers, 1998.

FRANCES, Allen. *Saving Normal: An Insider's Revolt Against Out-of-Control Psychiatric Diagnosis, DSM-5, Big Pharma, and the Medicalization of Ordinary Life*. 1re éd. New York : William Morrow, 2013.

GAWANDE, Atul. *Nous sommes tous mortels : Ce qui compte vraiment en fin de vie*. Rio de Janeiro : Objetiva, 2015. Traduit par Renata Telles.

GØTZSCHE, Peter C. *Remèdes mortels et crime organisé : Comment l'industrie pharmaceutique a corrompu les services de santé*. Londres : Radcliffe Publishing, 2013.

GREENHALGH, Trisha et al. Evidence based medicine: a movement in crisis? *BMJ*, vol. 348, g3725, juin 2014. DOI : 10.1136/bmj.g3725.

ILLICH, Ivan. *Némésis médicale : L'expropriation de la santé*. Londres : Calder & Boyars, 1975.

IOANNIDIS, John P. A. Why most published research findings are false. *PLoS Medicine*, vol. 2, n° 8, p. e124, août 2005. DOI : 10.1371/journal.pmed.0020124.

KROGSBØLL, Lasse T. et al. General health checks in adults for reducing morbidity

and mortality from disease. *Cochrane Database of Systematic Reviews*, n° 1, CD009009, janv. 2019. DOI : 10.1002/14651858.CD009009.pub3.
LISS, D. T. et al. General Health Checks in Adult Primary Care: A Review. *JAMA*, vol. 325, n° 22, p. 2294-2306, 8 juin 2021.
ORGANISATION MONDIALE DE LA SANTÉ. *Combler le fossé en une génération : Instaurer l'équité en santé en agissant sur les déterminants sociaux de la santé.* Genève : OMS, 2008.
REISER, Stanley Joel. *Technological medicine: the changing world of doctors and patients.* New York : Cambridge University Press, 2009.
ROSE, Nikolas. *The Politics of Life Itself: Biomedicine, Power, and Subjectivity in the Twenty-First Century.* Princeton : Princeton University Press, 2007.
ROSENBERG, Charles E. *The Care of Strangers: The Rise of America's Hospital System.* New York : Basic Books, 1987.
SNOW K, GALAVIZ K, TURBOW. Patient Outcomes Following Interhospital Care Fragmentation: A Systematic Review. *J Gen Intern Med.* 2020 ; 35(4):1550-1558. doi:10.1007/s11606-019-05366-z.
TOPOL, Eric. *Deep Medicine: How Artificial Intelligence Can Make Healthcare Human Again.* New York : Basic Books, 2019.
TSAO CW, Aday AW, Almarzooq ZI, et al. Heart Disease and Stroke Statistics-2022 Update: A Report From the American Heart Association. 2022 ; 145(8):e153-e639. doi:10.1161/CIR.0000000000001052
VESALIUS, Andreas. *De Humani Corporis Fabrica Libri Septem.* Bâle : Ex officina Ioannis Oporini, 1543.
WELCH, H. Gilbert ; SCHWARTZ, Lisa ; WOLOSHIN, Steven. *Overdiagnosed: Making People Sick in the Pursuit of Health.* Boston : Beacon Press, 2011.
ZEEVI, David et al. Personalized Nutrition by Prediction of Glycemic Responses. *Cell*, vol. 163, n° 5, p. 1079-1094, nov. 2015. DOI : 10.1016/j.cell.2015.11.001.

CHAPITRE 3

AHA (Market Scan, 16 juill. 2024). *Physician Burnout Rate Drops, but Still Exceeds 50%.* Disponible sur : https://www.aha.org/aha-center-health-innovation-market-scan/2024-07-16-work-remains-physician-burnout-rates-are-coming-down
ASSOCIATION MÉDICALE BRÉSILIENNE ; ASSOCIATION DES MÉDECINS DE SÃO PAULO. *Recherche inédite : les médecins et la pandémie de Covid-19.* São Paulo : AMB, janv. 2021. Disponible sur : https://amb.org.br/noticias/pesquisa-inedita-os-medicos-e-a-pandemia-de-covid-19/
ASSOCIATION MÉDICALE CANADIENNE. *Le burnout des médecins au Canada : une enquête nationale.* Ottawa : AMC, 2022. Disponible sur : https://www.cma.ca/sites/default/files/2022-08/NPHS_final_report_EN.pdf
BRÉSIL. Ministère de la Santé. *Conecte SUS : Plateforme Nationale de Santé Numérique.* Brasília : Ministère de la Santé, 2023. Disponible sur : https://www.gov.br/saude
DELTA BOTS. Solutions d'innovation en santé pour les municipalités et cliniques. Pitangui (MG) : Delta Bots, 2023. Disponible sur : https://delta-bots-pit.webnode.page/

EPIC SYSTEMS CORPORATION. *About Epic.* Verona (WI) : Epic Systems, 2023. Page institutionnelle. Disponible sur : https://www.epic.com

GALVÃO, A. P. F. C., SOARES, S. M., AGUIAR, F. O. de, MARQUES, L. M., OTANI, V. H. O., & UCHIDA, R. R. (2025). Détection de l'anxiété chez les étudiants universitaires par l'acoustique de la voix à partir d'audios sur WhatsApp Chatbot : une étude d'apprentissage automatique. *Scire Salutis*, 15(2), e8700. https://doi.org/10.6008/CBPC2236-9600.2025.002.0010

GOOGLE HEALTH. *Med-PaLM: Large language models in medical QA.* Mountain View : Google Research, 2023. Page institutionnelle. Disponible sur : https://health.google

GREENHALGH, T. et al. Evidence based medicine: a movement in crisis? *BMJ*, 2014 ; 348 :g3725 doi:10.1136/bmj.g3725

HOLLAND, J. H. *Hidden order: how adaptation builds complexity.* Reading, MA : Addison-Wesley, 1995.

HOSPITALES DIGITALES. Programme d'informatisation de la santé publique. Santiago : Ministère de la Santé du Chili, 2020. Disponible sur : https://www.youtube.com/HospitalDigitalChile

INOVA HC - HÔPITAL DES CLINIQUES DE L'USP. *Interopérabilité en Santé : du concept à la pratique à l'InovaHC.* São Paulo : HCFMUSP, 2022. Disponible sur : https://inovahc.com.br/interoperabilidade-na-saude-do-conceito-a-pratica-no-inovahc/

INSTITUTE FOR HEALTHCARE IMPROVEMENT. Boston : IHI, 2021. Disponible sur : https://www.ihi.org

IORA HEALTH. [Acquise par Amazon en 2021]. Disponible sur : https://www.healthcaredive.com/news/amazon-one-medical-seniors-iora-rebrand/696157/

JOINT COMMISSION. *Sentinel Event Data Root Causes by Event Type: 2017 Annual Report.* Oakbrook Terrace : JC, 2017. Disponible sur : https://www.jointcommission.org

KAUSHIK & SHARMA. Addison's disease presenting as depression. *Indian J Med Sci*, PUBMED, 2003 ; 57(6):249-251.

KRY INTERNATIONAL. Stockholm : Kry, 2023. Page institutionnelle. Disponible sur : https://www.kry.se

LIVO HEALTH. *Transformation numérique en infirmerie clinique.* Madrid : Livo, 2023. Disponible sur : https://getlivo.com/

MAYO CLINIC CENTER FOR INNOVATION. *Time-use studies among physicians.* Rochester : Mayo Clinic, 2017. Disponible sur : https://www.mayo.edu

MEDSCAPE. *2023 Physician Compensation Report.* New York : WebMD, 2023. Disponible sur : https://www.medscape.com/slideshow/2023-compensation-overview-6016167

MORIN, E. *La Tête bien faite : Repenser la réforme, réformer la pensée.* 23e éd. Rio de Janeiro : Bertrand Brasil, 2020.

MOUNT SINAI HEALTH SYSTEM. *Mount Sinai to implement Dragon Copilot for clinical documentation.* YahooNews, novembre 2025. Disponible sur : https://www.yahoo.com/news/articles/mount-sinai-implement-dragon-copilot-143118223.html

NHS. *The General Practice Forward View.* Londres : NHS, 2016. Disponible sur : https://www.england.nhs.uk/publication/general-practice-forward-view-gpfv/

NHS. *Paper-free at the Point of Care.* Londres : NHS, 2016. Disponible sur : https://digi tal.nhs.uk

NOTABLE HEALTH. IA pour réduire la charge administrative des médecins. San Francisco : Notable, 2023. Disponible sur : https://www.notablehealth.com

OPENNOTES. Mouvement pour des dossiers médicaux transparents. Boston : Beth Israel Deaconess Medical Center, 2023. Disponible sur : https://www.opennotes.org

PARDINI TECH. Intelligence des données cliniques et de laboratoire. Belo Horizonte : Pardini Group, 2023. Disponible sur : https://www.grupopardini.com.br/

PÉROU. Ministère de la Santé. *Système Intégré de Santé – Histoire et défis.* Lima : MINSA, 2022. Disponible sur : https://www.gob.pe/minsa

SCHÖN, D. A. *The reflective practitioner: how professionals think in action.* New York : Basic Books, 1983.

SNOW K. et al. Patient Outcomes Following Interhospital Care Fragmentation: A Systematic Review. *JGIM* 2020 ; 35(5):1550-1558 ; doi:10.1007/s11606-019-05366-z

TAI-SEALE, M. et al. Listening time during medical encounters: a cross-sectional study. *Mayo Clinic Proceedings*, Rochester, vol. 92, n° 9, p. 1316–1324, 2017. DOI : 10.1016/j.mayocp.2017.06.004.

TOPOL, E.J. High-performance medicine: the convergence of human and artificial intelligence. *Nat Med* 25, 44–56 (2019). https://doi.org/10.1038/s41591-018-0300-7

SINGH H et al. Types and origins of diagnostic errors in primary care settings. *JAMA Intern Med.* 2013 ; 173(6):418-425. doi:10.1001/jamainternmed.2013.2777

SUKI AI. Solutions de documentation clinique par commande vocale. Redwood City : Suki Inc., 2023. Disponible sur : https://www.suki.ai

STANFORD MEDICINE. *Integrated multidisciplinary team models.* Stanford : School of Medicine, 2023. Disponible sur : https://med.stanford.edu

TAI-SEALE M, OLSON CW, LI J, et al. Electronic Health Record Logs Indicate That Physicians Split Time Evenly Between Seeing Patients And Desktop Medicine. *Health Aff (Millwood).* PUBMED. 2017 ; 36(4):655-662. doi:10.1377/hlthaff.2016.0811

VAN DER LEI, J. Use and abuse of computer-stored medical records. *Methods of Information in Medicine*, vol. 30, n° 2, p. 79–80, 1991.

YAMAGUCHI, Ren. Japan's AI-Powered Healthcare: Transforming Patient Care. *IT Business Today*, 6 mai 2025. Disponible sur : https://itbusinesstoday.com/tech/japans-ai-powered-healthcare-transforming-patient-care/

CHAPITRE 4

AUSTIN E, et al. Use of patient-generated health data across healthcare settings: implications for health systems. *JAMIA Open.* 2020 ; 3(1):70-76. doi:10.1093/jamiaopen/ooz065.

BEIDELSCHIES M, et al. Association of the Functional Medicine Model of Care With Patient-Reported Health-Related Quality-of-Life Outcomes. *JAMA Network Open.* 2019 ; 2(10):e1914017. doi:10.1001/jamanetworkopen.2019.14017

GRABER ML, Franklin N, Gordon R. Diagnostic Error in Internal Medicine. *Arch Intern Med.* 2005 ; 165(13):1493–1499. doi:10.1001/archinte.165.13.1493

GREENHALGH T, Heath I. *Measuring Quality in the Therapeutic Relationship.* The King's Fund GP Inquiry ; 2010 (rapport).

LUPTON, Deborah. *Digital Sociology*. Londres : Routledge, 2015.
MOL, Annemarie. *The Body Multiple: Ontology in Medical Practice*. Durham : Duke University Press, 2002.
OFRI, Danielle. *What Patients Say, What Doctors Hear*. Boston : Beacon Press, 2017.
SCHIFF GD, et al. Diagnostic Error in Medicine: Analysis of 583 Physician-Reported Errors. *Arch Intern Med.* 2009 ; 169(20):1881-1887. doi:10.1001/archinternmed.2009.333
TINETTI ME, Esterson J, et al. Patient Priority-Directed Decision Making and Care for Older Adults with Multiple Chronic Conditions. *Clin Geriatr Med.* 2016 ; 32(2):261-275. doi:10.1016/j.cger.2016.01.012.

CHAPITRE 5

AGENCE NATIONALE DE SANTÉ COMPLÉMENTAIRE (ANS). *Données et Indicateurs du Secteur*. Rio de Janeiro : ANS, 2025. Disponible sur : https://www.gov.br/ans/pt-br/acesso-a-informacao/perfil-do-setor/dados-e-indicadores-do-setor
Ministère de la Santé. *Politique Nationale de Promotion de la Santé : PNPS – Annexe I de l'Ordonnance de Consolidation n° 2, du 28 septembre 2017.* Brasília : MS ; 2018. Disponible sur : https://bvsms.saude.gov.br/bvs/publicacoes/politica_nacional_promocao_saude.pdf
BUENO B, Leo JD, Macfie H. IHI Leadership Alliance. *Trillion Dollar Checkbook: Reduce Waste and Cost in the US Health Care System*. Boston : Institute for Healthcare Improvement ; 2019. Disponible sur www.ihi.org.
COSGROVE L, Krimsky S. A Comparison of DSM-IV and DSM-5 Panel Members' Financial Associations with Industry: A Pernicious Problem Persists. *PLoS Med.* 2012 ; 9(3):e1001190. doi:10.1371/journal.pmed.1001190.
DATASUS. *Production Ambulatoire du SUS*. Brasília : Ministère de la Santé. Disponible sur : http://tabnet.datasus.gov.br
DIAGNOSTIC AND STATISTICAL MANUAL OF MENTAL DISORDERS (DSM-5). *Manuel diagnostique et statistique des troubles mentaux.* 5e éd. Porto Alegre : Artmed, 2014.
FRENK, Julio, et al. Health professionals for a new century: transforming education to strengthen health systems in an interdependent world. *The Lancet*, vol. 376, n° 9756, p. 1923-1958, 2010.
GAYNOR M, Ho K, Town RJ. The industrial organization of health-care markets. *Journal of Economic Literature*. 2015 ; 53(2):235-284. doi:10.1257/jel.53.2.235.
GLOBAL WELLNESS INSTITUTE. *The Global Wellness Economy: Country Rankings*. Miami, FL : GWI, 2022. Disponible sur : https://globalwellnessinstitute.org/industry-research/featured-reports/
GREENHALGH, Trisha ; HOWICK, Jeremy ; Maskrey, Nicholas. Evidence based medicine: a movement in crisis? *BMJ* 2014 ; 348:g3725. doi:10.1136/bmj.g3725.
ILLICH, Ivan. *Némésis médicale : L'expropriation de la santé.* 5e éd. São Paulo : Paulus, 2021. (Publication originale de 1975).
IOANNIDIS, John P. A. Why Most Published Research Findings Are False. *PLoS Medicine*, vol. 2, n° 8, p. e124, 2005.
IQVIA. *The Global Use of Medicines 2023: Outlook to 2027.* Danbury, CT : IQVIA Insti-

tute for Human Data Science, 2023. Disponible sur : https://www.iqvia.com/insights/the-iqvia-institute/reports/the-global-use-of-medicines-2023

LUNDH A, Lexchin J, Mintzes B, Schroll JB, Bero L. Industry sponsorship and research outcome. *Cochrane Database of Systematic Reviews*. 2017 ;(2):MR000033. doi:10.1002/14651858.MR000033.pub3

MCKINSEY & COMPANY. *Prioritizing health: A prescription for prosperity*. McKinsey Global Institute, 2020. [Rapport contenant la projection sur les coûts des maladies chroniques].

MEDPAC. *The Hospital Readmissions Reduction Program has succeeded for beneficiaries and the Medicare program* (2018). Disponible sur https://www.medpac.gov/the-hospital-readmissions-reduction-program-has-succeeded-for-beneficiaries-and-the-medicare-program/

MONCRIEFF J, Cooper RE, Stockmann T, et al. The serotonin theory of depression: a systematic umbrella review of the evidence. *Molecular Psychiatry*. 2023 ; 28:3243-3256. doi:10.1038/s41380-022-01661-0.

PURDUE PHARMA. *Justice Department Announces Global Resolution of Criminal and Civil Investigations with Opioid Manufacturer Purdue Pharma and Shareholder Members of the Sackler Family*. Washington, D.C. : U.S. Department of Justice, 2020. Disponible sur : https://www.justice.gov/opa/pr/justice-department-announces-global-resolution-criminal-and-civil-investigations-opioid

SARPATWARI A, Sinha MS, Kesselheim AS. The Opioid Epidemic: Fixing a Broken Pharmaceutical Market. *Harvard Law & Policy Review*. 2017.

WHELTON PK, Carey RM, Aronow WS, et al. Guideline for the Prevention, Detection, Evaluation, and Management of High Blood Pressure in Adults. *ACC/AHA*. 2018 ; 71(19):e127-e248. doi:10.1016/j.jacc.2017.11.006.

CHAPITRE 6

AMERICAN BOARD OF INTERNAL MEDICINE FOUNDATION. *Choosing Wisely*. Philadelphie : ABIM Foundation, 2012–2025. Disponible sur : https://www.choosingwisely.org

BARSKY, Arthur J. *Worried Sick: Our Troubled Quest for Wellness*. New York : Little, Brown and Company, 2008.

BIOSALUD DAY HOSPITAL. Médecine régénérative. Saragosse, ESP. Disponible sur : https://www.biosalud.org

BRÉSIL. Ministère de la Santé. Secretaria de Atenção Primária à Saúde. *Directives pour la Prévention des Maladies Chroniques dans les Soins Primaires*. Brasília : Ministère de la Santé, 2020.

LI, L. ; WANG, Y. ; ZHANG, Y. et al. Analysis of the status and influencing factors of physical examination behavior among residents in China. *Chinese Journal of Preventive Medicine*, vol. 55, n° 4, p. 385-390, 2021. PMID : 33847715.

CLINIQUE LA PRAIRIE. Clinique de Longévité et Bien-Être. Montreux : CLP, [s.d.]. Disponible sur : https://www.cliniquelaprairie.com.

GINGER (maintenant Headspace). Soins de Santé Mentale pour les Employés. Disponible sur : https://www.headspace.com/work

GRAND VIEW RESEARCH. *Corporate Wellness Market Size, Share & Trends*

Analysis Report — Brazil, 2024-2030. San Francisco : GVR, 2025. Disponible sur : https://www.grandviewresearch.com/horizon/outlook/corporate-wellness-market/brazil.

KLINIK ST. GEORG. Clinique Spécialisée en Médecine Interne. Bad Aibling, ALL. Disponible sur : https://www.klinik-st-georg.de

KROGSBØLL, Lasse T. ; JØRGENSEN, Karsten J. ; GØTZSCHE, Peter C. General health checks in adults for reducing morbidity and mortality from disease. *Cochrane Database of Systematic Reviews.* 2019 ;(1):CD009009. doi : 10.1002/14651858.CD009009.pub3.

LAURA. Intelligence Artificielle pour la Santé. Curitiba, BRÉ. Disponible sur : https://lauranetworks.com/conheca-o-robo-laura/

MOLD, James W. ; UNCLE, Dennis. The periodic health examination: a relic of the past? *BMJ Quality & Safety*, vol. 23, n° 11, p. 882-884, 2014. doi : 10.1136/bmjqs-2014-003194.

NEXT HEALTH. Centres d'Optimisation de la Santé et Longévité. Los Angeles, É.-U. Disponible sur : https://www.next-health.com

NODA, Shingo et al. Association between regular health check-ups and subsequent medical costs in a Japanese population: a retrospective cohort study. *Journal of General Internal Medicine*, vol. 36, n° 11, p. 3369-3375, 2021. doi : 10.1007/s11606-021-06734-2.

PARACELSUS KLINIK LUSTMÜHLE. Centre de Médecine Biologique. Lustmühle, SUISSE. Disponible sur : https://www.paracelsus.ch

PING AN GOOD DOCTOR. Plateforme de Services de Santé. Shanghai, CHINE. Disponible sur : https://www.pagd.net

PROCHAZKA AV ; Caverly T. General Health Checks in Adults for Reducing Morbidity and Mortality From Disease. *JAMA*. 2019 ; 321(24):2423-2424. doi : 10.1001/jama.2019.7844.

SCHWARTZ AL et al. Measuring Low-Value Care in Medicare. *JAMA Intern Med.* 2014 ; 174(7):1067-1076. doi : 10.1001/jamainternmed.2014.1541.

SOUTH AFRICAN MEDICAL JOURNAL. ROTHBERG, A. D. ; BERGER, D. Are annual medical check-ups worthwhile? A review of the evidence. *South African Medical Journal*, vol. 107, n° 9, p. 741-743, 2017.

THE CENTER FOR INNOVATIVE MEDICINE. Johns Hopkins Medicine. Baltimore, É.-U. Disponible sur : https://www.hopkinsmedicine.org/innovative-medicine

U.S. PREVENTIVE SERVICES TASK FORCE (USPSTF). *Clinical Guidelines and Recommendations*. Disponible sur : https://www.uspreventiveservicestaskforce.org

VAUCHER, P. et al. Effect of iron supplementation on fatigue in nonanemic menstruating women with low ferritin: a randomized controlled trial. *CMAJ*, 184(11):1247-1254, 2012. doi:10.1503/cmaj.110950.

VERNON, G. ; BARANOVA, A. ; YOUNOSSI, Z.M. Systematic review: the epidemiology and natural history of non-alcoholic fatty liver disease and non-alcoholic steatohepatitis in adults. *Alimentary Pharmacology & Therapeutics*, 34(3):274–285, 2011. doi:10.1111/j.1365-2036.2011.04724.x.

YAZDANI S, Hosseinzadeh M, Hosseini F. Models of clinical reasoning with a focus on general practice: A critical review. *J Adv Med Educ Prof.* 2017 ; 5(4):177-184.

ZHANG, Lihua, et al. Long-Term Cumulative High-Sensitivity C-Reactive Protein and

Mortality Among Patients With Acute Heart Failure. *Journal of the American Heart Association*, vol. 12, n° 19, p. e031572, oct. 2023. DOI : 10.1161/JAHA.123.031572.

CHAPITRE 7

ABRIDGE. Écoute de consultations médicales avec technologie d'IA générative. Disponible sur : https://www.abridge.com

AMERICAN MEDICAL ASSOCIATION (AMA). *Physician Burnout.* Disponible sur : https://amaalliance.org/physician-burnout/

ARNDT, B.G. et al. Tethered to the EHR: Primary Care Physician Workload Assessment Using EHR Event Log Data and Time-Motion Observations. *Annals of Family Medicine*, 15(5):419–426, 2017. PMID : 28893811.

ASSOCIATION NATIONALE DE MÉDECINE DU TRAVAIL (ANMT). *Bulletin d'Information sur la Santé Mentale et le Travail.* Brasília : ANMT. [Données sur le burnout au Brésil]. Disponible sur : https://www.anamt.org.br

ASSOCIATION DES MÉDECINS DE SÃO PAULO (APM). *Enquête sur les Conditions de Travail des Médecins à São Paulo pendant la pandémie de COVID-19.* São Paulo : APM, juin 2020. Disponible sur : https://www.apm.org.br/wp-content/uploads/10_jun2020_Pesquisa-APM_medicos-e-covid19_03.pdf

CANADIAN MEDICAL ASSOCIATION (CMA). *The 2021 National Physician Health Survey.* Ottawa : CMA, 2021. Disponible sur : https://www.cma.ca/physician-wellness-hub/resources/national-physician-health-survey-reports

CLINICAL PATHWAYS. Outil de visualisation pour le soutien à la décision clinique. Londres, R.-U. Disponible sur : https://clinicalpathways.uk/

CONSEIL FÉDÉRAL DE MÉDECINE (CFM). *Rapports et Résolutions sur la Pratique Médicale et les Systèmes de Santé.* Brasília : CFM. Disponible sur : https://portal.cfm.org.br

COIMBRA, B.M. et al. Moral injury and mental health among health-care workers during the COVID-19 pandemic: a systematic review and meta-analysis. *Journal of Affective Disorders*, 2023/2024. PMCID : PMC10776063.

DELTA BOTS. Solutions d'IA et Automatisation pour la Santé. Pitangui, BRÉ. Disponible sur : https://delta-bots-pit.webnode.page/sobre-nos/

EPIC SYSTEMS. Dossiers Médicaux Électroniques. Verona, É.-U. Disponible sur : https://www.epic.com

FABICHAK C, SILVA-JUNIOR, J ; MORRONE, L. C. Syndrome de Burnout chez les médecins résidents et prédicteurs organisationnels du travail. *Revista Brasileira de Medicina do Trabalho.* 2014 ; 12(2) DOI : :79-84.

GAWANDE, Atul. Why Doctors Hate Their Computers. *The New Yorker*, 12 nov. 2018.

GÓMEZ-URQUIZA, José L. ; VARGAS-CIÁRRAGA, Raquel E. ; GONZÁLEZ-LÓPEZ, Jesús R. ; FERNÁNDEZ-CASTRO, José ; DE-LA-FUENTE-SOLANA, Emilia I. Prevalence of compassion fatigue in health professionals: a systematic review and meta-analysis. *Psicodebate: Psychology, Culture and Society*, vol. 17, n° 1, p. 89-101, 2017.

HÔPITAL DES CLINIQUES (FMUSP). *Projets d'Innovation et Interopérabilité en Santé.* São Paulo, BRÉ. Disponible sur : https://inovahc.hc.fm.usp.br/quem-somos/

IORA HEALTH (maintenant partie de One Medical). Modèle de Soin en Soins Primaires. Disponible sur : https://www.onemedical.com

JOINT COMMISSION, The. *Sentinel Event Alert 57: The essential role of leadership in developing a safety culture.* Oakbrook Terrace, IL, 2017.

KING'S FUND, The. *The courage of compassion: Supporting nurses and midwives to deliver high-quality care.* Londres : The King's Fund, 2020. Disponible sur : https://www.kingsfund.org.uk/insight-and-analysis/reports/courage-compassion-supporting-nurses-midwives

KRY (LIVI). Digital Healthcare Provider. Stockholm, SUÈDE. Disponible sur : https://www.kry.se

LIVO. Plateforme de Gestion des Plannings Infirmiers. Barcelone, ESP. Disponible sur : https://getlivo.com/

MARBURGER BUND. Syndicat des Médecins d'Allemagne. Berlin, ALL. Disponible sur : https://www.marburger-bund.de

MEDSCAPE. *Physician Burnout & Depression Report 2023: 'I Cry but No One Cares'.* Medscape, 2023.

MON SUS NUMÉRIQUE (Conecte SUS). Plateforme Officielle de Santé du Citoyen Brésilien. Brasília : Ministère de la Santé. Disponible sur : https://meususdigital.saude.gov.br

MY HEALTH RECORD. Système National de Santé Numérique d'Australie. Sydney, AUS. Disponible sur : https://www.myhealthrecord.gov.au

NATIONAL HEALTH SERVICE (NHS). *The Paperless 2020 programme.* Londres, R.-U. [Programme gouvernemental].

NOTABLE. Automatisation avec intelligence pour Healthcare. Disponible sur : https://www.notablehealth.com

OPENNOTES. Un mouvement pour rendre les soins de santé plus ouverts et transparents. Boston : Beth Israel Deaconess Medical Center. Disponible sur : https://www.opennotes.org

ORGANISATION MONDIALE DE LA SANTÉ (OMS). *Healthy workplaces: a global model for action.* Genève : WHO, 2010.

PANAGIOTI M, Geraghty K, Johnson J, et al. Association Between Physician Burnout and Patient Safety, Professionalism, and Patient Satisfaction: A Systematic Review and Meta-analysis. *JAMA Intern Med.* 2018 ; 178(10):1317–1331. doi:10.1001/jamainternmed.2018.3713

PHELCOM. Technologie et Innovation en Ophtalmologie. São Carlos, BRÉ. Disponible sur : https://phelcom.com.br

SCHÖN, Donald A. *The Reflective Practitioner: How Professionals Think in Action.* New York : Basic Books, 1983.

STANFORD MEDICINE WELLMD & WELLPHD CENTER. Stanford, É.-U. Disponible sur : https://wellmd.stanford.edu

SUKI AI. Solutions vocales avec technologie d'IA pour healthcare. Redwood City, É.-U. Disponible sur : https://www.suki.ai

CHAPITRE 8

ALFRADIQUE, M. E., et al. Hospitalisations pour conditions sensibles aux soins primaires : la construction de la liste brésilienne comme outil pour mesurer la performance du système de santé (Projet ICSAP – Brésil). *Cadernos de Saúde Pública*, vol. 25, n° 6, p. 1337-1349, 2009.

AMERICAN BOARD OF INTERNAL MEDICINE (ABIM) FOUNDATION. *Choosing Wisely*. Disponible sur : https://www.choosingwisely.org

AMERICAN HEART ASSOCIATION (AHA). *Heart Attack Symptoms in Women*. Dallas, É. U. : AHA, 2022. [Communiqué concernant l'alerte citée]. Disponible sur : https://www.heart.org/en/health-topics/heart-attack/warning-signs-of-a-heart-attack/heart-attack-symptoms-in-women

COLUMBIA UNIVERSITY. Division de médecine narrative. Disponible sur : https://www.narrativemedicine.org

FOOD AND DRUG ADMINISTRATION (FDA). *2023 Drug Trials Snapshots Summary Report*. Silver Spring, MD : U.S. Department of Health and Human Services, 2024. Disponible sur : https://www.fda.gov/drugs/drug-approvals-and-data bases/drug-trials-snapshots

GREEN, M. L. Evidence-based medicine training in internal medicine residency programs: a national survey. *Journal of General Internal Medicine*, vol. 15, n° 2, p. 129-133, 2000. doi:10.1046/j.1525-1497.2000.03379.x.

HARVARD MEDICAL SCHOOL. Centre de Bioéthique : Humanités Médicales. [Initiative représentative de l'enseignement de la médecine narrative]. Disponible sur : https://bioethics.hms.harvard.edu/

LUNDH, Andreas, et al. Industry sponsorship and research outcome. *Cochrane Database of Systematic Reviews*, n° 2, 2017.

MOL, Annemarie. *The Logic of Care: Health and the Problem of Patient Choice*. Londres : Routledge, 2008.

ORGANISATION MONDIALE DE LA SANTÉ (OMS). *Framework for evidence-informed policy-making*. Genève : WHO, 2021.

REALISTIC MEDICINE. *Chief Medical Officer for Scotland's Annual Report*. Édimbourg : The Scottish Government. [Initiative gouvernementale]. Disponible sur : https://www.gov.scot/publications/chief-medical-officers-annual-report-2024-2025-realistic-medicine-critical-connections/

ROYAL COLLEGE OF GENERAL PRACTITIONERS (RCGP). *Fit for the Future: A vision for general practice*. Londres : RCGP, 2019.

SCHRIJVER, Iris ; BRADY, Keri J. S. ; TROCKEL, Mickey. An exploration of key issues and potential solutions that impact physician wellbeing and professional fulfillment at an academic center. *PeerJ*, [S. l.], vol. 4, e1853, 10 mars 2016. Disponible sur : https://peerj.com/articles/1783/

STENGERS, Isabelle. *Une autre science est possible ! : Manifeste pour un ralentissement des sciences*. Paris : La Découverte, 2013.

TOPOL, Eric. *Deep Medicine: How Artificial Intelligence Can Make Healthcare Human Again*. New York : Basic Books, 2019.

VYAS, Darshali A. ; EISENSTEIN, Leo G. ; JONES, David S. Hidden in Plain Sight

— Reconsidering the Use of Race Correction in Clinical Algorithms. *The New England Journal of Medicine*, vol. 383, n° 9, p. 874-882, 2020.

CHAPITRE 9

AFFECTIVA. IA pour capturer et détecter des états cognitifs et émotionnels humains complexes. Page institutionnelle. Boston, É.-U. Disponible sur : https://www.affectiva.com

ALAM, Mohammad Arif Ul et al. AutoCogniSys: IoT Assisted Context-Aware Automatic Cognitive Health Assessment. In : *EAI International Conference on Mobile and Ubiquitous Systems: Computing, Networking and Services*. New York : ACM, août 2021. p. 184-195. Disponible sur : https://doi.org/10.1145/3448891.3448945

ALLIANCE FOR HEALTHIER COMMUNITIES. *Rx: Community — Social Prescribing in Ontario*. Disponible sur : https://www.allianceon.org/Rx-Community-Social-Prescribing-In-Ontario

AMERICAN COLLEGE OF LIFESTYLE MEDICINE. *Lifestyle Medicine Residency Curriculum*. Disponible sur : https://lifestylemedicine.org/project/residency-curriculum/

BARSKY, Arthur J, BORUS J.F. Functional somatic syndromes. *Annals of Internal Medicine*. 1999 ; 130:910-921. Vol. 130, N. 11. doi:10.7326/0003-4819-130-11-199906010-00016

BIOBEAT. Surveillance à distance des patients souffrant d'hypertension. Page institutionnelle. Disponible sur : https://www.bio-beat.com/

CIRCLE OF SECURITY INTERNATIONAL. Programme d'intervention précoce basé sur les relations. Page institutionnelle. Disponible sur : https://www.circleofsecurityinternational.com

COLE, S. W. Human Social Genomics. *PLoS Genetics*, vol. 10, n° 8, e1004601, 2014. doi:10.1371/journal.pgen.1004601

DANA-FARBER CANCER INSTITUTE. Psychosocial Oncology and Palliative Care. Boston, É.-U. Page institutionnelle. Disponible sur : https://www.dana-farber.org/

DANNER, D. D., SNOWDON, D. A., & FRIESEN, W. V. (2001). Positive emotions in early life and longevity: Findings from the nun study. *Journal of Personality and Social Psychology*, 80(5), 804–813. https://doi.org/10.1037/0022-3514.80.5.804

EDWARDS RR, DWORKIN RH, SULLIVAN MD, TURK DC, WASAN AD. The Role of Psychosocial Processes in the Development and Maintenance of Chronic Pain. *J Pain*. 2016 ; 17(9 Suppl):T70-T92. doi:10.1016/j.jpain.2016.01.001

ELLIPSIS HEALTH. Biomarqueur vocal avec technologie d'IA pour la santé comportementale. Page institutionnelle. Disponible sur : https://www.ellipsishealth.com

EMPATICA. Plateforme avec technologie d'IA pour la surveillance de la santé. Page institutionnelle. Disponible sur : https://www.empatica.com

EMTEQ. Technologie de détection d'expressions faciales et biométrie. Page institutionnelle. Disponible sur : https://www.emteqlabs.com

FEEL THERAPEUTICS. Wearable et appli avec IA, médecine de précision pour la santé mentale. Page institutionnelle. Disponible sur : https://www.feeltherapeutics.com/

FIELD, L. H. ; EDWARDS, S. D. ; EDWARDS, D. J. ; DEAN, S. E. Influence of HeartMath Training Programme on Physiological and Psychological Variables. *Global*

Journal of Health Science, vol. 10, n° 2, p. 126–133, 2018. doi:10.5539/gjhs.v10n2p126
HARVARD SCHOOL OF PUBLIC HEALTH. *The Nutrition Source*. [Initiative représentative sur l'impact des habitudes]. Disponible sur : https://www.hsph.harvard.edu/nutritionsource/
HOLT-LUNSTAD, J. ; SMITH, T. B. ; LAYTON, J. B. Social Relationships and Mortality Risk: A Meta-analytic Review. *PLoS Medicine*, vol. 7, n° 7, e1000316, 2010. doi:10.1371/journal.pmed.1000316.
HOSPITAIS SAUDÁVEIS. Coalition d'institutions de santé. São Paulo, BRÉ. Disponible sur : https://www.hospitaissaudaveis.org/
KELLY Jr., J. H. ; KAHLEOVA, H. ; BARNARD, N. D. The Role of Lifestyle Medicine in the Pillars of Health. *American Journal of Lifestyle Medicine*, vol. 14, n° 4, p. 402–404, 2020. doi:10.1177/1559827620930971.
KYOTO UNIVERSITY HOSPITAL. Page institutionnelle. Disponible sur : https://www.h.kpu-m.ac.jp/en/departments/clinical-departments/psychiatry.html. Kyoto, Japon.
MATO GROSSO DO SUL. Secrétariat d'État de l'Assistance Sociale et des Droits de l'Homme. *Programme Prendre Soin de Qui Soigne*. Disponible sur : https://www.sead.ms.gov.br/programa-cuidar-de-quem-cuida/
MAYO CLINIC. Programme de Mentorat en Santé et Bien-Être. Page institutionnelle. Disponible sur : https://www.mayoclinic.org/vid-20522993
MUSE. Bandeau pour la tête avec capteurs cérébraux. Page institutionnelle. Disponible sur : https://choosemuse.com
ORGANISATION MONDIALE DE LA SANTÉ (OMS/WHO). *Mental health and substance use*. Genève : WHO, 2022. Disponible sur : https://www.who.int/teams/mental-health-and-substance-use/overview
OURA. Bague avec IA pour surveillance de la santé. Page institutionnelle. Disponible sur : https://ouraring.com
PONTIFÍCIA UNIVERSIDADE CATÓLICA DO RIO DE JANEIRO (PUC-Rio). Laboratoire de Génie Logiciel (LES). [Initiative de recherche en IA et santé mentale]. Rio de Janeiro, BRÉ. Page institutionnelle. Disponible sur : https://www.les.inf.puc-rio.br/
SLAVICH, G. M. ; IRWIN, M. R. From Stress to Inflammation and Major Depressive Disorder: A Social Signal Transduction Theory of Depression. *Psychological Bulletin*, vol. 140, n° 3, p. 774–815, 2014. doi:10.1037/a0035302.
SOCIAL PRESCRIBING NETWORK (UK). Initiative de médecine personnalisée du NHS - santé publique Royaume-Uni pour connaître les besoins divers qui affectent la santé. Page institutionnelle. Disponible sur : https://www.england.nhs.uk/personalisedcare/social-prescribing/
SONE, T. et al. Sense of Life Worth Living (Ikigai) and Mortality in Japan: Ohsaki Study. *Psychosomatic Medicine*, vol. 70, n° 6, p. 709–715, 2008.
SPIEGEL, David, et al. Effect of psychosocial treatment on survival of patients with metastatic breast cancer. *The Lancet*, vol. 334, n° 8668, p. 888-891, 1989. [Étude séminale ayant inspiré le Social Support Intervention Trial].
TIGNUM. Plateforme axée sur la science de la performance humaine avec des stratégies personnalisées. Page institutionnelle. Disponible sur : https://www.tignum.com/solu

tions
UCHINO, Bert N. Social support and physical health: the behavioral pathways. *Perspectives on Psychological Science*, vol. 1, n° 2, p. 74-79, 2006. doi:10.1111/j.1745-6916.2006.00012.x.
EISENDRATH SJ, Gillung E, Delucchi KL, et al. A Randomized Controlled Trial of Mindfulness-Based Cognitive Therapy for Treatment-Resistant Depression. *Psychother Psychosom*. 2016 ; 85(2):99-110. doi:10.1159/000442260
WELLTORY. Application de Surveillance de la Variabilité de la Fréquence Cardiaque (VFC) et du Stress. Page institutionnelle. Disponible sur : https://welltory.com
WEN, B. et al. Health Guardian Platform: A Technology Stack to Accelerate Discovery in Digital Health Research. *arXiv*, 2022. Disponible sur : https://arxiv.org/abs/2211.06330.
WHOOP. Montre connectée pour la santé et le fitness. Page institutionnelle. Disponible sur : https://www.whoop.com
YUSUF, Salim, et al. Effect of potentially modifiable risk factors associated with myocardial infarction in 52 countries (the INTERHEART study): case-control study. *The Lancet*, vol. 364, n° 9438, p. 937-952, 2004. doi:10.1016/S0140-6736(04)17018-9.

CHAPITRE 10

AL KHATIB, I. et al. A systematic review of the impact of therapeutical biophilic design on health and wellbeing of patients and care providers in healthcare services settings. *Sec. Sustainable Design and Construction*. Volume 10 - 2024. https://doi.org/10.3389/fbuil.2024.1467692.
ANDRADE, K. P. ; OLIVEIRA, L. L. A. ; SOUZA, R. P. ; MATOS, I. M. Mesure du niveau de bruit hospitalier et ses effets sur les employés à partir du récit de plaintes. *Revista CEFAC*, vol. 18, n° 6, p. 1379-1388, nov./déc. 2016. DOI : 10.1590/1982-0216201618619815.
APARÍCIO C, Panin F. Interventions to improve inpatients' sleep quality in intensive care units and acute wards: a literature review. *Br J Enfermeiros*. 2020 ; 29(13):770-776. doi:10.12968/bjon.2020.29.13.770
BELTRAMI, F. G. et al. Sleep in the intensive care unit. *Jornal Brasileiro de Pneumologia*, vol. 41, n° 6, p. 539–546, nov. 2015.
CLEVELAND CLINIC. Médecine intégrative et de style de vie. Cleveland, É.-U. [Centre de référence pour les études citées sur les thérapies sensorielles]. Page institutionnelle. Disponible sur : https://my.clevelandclinic.org/departments/integrative-life style-medicine
HOSPITAL DE AMOR. Proposition d'humanisation et d'accueil. Page institutionnelle. Barretos, BRÉ. Disponible sur : https://hospitaldeamor.com.br/site/
HÔPITAL SÍRIO-LIBANÊS. Soins Intégratifs. São Paulo, BRÉ. Disponible sur : https://hospitalsiriolibanes.org.br/especialidades-medicas/sao-paulo/cuidados-integra tivos/
INSTITUTE FOR PATIENT AND FAMILY-CENTERED CARE (IPFCC). Page Institutionnelle. Bethesda, É.-U. Disponible sur : https://www.ipfcc.org
KAROLINSKA INSTITUTET. Department of Clinical Neuroscience. Stockholm,

SUÈDE. [Centre de référence pour les recherches en neuroarchitecture]. Disponible sur : https://ki.se/en/cns

KHOO TECK PUAT HOSPITAL. Singapour. Page institutionnelle. Disponible sur : https://www.ktph.com.sg

LAUFFENBURGER, Julie C. et al. Prescribing decision-making by medical residents on night shifts: a qualitative study. *Medical Education*, vol. 56, n° 10, p. 1032–1041, oct. 2022. DOI : 10.1111/medu.14845.

LKOUL, A. ; OUMBAREK, K. ; BOUCHRITI, Y. ; JNIENE, A. ; DENDANE, T. Environmental Factors Affecting Sleep Quality in Intensive Care Unit Patients in Southern Morocco: An Assessment Study. *Adv. Respir. Med.* 2025, 93, 14. https://doi.org/10.3390/arm93030014

MAGGIE'S CENTRE. Soutien aux patients atteints de cancer. Page institutionnelle. Londres, GBR. Disponible sur : https://www.maggies.org

MASS DESIGN GROUP. Environnements qui guérissent. Boston, É.-U. Disponible sur : https://massdesigngroup.org/design-heals-documentary

MIT Technology Review Brasil. DES HÔPITAUX innovants utilisent la nature au service du bien-être. 13 juill. 2023. Disponible sur : https://mittechreview.com.br/hospitais-inovadores-utilizam-a-natureza-em-prol-do-bem-estar/

NÆSTVED HEALTH CENTER. Næstved, DAN. Page institutionnelle. Disponible sur : https://www.naestved.dk/sundhed-og-omsorg/sundhedstilbud

NATIONAL HEALTH SERVICE (NHS) ENGLAND. *Palliative and end of life care.* Londres, GBR. Disponible sur : https://www.england.nhs.uk/eolc/

ORGANISATION PANAMÉRICAINE DE LA SANTÉ (OPS/OMS). *Rapport sur la Qualité des Soins dans les Services d'Urgence en Amérique Latine.* 2024. Disponible sur : https://www.paho.org/pub/pt/relatorio-anual-2024/

PLUMMER, N. R. et al. SoundEar noise warning devices cause a sustained reduction in ambient sound overnight in adult critical care units. *Journal of the Intensive Care Society*, 2018.

SOUNDEAR. [Solutions de surveillance du bruit pour hôpitaux] Aarhus, DAN. Disponible sur : https://soundear.com/

ULRICH, Roger S., et al. A Review of the Research Literature on Evidence-Based Healthcare Design. *Health Environments Research & Design Journal*, vol. 1, n° 3, p. 61-125, 2008. doi:10.1177/193758670800100306.

ULRICH, Roger S. View through a window may influence recovery from surgery. *Science*, vol. 224, n° 4647, p. 420-421, 1984. doi:10.1126/science.6143402

VAN der Schaaf PS, Dusseldorp E, Keuning FM, Janssen WA, Noorthoorn EO. Impact of the physical environment of psychiatric wards on the use of seclusion. *Br J Psychiatry*. 2013 ; 202:142-149. doi:10.1192/bjp.bp.112.118422

WORLD HEALTH ORGANIZATION (WHO). *Environmental Noise Guidelines for the European Region*. Copenhague : WHO Regional Office for Europe, 2018.

CHAPITRE 11

AGENCE POUR LA RECHERCHE ET LA QUALITÉ EN SANTÉ (AHRQ). *The Patient-Centered Medical Home Model*. Disponible sur : https://www.ahrq.gov/

BRÉSIL. Ministère de la Santé. *Stratégie Santé de la Famille*. Disponible sur : https://www.gov.br/saude/pt-br/campanhas-da-saude/2024/saude-da-familia

BRÉSIL. Ministère de la Santé. *Programme Mieux à la Maison*. Disponible sur : https://www.gov.br/saude/pt-br/assuntos/saude-de-a-a-z/m/melhor-em-casa

BUURTZORG. Almelo, P.-B. Page institutionnelle. Disponible sur : https://www.buurtzorg.com

CASALINO, L. P., et al. US Physician Practices Spend More Than $15.4 Billion Annually To Report Quality Measures. *Health Affairs*, vol. 35, n° 3, p. 401-406, 2016. doi:10.1377/hlthaff.2015.1258.

GERBER, M. S. et al. Digital Health–Supported Lifestyle Interventions for Type 2 Diabetes: A Systematic Review and Meta-analysis of Randomized Clinical Trials. *JAMA Network Open*, vol. 6, n° 7, e2333629, 2023.

INSTITUTE FOR HEALTHCARE IMPROVEMENT (IHI). *Artificial Intelligence in Health Care*. Boston : IHI. Disponible sur : https://www.ihi.org/library/topics/artificial-intelligence

INSTITUT D'ÉTUDES DE SANTÉ COMPLÉMENTAIRE (IESS). *Analyse du Profil des Dépenses de Santé au Brésil*. São Paulo : IESS, 2023. Disponible sur : https://www2.iess.org.br/cms/rep/estudo_especial_gastos.pdf

INSTITUT DE RECHERCHE ÉCONOMIQUE APPLIQUÉE (IPEA). *Système d'Indicateurs de Perception Sociale (SIPS) : Santé*. Brasília : IPEA, 2021. Disponible sur : https://repositorio.ipea.gov.br/entities/book/f0e41cc8-290a-4588-8ac5-fe6b8813ad

INSTITUTE OF MEDICINE. *Crossing the Quality Chasm: A New Health System for the 21st Century*. Washington, DC : National Academies Press, 2001. doi:10.17226/10027.

PEYROT, M. et al. Diabetes Attitudes, Wishes and Needs (DAWN): study design and methods. *Diabetic Medicine*, vol. 22, n° 7, p. 943–952, 2005. doi:10.1111/j.1464-5491.2005.01544.x.

MAIRIE DE BELO HORIZONTE. Soins à Domicile. Belo Horizonte, BRÉ. [Programme municipal]. Disponible sur : https://prefeitura.pbh.gov.br/saude/informacoes/atencao-a-saude/urgencia-e-emergencia/servico-de-atendimento-domiciliar

SYSTÈME UNIQUE DE SANTÉ (SUS). Portail du Gouvernement Brésilien. Brasília, BRÉ. Disponible sur : https://www.gov.br/saude/pt-br/assuntos/sus

SMITH, S. M. et al. Interventions for improving outcomes in patients with multimorbidity in primary care and community settings. *BMJ*, vol. 345, e5205, 2012. doi:10.1136/bmj.e5205.

SHAH, N. H. ; MILSTEIN, A. ; BAGLEY, S. C. Making Health Care Smarter. *JAMA*, vol. 322, n° 5, p. 397–398, 2019. doi:10.1001/jama.2019.8846.

SHIELDS GS, Spahr CM, Slavich GM. Psychosocial Interventions and Immune System Function: A Systematic Review and Meta-analysis of Randomized Clinical Trials. *JAMA Psychiatry*. 2020 ; 77(10):1031–1043. doi:10.1001/jamapsychiatry.2020.0431

TELESSAÚDERS-UFRGS. Page Institutionnelle. Porto Alegre : UFRGS. Disponible sur : https://www.ufrgs.br/telessauders/

CHAPITRE 12

ANTONOVSKY, Aaron. *Health, Stress, and Coping: New Perspectives on Mental and Physical Well-being*. San Francisco : Jossey-Bass, 1979.

ARTS IN HEALTH AT DUKE. Page Institutionnelle. Durham, É.-U. : Duke University Hospital. Disponible sur : https://www.dukehealth.org/hospitals/duke-university-hospital/arts-health

BLACKBURN, E. ; EPEL, E. *L'Effet télomère*. Lisbonne : Pergaminho (Grupo Planeta), 2017. (Titre original : *The Telomere Effect*, Grand Central, 2017)

BOSTON CHILDREN'S HOSPITAL. *Creative Arts Program*. Boston, É.-U. Disponible sur : https://www.childrenshospital.org/patient-resources/while-you-are-here/creative-arts/art-program

BUETTNER, Dan. *Zones Bleues : la recette pour vivre plus longtemps et mieux*. Alfragide : Nascente, 2021. (Titre original : *The Blue Zones*).

CENTERS FOR DISEASE CONTROL AND PREVENTION (CDC). *Social Determinants of Health*. Disponible sur : https://www.cdc.gov/socialdeterminants/index.htm

DESPRET, Vinciane. *Que diraient les animaux, si... on leur posait les bonnes questions ?*. Paris : La Découverte, 2012.

DOIDGE, Norman. *Les Étonnants Pouvoirs de transformation du cerveau*. 7e éd. Rio de Janeiro : Record, 2011. (Titre original : *The Brain That Changes Itself*).

FRANKL, Viktor E. *Découvrir un sens à sa vie*. 49e éd. Petrópolis : Vozes, 2021. (Titre original : *Man's Search for Meaning*).

FREDRICKSON, Barbara L. The broaden-and-build theory of positive emotions. *Philosophical Transactions of the Royal Society B: Biological Sciences*, vol. 359, n° 1449, p. 1367-1378, 2004. doi:10.1098/rstb.2004.1512.

FREITAS, Daniel Melecchi de Oliveira ; SPADONI, Viviane Souto. La réalité virtuelle est-elle utile pour la gestion de la douleur chez les patients soumis à des procédures médicales ? *Einstein (São Paulo)*, vol. 17, n° 2, eMD4837, mai 2019. https://doi.org/10.31744/einstein_journal/2019MD4837

IOANNIDIS, John P. A. Why Most Published Research Findings Are False. *PLoS Medicine*, vol. 2, n° 8, p. e124, 2005.

KAUFFMAN, Stuart A. *At Home in the Universe: The Search for the Laws of Self-Organization and Complexity*. New York : Oxford University Press, 1995.

LAZAR, S. W. et al. Meditation experience is associated with increased cortical thickness. *Neuroreport*, vol. 16, n° 17, p. 1893–1897, 2005. doi:10.1097/01.wnr.0000186598.66243.23.

MATÉ, Gabor. *Le Mythe de la normalité*. Lisbonne : Lua de Papel, 2023. (Titre original : *The Myth of Normal*).

MD ANDERSON CANCER CENTER. *Integrative Medicine Center*. Houston, É.-U. Disponible sur : https://www.mdanderson.org/patients-family/diagnosis-treatment/care-centers-clinics/integrative-medicine-center.html.

NATIONAL CENTER FOR COMPLEMENTARY AND INTEGRATIVE HEALTH (NCCIH). Page Institutionnelle. Bethesda, É.-U. : National Institutes of Health. Disponible sur : https://www.nccih.nih.gov

ORGANISATION MONDIALE DE LA SANTÉ (OMS). *Health 2020: A European*

policy framework and strategy for the 21st century. Copenhague : WHO Regional Office for Europe, 2013.

ORNISH, Dean, et al. Can lifestyle changes reverse coronary heart disease? The Lifestyle Heart Trial. *The Lancet*, vol. 336, n° 8708, p. 129-133, 1990. doi:10.1016/0140-6736(90)91656-U.

PORGES, Stephen W. *The Polyvagal Theory: Neurophysiological Foundations of Emotions, Attachment, Communication, and Self-regulation*. New York : W. W. Norton & Company, 2011.

PRIGOGINE, Ilya ; STENGERS, Isabelle. *La Nouvelle Alliance : Métamorphose de la science*. 3e éd. Brasilia : Editora Universidade de Brasília, 1997. (Titre original : *La Nouvelle Alliance*).

ROBERT WOOD JOHNSON FOUNDATION. *Social Determinants of Health*. Disponible sur : https://www.rwjf.org/en/insights/our-research/topics/social-determinants-of-health.html

ROGERS, Carl R. *Le Développement de la personne*. 6e éd. São Paulo : WMF Martins Fontes, 2009. (Titre original : *On Becoming a Person*).

SOUTHCENTRAL FOUNDATION. *Nuka System of Care*. Anchorage, É.-U. Disponible sur : https://www.southcentralfoundation.com/nuka-system-of-care/

SZYF, Moshe ; MEANEY, Michael J. Epigenetics, behaviour, and health. In : *A life course approach to healthy ageing*. Oxford : Oxford University Press, 2012. https://doi.org/10.1186/1710-1492-4-1-37.

UNIVERSITÉ DE SYDNEY. Poche Centre for Indigenous Health. [Centre de référence pour les études citées]. Sydney, AUS. Disponible sur : https://www.sydney.edu.au/medicine-health/our-research/research-centres/poche-centre-for-indigenous-health.html.

WINNICOTT, Donald W. *Jeu et Réalité*. Rio de Janeiro : Imago, 1975. (Titre original : *Playing and Reality*).

CHAPITRE 13

AMARAL, Carlos Eduardo Menezes et al. Assistance en santé mentale au Brésil : étude multifacette dans quatre grandes villes. *Cadernos de Saúde Pública*, vol. 37, n° 3, 2021. DOI : 10.1590/0102-311X00043420.

BRÉSIL. MINISTÈRE DE LA SANTÉ. *ConecteSUS*. Disponible sur : https://www.gov.br/saude/pt-br/assuntos/conecte-sus

CONSEIL FÉDÉRAL D'INFIRMERIE (COFEN) ; FONDATION OSWALDO CRUZ (FIOCRUZ). *Profil de l'Infirmerie au Brésil : Rapport Final*. Brasília : Cofen/Fiocruz, 2017. Disponible sur : http://www.cofen.gov.br/

CONSEIL FÉDÉRAL D'INFIRMERIE (COFEN). *Recherche sur les conditions de travail des professionnels de l'infirmerie dans le contexte de la Covid-19 au Brésil (Fiocruz)*. Brasília : Cofen, 2021. Disponible sur : https://www.cofen.gov.br/covid-19-estudo-avalia-condicoes-de-trabalho-na-saude/

CONSEIL RÉGIONAL DE PHYSIOTHÉRAPIE ET ERGOTHÉRAPIE DE LA 2ÈME RÉGION (CREFITO-2). *Impact de la Loi de l'Acte Médical sur la pratique clinique de la Physiothérapie*. Disponible sur : https://www.crefito2.gov.br/home/conteudo/5664

CYRULNIK, Boris. *Les Vilains Petits Canards*. São Paulo : Martins Fontes, 2004.

ÉCOLE NATIONALE DE SANTÉ PUBLIQUE SERGIO AROUCA (ENSP/FIO-

CRUZ). *La dynamique de l'équipe multiprofessionnelle enSoins de santé de base : une étude sur la construction de plans thérapeutiques dans quatre capitales brésiliennes.* Rio de Janeiro : Fiocruz, 2022.

FLORIANO, Mariana. Récit d'expérience. Dans : GADELHA, P. (org.). *Clinique Commune : essais sur la puissance du soin partagé.* São Paulo : Hucitec, 2021.

FONDATION OSWALDO CRUZ (FIOCRUZ). ObservaRH. *Rapport sur l'action des physiothérapeutes et ergothérapeutes dans le réseau public.* Rio de Janeiro : Fiocruz, 2021. Disponible sur : http://www.ensp.fiocruz.br/observarh/

HÔPITAL ALBERT EINSTEIN. *Innovation et Technologie.* Disponible sur : https://www.einstein.br/estrutura/inovacao

LIMA, A. C. et al. La réhabilitation post-COVID-19 dans un modèle de soin intégré : l'expérience de l'Hôpital des Cliniques. *Frontiers in Rehabilitation Sciences*, vol. 4, 2023.

ORGANISATION MONDIALE DE LA SANTÉ (OMS). *State of the World's Nursing 2020: Investing in education, jobs and leadership.* Genève : OMS, 2020.

PHILIPS. *Tasy EMR : Dossier Électronique du Patient.* Disponible sur : https://www.philips.com.br/healthcare/product/HC881113/tasy-emr-prontuario-eletronico-do-paciente

REEVES, S. et al. Multiprofessional teamwork in primary care: a study of barriers and facilitators. *Journal of Interprofessional Care*, vol. 24, n° 4, p. 357-370, 2010.

ROGERS, Carl R. *Le Développement de la personne.* 6e éd. São Paulo : Martins Fontes, 2009.

SIOPIS G, COLAGIURI S, ALLMAN-FARINELLI M. Effectiveness of dietetic intervention for people with type 2 diabetes: A meta-analysis. *Clin Nutr.* 2021 ; 40(5):3114-3122. doi:10.1016/j.clnu.2020.12.009

SANTOS, A. B. (2019). L'écoute qualifiée comme outil d'humanisation du soin en santé mentale dans les Soins de santé de base. *APS EM REVISTA*, 1(2), 170–179. https://doi.org/10.14295/aps.v1i2.23

SEVERINO, Ana Laura et al. Perceptions des étudiants du domaine de la santé sur la pratique interprofessionnelle collaborative dans le soin aux patients atteints de maladies chroniques. *Physis: Revista de Saúde Coletiva*, vol. 35, n° 3, 2025. DOI : 10.1590/S0103-73312025350308pt.

CHAPITRE 14

BRÉSIL. Agence Nationale de Santé Complémentaire (ANS). *Open Health Brasil.* [Initiative d'interopérabilité des données]. Brasília : ANS. Disponible sur : https://www.gov.br/saude/pt-br/assuntos/noticias/2022/dezembro/open-health-ministerio-da-saude-atua-para-otimizar-servicos-de-saude-no-brasil

BRÉSIL. Ministère de la Santé. *Politique Nationale d'Humanisation (PNH) - Clinique Élargie et Partagée.* Brasília : Ministère de la Santé, 2009.

BRÉSIL. Ministère de la Santé. *Système National de Gestion de l'Assistance Pharmaceutique (HÓRUS).* Brasília : Ministère de la Santé. Disponible sur : https://www.gov.br/saude/pt-br/composicao/sctie/daf/horus

BRÉSIL. Ministère de la Santé. *Centres de Soins Psychosociaux (CAPS).* Brasília : Ministère de la Santé. Disponible sur : https://www.gov.br/saude/pt-br/assuntos/saude-de-a-a-z/s/saude-mental/caps

EHEALTH ESTONIA. *The Estonian Health Information System.* Tallinn, EST. Disponible sur : https://e-estonia.com

HAYES, Steven C. ; SMITH, Spencer. *Penser moins pour être heureux* [Titre original : *Get Out of Your Mind and Into Your Life*]. Novo Hamburgo : Sinopsys, 2022. (trad. de l'éd. originale 2005).

HOOD, Leroy ; FRIEND, Stephen H. Predictive, personalized, preventive, participatory (P4) cancer medicine. *Nature Reviews Clinical Oncology*, vol. 8, n° 3, p. 184-187, 2011.

INSTITUTE FOR FUNCTIONAL MEDICINE (IFM). Page Institutionnelle. Federal Way, É.-U. Disponible sur : https://www.ifm.org

NEFF, Kristin. *S'aimer : Comment se réconcilier avec soi-même.* Rio de Janeiro : Sextante, 2022. (Titre original : *Self-Compassion: The Proven Power of Being Kind to Yourself*).

ORGANISATION MONDIALE DE LA SANTÉ (OMS). *Integrated care for older people (ICOPE): guidance for person-centred assessment and pathways in primary care.* Genève : WHO, 2024. Disponible sur : https://www.who.int/publications/i/item/9789240103726

ORGANISATION MONDIALE DE LA SANTÉ (OMS). *One Health.* Genève : WHO. Disponible sur : https://www.who.int/health-topics/one-health

ORGANISATION MONDIALE DE LA SANTÉ (OMS). *The Helsinki Statement on Health in All Policies.* 8th Global Conference on Health Promotion. Helsinki, FIN : WHO, 2013. Disponible sur : https://dssbr.ensp.fiocruz.br/wp-content/uploads/2020/11/Declara%C3%A7%C3%A3o_de_Helsinque.pdf

MAIRIE DE LA VILLE DE RIO DE JANEIRO. *Clinique de la Famille.* Rio de Janeiro, BRÉ. Disponible sur : https://saude.prefeitura.rio/clinica-da-familia/

SCHWARTZ, Richard C. ; SWEEZY, Martha. *Système Familial Intérieur : Blessures et guérison.* São Paulo : Roca, 2021. (Titre original : *Internal Family Systems Therapy*).

SUNDHED.DK. Le Portail de Santé Publique Danois. Copenhague, DAN. Disponible sur : https://www.sundhed.dk

www.ingramcontent.com/pod-product-compliance
Lightning Source LLC
LaVergne TN
LVHW060227051026
849517LV00005B/1536

* 9 7 9 8 2 3 3 4 7 8 9 9 4 *